现代外科常见病护理进展

XIANDAI WAIKE CHANGJIANBING HULI JINZHAN

张代蓉 等 主编

上海交通大学出版社
SHANGHAI JIAO TONG UNIVERSITY PRESS

内容提要

本书共二十章，主要涵盖了外科护理的基本理论、基本知识和基本技能，以及临床常见病患者的护理常规。疾病护理的讲述按病因及发病机制、病理生理、护理评估、常见护理诊断/问题、护理目标、护理措施、护理评价等几个方面展开。本书层次分明、重点突出，可作为高职高专院校护理专业的学习用书，也可作为医院一线护理人员的参考用书。

图书在版编目（CIP）数据

现代外科常见病护理进展 / 张代蓉等主编. --上海 ：
上海交通大学出版社，2021
ISBN 978-7-313-24517-5

Ⅰ．①现… Ⅱ．①张… Ⅲ．①外科－常见病－护理学
Ⅳ．①R473.6

中国版本图书馆CIP数据核字（2021）第073528号

现代外科常见病护理进展
XIANDAI WAIKE CHANGJIANBING HULI JINZHAN

主　　编：张代蓉　张　静　赵慧慈
　　　　　王美玉　杨　琳　杨少蓉
出版发行：上海交通大学出版社
邮政编码：200030
印　　制：广东虎彩云印刷有限公司
开　　本：889mm×1194mm 1/16
字　　数：1016千字
版　　次：2023年1月第1版
书　　号：ISBN 978-7-313-24517-5
定　　价：198.00元

地　　址：上海市番禺路951号
电　　话：021-64071208

经　　销：全国新华书店
印　　张：31.75
插　　页：2
印　　次：2023年1月第1次印刷

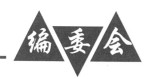

编委会

主　编

张代蓉　张　静　赵慧慈　王美玉

杨　琳　杨少蓉

副主编

牛文爽　赵　兴　王淑丽　皮利华

李小峰　郑兰英　张开福　朱蓓蓓

金子媛

编　委（按姓氏笔画排序）

王　晶　王美玉　王淑丽　牛文爽

皮利华　朱蓓蓓　许艳群　李小峰

杨　琳　杨少蓉　张　静　张开福

张叶梅　张代蓉　金子媛　郑兰英

赵　兴　赵迎芬　赵慧慈　曾晴莲

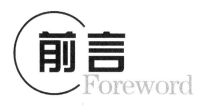
前言
Foreword

　　外科护理学是护理学的一个重要组成部分,是研究如何以人为中心对外科患者进行整体护理的临床学科,涉及医学基础理论、外科学基础理论和护理学基础理论和技术。外科护理学以创伤、感染、肿瘤、畸形、梗阻、结石、功能障碍等需要外科治疗的患者为研究对象,在现代医学模式和护理观的指导下,由外科护士与外科医生协同在病房、手术室根据患者的身心健康状况、社会家庭文化需求,以人的健康为中心,应用护理程序,向外科患者提供整体护理,以达到祛除病灶、预防残障、促进康复的目的。

　　随着人类对新生事物的不断认识和各学科间诊治手段的不断更新,外科护理学的内涵得到了极大的丰富,护理人员也被赋予了更多的历史使命。因此,对外科护理提出了更高的要求,即外科护理工作者要为外科患者提供全方位的服务,从单纯地为患者提供身体和生理的照顾扩展到为患者、家庭和社区人群提供生理护理、心理咨询与疏导、健康指导与教育。近年来,生命科学的高精尖技术不断引入外科领域,尤其是医学分子生物学和基因研究的不断深入,为外科学和外科护理学提供了新的机遇和挑战。外科护理工作者应认清形势,不断汲取国内外的先进理念,承担起时代赋予的历史重任,遵照以人为本的原则,不断提高自身素质,为外科护理学的发展作出贡献。所以,为适应新形势下外科护理的发展要求,做好专业照护、病情观察和健康指导等任务,我们在调查和总结以往外科护理质量和临床经验的基础上,根据国内外最新循证医学资料与常见外科疾病的诊疗护理指南,结合当前我国护理实践现状,编写了《现代外科常见病护理进展》一书。

　　本书共分为7章,主要介绍了神经外科、胸心外科、普通外科、肝胆外科、泌尿外科、骨外科、血管外科等临床常见病和多发病的整体护理和外科常用临床护理技术。在内容编排上,重点阐述了所涉及疾病的护理评估、护理诊断、护理措施及护理评价,对疾病的病因、发病机制、病理生理等基础知识作了简单介绍,反映了当代外科护理学的新进展和新技术,内容全面、贴近临床,科学性与实用性强,可以为广大护理人员提供规范、专业的常见疾病护理方面的指导,对于提高护理工作水平有重要的指导意义。

由于编者能力和专业水平有限,若存在缺点和疏漏之处,恳请广大护理同人给予指正。

《现代外科常见病护理进展》编委会

2020 年 12 月

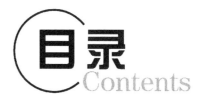

目录
Contents

第一章

神经外科疾病患者的护理

第一节　颅内动脉瘤

颅内动脉瘤是颅内局部动脉血管壁异常而产生的囊性膨出物。常见于40～60岁的中老年人。在脑血管意外中,颅内动脉瘤破裂出血居于第3位,仅次于脑梗死及高血压脑出血。未破裂动脉瘤蛛网膜下隙出血的风险率为1％～2％,其中50％～60％的破裂是致命的。流行病学研究表明在颅内动脉瘤破裂中60％出现死亡或发生严重残疾,其余患者中50％有神经、精神或是认知障碍。

一、专科护理

(一)护理要点

密切观察患者生命体征,预防脑血管痉挛,绝对卧床,加强患者的心理护理,避免情绪波动。

(二)主要护理问题

(1)知识缺乏:缺乏颅内动脉瘤破裂的相关知识和注意事项。

(2)有受伤害的风险:与颅内动脉瘤破裂有关。

(3)潜在并发症:颅内出血、颅内压增高和脑疝等。

(三)护理措施

1.一般护理

病室环境安静、整洁,室内光线柔和。避免各种不良刺激,减少探视人员,集中护理操作,保持患者情绪稳定。

2.对症护理

(1)向患者告知有关颅内动脉瘤破裂的知识,发放入院指导、健康宣教手册,对患者提出的问题有针对性地进行解答。

(2)动脉瘤患者应绝对卧床休息,将血压控制在稳定状态,避免血压大幅度波动而致动脉瘤破裂;保持大便通畅,可适当使用缓泻剂;勿用力咳嗽;避免剧烈运动。

(3)患者外出时要有人陪伴,不可单独或锁门洗澡,以免发生跌倒、头部创伤等意外。

(4)如发现有头痛、呕吐、意识障碍或偏瘫等动脉瘤破裂出血的表现时,要及时通知医师诊治。

(5)密切观察患者生命体征、意识、瞳孔、肌力等变化。

(6)给予清淡易消化的饮食,多食蔬菜水果及粗纤维食物。

二、健康指导

(一)疾病知识指导

1.概念

颅内动脉瘤是由于颅内动脉血管壁局部的缺陷及腔内压力的增高而致缺陷的局部高度扩张,形成向外膨出的囊状物。因其瘤体很小,在破裂出血之前很少被发现,有80%以上的自发性蛛网膜下隙出血与颅内动脉瘤破裂有关。

2.主要的临床症状

(1)前驱症状和体征:头痛、单侧眼眶疼痛或球后痛伴动眼神经麻痹、恶心、呕吐、头晕等症状。半数前驱症状和体征在大出血发生1周内出现,90%在6周内发生。

(2)典型表现:动脉瘤破裂出血引起蛛网膜下隙出血的临床症状和体征,如突发头痛、意识障碍、癫痫、发热等。

(3)非典型表现:老年、儿童和少数成人患者无头痛,仅表现为全身不适、胸背痛、发热、视力或听力突然丧失等。

(4)其他:脑血管痉挛可造成脑供血不足而致中枢神经系统功能紊乱,出现意识障碍、偏身感觉障碍、失语,甚至发生脑疝而死亡。

3.动脉瘤的诊断

(1)动脉瘤的分类:颅内动脉瘤可依据位置的不同分为颈内动脉系统和椎-基底动脉系统动脉瘤,发生在颈内动脉系统的动脉瘤占90%,椎-基底动脉系统动脉瘤占10%。其中,颈内动脉系统动脉瘤包括颈内动脉-后交通动脉瘤、前动脉-前交通动脉瘤和中动脉动脉瘤。椎-基底动脉系统动脉瘤包括椎动脉瘤、基底动脉瘤和大脑后动脉瘤,依据动脉瘤的大小可分为小型、一般型、大型和巨大型动脉瘤。动脉瘤直径<0.5 cm为小型动脉瘤,直径在0.6～1.5 cm为一般型动脉瘤,大型动脉瘤瘤体直径在1.6～2.5 cm,直径>2.5 cm为巨大型动脉瘤;按照形态可分为囊状动脉瘤、梭形动脉瘤和壁间动脉瘤,分别约占动脉瘤的95%、4%和1%。

(2)辅助检查:①头颅CT检查的敏感性取决于出血的时间及临床分级,可明确蛛网膜下隙出血及其程度,提供出血部位的线索,并了解伴发的脑内或脑室内出血及阻塞性脑积水等。②腰椎穿刺检查可明确有无蛛网膜下隙出血,颅内压升高及血性脑脊液。③头颅MRI检查对颅后窝、颅内系统少量出血及动脉瘤内血栓的形成具有辅助诊断意义。④数字减影血管造影(DSA)可判断动脉瘤的位置、形态、数目、内径、血管痉挛及侧支循环情况。

4.颅内动脉瘤的处理原则

(1)非手术治疗:主要是防止出血或再出血及控制血管痉挛。应给予绝对卧床休息,控制血压并降低颅内压。

(2)手术治疗:开颅夹闭动脉瘤蒂是首选的治疗方法,也可以采用动脉瘤介入治疗栓塞技术。其中动脉瘤栓塞技术包括载瘤动脉闭塞和动脉瘤腔内填塞两种。目前,选择性腔内闭塞动脉瘤的方法是电解脱铂微弹簧圈。

5.动脉瘤的预后

颅内动脉瘤若任其发展,可自行破裂并引起急性蛛网膜下隙出血、瘤腔内形成血栓而自行愈合、或者处于静止期。但动脉瘤一旦破裂,病死率较高,为30%～40%。动脉瘤大小是直接影响手术效果及术后并发症的重要因素。研究证明,直径<0.5 cm的未破裂的动脉瘤病死率为2%,直径

0.6~1.5 cm的动脉瘤病死率约为7%,直径>1.5 cm的动脉瘤病死率占14%。直径<1.0 cm的动脉瘤患者,99%的预后较好,故动脉瘤的直径越大预后越差。

(二)用药指导

按照医嘱适当使用镇静剂、抗癫痫药物及缓解血管痉挛的药物,同时按照药物的剂量、方法准确服药,定期复查。应用抗凝血药物如肝素时,在每次注射前应测定凝血时间,避免因用药过量而导致自发性出血;应用双香豆素衍生物时,应注意皮炎、脱发、荨麻疹、恶心、腹泻等不良反应,避免用药过量;应用罂粟碱可扩张血管、增加血流量、改善血管造影效果等作用;应用降压药物如硝普钠静脉滴注时,滴注系统须用黑纸包盖避光,并应控制药物滴注速度。

(三)饮食指导

(1)低胆固醇饮食,少食动物脂肪。每天胆固醇摄取量不宜超过300 mg。

(2)饮食宜清淡,不食过咸或过甜,避免过饱。

(3)保持大便通畅,便秘者可多进食维生素丰富的水果、蔬菜及谷类,如芦笋、海藻、洋葱、大蒜、蘑菇等。

(4)保持食物新鲜,少食油炸、烧烤食品。

(四)预防指导

(1)避免情绪激动。

(2)不可提重物或进行剧烈运动。

(3)沐浴时水温不宜过高。

(4)戒除烟和酒。

(5)加强肢体活动,防止深静脉血栓形成。

三、循证护理

颅内动脉瘤是由于颅内局部血管壁异常产生的囊性膨出,好发年龄为40~60岁,它是造成蛛网膜下隙出血的首位病因。研究结果提示要做好动脉瘤患者的心理护理及保证正确的体位、配合抗凝及解除脑血管痉挛等护理措施,尤其是对于动脉瘤未破裂的患者由于临床症状较轻,护士应告知疾病的危险性及注意事项。当护士发现患者术后出现剧烈头痛、颈项强直、血压升高、意识变化等症状时要警惕血管痉挛。有学者的研究中提到术后患者穿刺肢体宜制动12小时,不可屈曲,以防穿刺针眼血凝块脱落造成出血。

第二节　神经胶质瘤

神经胶质瘤是颅内最常见的恶性肿瘤,发生于神经外胚层。神经外胚层常发生的肿瘤有两类,分别为神经间质细胞形成的胶质瘤和神经元形成的神经细胞瘤。神经胶质瘤占全部脑肿瘤的33.3%~58.6%,以男性较多见,特别在多形性胶质母细胞瘤、髓母细胞瘤中男性明显多于女性。各类型胶质瘤各有其好发年龄,如星形细胞瘤多见于壮年,多形性胶质母细胞瘤多见于中年,室管膜瘤多见于儿童及青年,髓母细胞瘤大多发生在儿童。

一、专科护理

(一)护理要点

在观察患者病情变化的同时,应针对患者情绪状态的变化给予心理护理。对癫痫持续状态的患者给予安全护理,对长期卧床的患者应避免压疮的发生。

(二)主要护理问题

(1)有皮肤完整性受损的危险:与患者意识障碍或肢体活动障碍长期卧床有关。

(2)慢性疼痛:与肿瘤对身体的直接侵犯、压迫神经及心理因素有关。

(3)有受伤害的危险:与术前或术后癫痫发作有关。

(4)有窒息的危险:与癫痫发作有关。

(5)营养失调,低于机体需要量:与患者频繁呕吐及术后患者无法自主进食有关。

(6)活动无耐力:与偏瘫、偏身感觉障碍有关。

(7)无望感:与身体状况衰退和肿瘤恶化有关。

(三)护理措施

1.一般护理

将患者安置到相应病床后,责任护士向患者进行自我介绍,并向患者介绍同病室的病友,以增强患者的安全感和对医护人员的信任感。进行入院护理评估,为患者制订个性化的护理方案。

2.对症护理

(1)有皮肤完整性受损危险的护理:由于长期卧床,神经胶质瘤患者存在皮肤完整性受损的危险,易发生压疮。护士应使用《压疮危险因素评估量表》进行评估后,再采取相应的护理措施,从而避免压疮的产生。出现中枢性高热的患者应适时给予温水浴等物理降温干预;营养不良或水代谢紊乱的患者在病情允许的情况下给予高蛋白质和富含维生素的饮食;保持床铺清洁、平整、无褶皱。

(2)慢性疼痛的护理:对疼痛的时间、程度、部位、性质、持续性和间断性、疼痛治疗史等进行详细的评估,做好记录并报告医师。当疼痛位于远端或躯干的某些部位时,应遵医嘱给予止痛药物。注意观察药物的作用和不良反应,并慎用止疼剂和镇静剂,以免掩盖病情。神经外科患者应慎用哌替啶,因其可导致焦虑、癫痫等。引起慢性疼痛的原因不仅包含患者的躯体因素,还有包含心理方面的因素。护士应运用技巧分散患者的注意力以减轻疼痛,如放松疗法、想象疗法和音乐疗法等。

(3)有受伤害危险的护理:对术前对有精神症状的患者,适当应用镇静剂及抗精神病药物如地西泮、苯巴比妥、水合氯醛等,病床两侧加护栏以防止患者坠床;对躁动的患者要避免不良环境的刺激,保持病室安静,适当陪护,同时加强巡视,防止患者自伤及伤人;对皮层运动区及附近部位的手术,以及术前有癫痫发作的患者,术后要常规给予抗癫痫药物进行预防用药。

(4)有窒息危险的护理:胶质瘤患者在癫痫发作期间可对呼吸产生抑制,导致脑代谢需求增加,引起脑缺氧。若忽视对癫痫持续状态的处理,可产生窒息或永久性神经功能损害。在癫痫发作时,应迅速让患者仰卧,将压舌板垫在其上下牙齿间以防舌咬伤。将患者头偏向一侧,清理口腔分泌物,保持气道通畅。

(5)营养失调的护理:患者由于颅内压增高及频繁呕吐,可导致营养不良和水电解质失衡,从而降低患者对手术的耐受力,并影响组织的修复,增加手术的危险性。因此,术前应给予营养丰富、易消化的高蛋白、高热量饮食,或静脉补充营养液,以改善患者的全身营养状况。鼓励其多进食富含纤维素的食物,以保持大便通畅,对于术后进食困难或无法自主进食的患者应给予留置胃管,进行鼻饲饮食,合理搭配,制订饮食方案。

(6)活动无耐力的护理:胶质瘤术后患者可能产生偏瘫、偏身感觉障碍等症状,从而导致患者生活自理能力部分缺陷。护士应鼓励患者坚持自我照顾的行为,协助其入浴、如厕、起居、穿衣、饮食等生活护理,指导其进行肢体功能训练,提供良好的康复训练环境及必要的设施。

(7)无望感的护理:对于恶性胶质瘤的患者,随着病程的延长及放疗、化疗,病痛常让患者产生绝望。护士应对痛苦的患者表示同情和理解,并采用温和的态度和尊重患者的方式为其提供护理,帮助其正确应对。鼓励患者回想过去的成就,从而证明他的能力和价值,增强其战胜疾病的信心。

(四)护理评价

(1)患者未发生压疮。

(2)患者疼痛有所缓解,能够掌握缓解疼痛的方法。

(3)患者在住院期间安全得到保障。

(4)患者癫痫症状得到控制。

(5)患者营养的摄入能够满足机体的需要。

(6)患者肢体能够进行康复训练。

(7)患者情绪稳定,能够配合治疗与护理。

二、健康指导

(一)疾病知识指导

1.概念

神经胶质瘤又称胶质细胞瘤,简称胶质瘤,是来源于神经上皮的肿瘤。神经胶原瘤可分为髓母细胞瘤、多形性胶质母细胞瘤、星形细胞瘤、少突胶质瘤、室管膜瘤等。其中,多形性胶质母细胞瘤恶性程度最高,病情进展很快,对放、化疗均不敏感;髓母细胞瘤也为高度恶性,好发于2~10岁儿童,多位于后颅窝中线部位,常占据第四脑室、阻塞导水管而引发脑积水,对放疗较敏感;少突胶质细胞瘤占神经胶质瘤的7%,生长速度较慢,分界较清,可手术切除,但术后往往复发,需要进行放疗及化疗;室管膜瘤约占12%,术后需放疗及化疗;星形细胞瘤在胶质瘤当中最常见,占40%,恶性程度比较低,生长速度缓慢,呈实质性者与周围组织分界不清,常不能彻底切除,术后容易复发。

2.临床表现

可表现为颅内占位性病变引起的颅内压增高症状,如头痛、呕吐、视盘水肿等,或者因为肿瘤生长部位不同而出现局灶性症状,如偏瘫、失语、感觉障碍等。部分肿瘤患者有精神及癫痫症状,表现为性格改变、注意力不集中、记忆力减退、癫痫大发作或局限性发作等。

3.神经胶质瘤的辅助诊断

主要为颅脑CT、MRI、EEG等检查。

4.神经胶质瘤的处理原则

由于颅内肿瘤浸润性生长,与脑组织间无明显边界,难以做到手术全部切除,一般给予综合疗法,即手术后配合以放疗、化疗、分子靶向治疗及免疫治疗等,通常可延缓肿瘤复发,延长患者生存期。对于复发恶性胶质瘤,局部复发推荐再次手术或者放疗、化疗;如果曾经接受过放疗不适合再放疗者,推荐化疗;化疗失败者,可改变化疗方案;对于弥漫或多灶复发的患者,推荐化疗和(或)分子靶向治疗。

(1)手术治疗:胶质瘤患者以手术治疗为主,即在最大限度保存正常神经功能的前提下,最大范围安全切除肿瘤病灶。但对不能实施最大范围安全切除肿瘤的患者,酌情采用肿瘤部分切除术、活检术或立体定向穿刺活检术,以明确肿瘤的组织病理学诊断。胶质瘤手术治疗的目的在于:①明确诊断。②减少肿瘤负荷,改善辅助放疗和化疗的结果。③缓解症状,提高患者的生活质量。④延长患者的生存期。⑤为肿瘤的辅助治疗提供途径。⑥降低进一步发生耐药性突变的概率。

(2)放疗:放射线作用于细胞后会将细胞杀死。高级别胶质瘤属于早期反应组织,对放射敏感性相对较高,同时又由于肿瘤内存在部分乏氧细胞,较适合进行多次分割放疗使得乏氧细胞不断氧化并逐步被杀死。目前,美国国立综合癌症网络发布的《胶质瘤指南》《欧洲恶性胶质瘤指南》等均将恶性胶质瘤经手术切除后4周开始放疗作为恶性胶质瘤综合治疗的标准方法。

(3)化疗:利用化疗可以进一步杀死实体肿瘤的残留细胞,有助于延长患者的无进展生存时间及平均生存时间。

(4)分子靶向治疗:即在细胞分子水平上,针对已经明确的致癌位点(该位点可以是肿瘤细胞内部的一个蛋白分子,也可以是一个基因片段),来设计相应的治疗药物。药物进入体内会特异地选择致癌位点相结合发生作用,使肿瘤细胞特异性死亡,而不会波及肿瘤周围的正常组织细胞的一种治疗方法。

(5)免疫治疗:免疫疗法可以通过激发自身免疫系统来定位和杀灭胶质瘤细胞。目前,在胶质瘤免疫治疗方面虽然取得了一些进展,但所有的免疫治疗方案在临床试验中均不能完全清除肿瘤。尽管这种治疗方法有各种不足,但由于免疫治疗可以调动人体自身的免疫系统,产生特异性抗肿瘤免疫反应,其理论上是较理想的胶质瘤治疗方法。

5.神经胶质瘤的预后

随着影像诊断技术的发展、手术理念和设备的进步、放疗技术的日益更新及化疗药物的不断推出,胶质瘤患者的预后得到了很大的改善。但神经胶质瘤侵袭性很强,目前仍无确切有效的治愈手段,特别是恶性胶质瘤,绝大多数患者预后很差,即使采取外科手术、放疗及化疗等综合疗法,5年生存率约25%。

(二)饮食指导

(1)合理进食,保持良好的饮食习惯。注意低盐饮食,防止由于钠离子在机体潴留而引起血压升高,进而导致颅内压升高。

(2)增加纤维素类食物的摄入,如蔬菜、水果等,减少便秘发生,必要时可口服缓泻剂,促进排便。

(3)对胶质瘤术后的患者,除一般饮食外,可多食营养脑神经的食品,如酸枣仁、桑葚、白木耳、黑芝麻等。避免食用含有致癌因子的食物,如腌制品、发霉的食物、烧烤、烟熏类食品等。

(三)预防指导

(1)通过向患者提供有关疾病的康复知识,以提高患者自我保健的意识。

(2)为预防胶质瘤患者癫痫发作,应遵医嘱合理使用抗癫痫药物。口服药应按时服用,不可擅自减量、停药。若患者以往没有接受过化疗,可给予替莫唑胺口服,防止肿瘤复发。剂量为 $200 \, mg/(m^2 \cdot d)$,28天为一个周期,连续服用5天;若患者以往接受过其他方案化疗,建议患者起始量为 150 mg/(m² · d),28 天为一个周期,连续服用 5 天。

(四)日常生活指导

(1)指导患者建立良好的生活习惯,鼓励患者日常活动自理,树立恢复健康的信心。

(2)指导患者要保持心情舒畅,避免不良情绪刺激。家属要关心体贴患者,给予生活照顾和精神支持,避免因精神因素引起病情变化。

三、循证护理

胶质瘤是常见的颅内肿瘤,流行病学调查结果显示,尽管世界各地胶质瘤发病率存在差异,但就整体而言,其发病率约占原发脑肿瘤的一半,且近年来有不断上升的趋势。目前,以手术治疗为主,同时配合其他手段如放疗、化疗、免疫治疗等。因此,对胶质瘤围术期的观察与护理及术后并发症的护理显得尤为重要。研究结果显示对观察组 30 例脑胶质瘤患者进行中西医结合护理,包括鼓励患者饮蜂蜜水,花生衣煮水,化疗次日饮用当归、何首乌、灵芝炖乌鸡汤,使用耳穴贴等,效果显著。有学者对 60 例脑胶质瘤患者间质内化疗的护理研究中提到化疗前要帮助患者增强战胜疾病的信心,并取得家属的配合,发挥社会支持系统的作用。在对免疫治疗脑胶质瘤患者的研究结果中显示,术后 4~5 天要警惕颅内感染的发生,护士需监测患者的体温变化;在疫苗稀释液回输时,可能发生过敏性休克,因此输注时要有10~15 分钟的观察期,同时要控制滴速,观察期的滴速应为每分钟 10~20 滴,观察期结束后如无不适可调至每分钟 30~40 滴,输注完毕后应观察 4~6 小时后方可离院;免疫治疗过程中要注意观察患者是否有肌无力及关节疼痛发生,如有则应及时停止治疗或调整治疗方案。

中枢神经系统损伤的患者基础营养需求原因如下:①代谢率增高。②蛋白质需要量增加。③脂肪需要量增加。

中枢神经系统损伤时,患者的代谢反应过度。多数研究者证明,昏迷患者在安静状态下的代谢消耗是正常基础代谢率的120%~250%。此时的机体为满足高代谢的能量需求,葡萄糖异生和肝蛋白的合成显著增加,蛋白质、碳水化合物和脂肪的利用增加。增加蛋白质和脂肪的利用可导致营养供给困难,加速禁食患者的营养不良。对于神经系统受损的患者,需要营养成分的比例发生改变,对蛋白和脂肪热量的需要增多,而对碳水化合物的需要相对减少。

第三节　垂体瘤

垂体瘤是一组在垂体前叶和后叶及颅咽管上皮残余细胞发生的肿瘤,占所有原发性颅脑肿瘤的10%~20%。此组肿瘤以前叶的腺瘤占大多数。据不完全统计,泌乳素瘤最常见,占50%~55%,其次为生长激素瘤,占 20%~23%,促肾上腺皮质激素瘤占 5%~8%,促甲状腺激素瘤和促性腺激素(黄体生成素和卵泡刺激素)瘤较少见,无功能腺瘤占 20%~25%。垂体瘤大部分为良性肿瘤,极少数为癌。

垂体瘤在手术切除的颅内肿瘤中占 19%,为第 3 位,仅次于胶质瘤和脑膜瘤。常规的 MRI 扫描中,10%或者更多的垂体瘤具有轻微的信号改变,提示有微腺瘤。常见的发病年龄在 30~60 岁,其中,有功能的垂体瘤在成人中更常见。

一、专科护理

(一)护理要点

密切观察患者的病情变化,尤其是尿量变化,保证患者安全,注意患者的心理护理。

(二)主要护理问题

(1)自我认同紊乱:与功能垂体瘤分泌激素过多有关。

(2)舒适度减弱:头痛与颅内压增高或肿瘤压迫垂体周围组织有关。

(3)有体液不足的危险:与呕吐、尿崩症和进食有关。

(4)感知觉紊乱:与肿瘤压迫视神经、视交叉及视神经束有关。

(5)活动无耐力:与营养摄入不足有关。

(6)潜在并发症:颅内出血、尿崩症、电解质紊乱、感染、垂体危象和癫痫等。

(7)焦虑:与疾病致健康改变及不良预后有关。

(三)护理措施

1.一般护理

嘱患者卧床休息,保持病室内环境安静、室温适宜,尽量减少不良因素的刺激,保证充足睡眠。病床安置护栏、备有呼叫器,病室走廊安置扶手,提供轮椅等辅助工具。

2.对症护理

(1)自我认同紊乱的护理:垂体瘤患者由于生长激素调节失衡,可出现巨人症、肢端肥大、相貌改变;泌乳素增高时,女性表现为闭经、不孕,男性表现为性功能障碍;肾上腺皮质分泌异常时,表现为水牛背、面部痤疮、尿频等。应鼓励患者树立战胜疾病的信心,耐心讲解疾病的相关知识,让患者正确认识疾病,积极配合治疗。针对女性出现的闭经及不孕,告知其勿过分紧张,经过治疗后可以康复。对于男性出现的性功能障碍,要注意保护患者隐私,鼓励积极应对。

(2)舒适度改变的护理:因颅内压增高或肿瘤压迫垂体,患者出现头痛等不适症状,应密切观察病情变化,必要时遵医嘱给予脱水、激素等。

评估患者疼痛的性质,区分切口疼痛与颅内高压引起的疼痛。合理给予镇静药,注意观察药物疗效。根据个体情况给予20%甘露醇注射液125 mL或者250 mL快速静脉滴注或利尿剂,并观察用药后患者头痛的缓解情况。注意运用技巧如放松疗法、音乐疗法、想象疗法等分散其注意力,减轻疼痛。

(3)有体液不足危险的护理:垂体瘤患者术后易出现尿崩及呕吐等不适症状,应严密观察病情变化,必要时给予抗利尿剂和止吐药物治疗。注意补充患者的液体量,避免出现体液不足引起的休克症状。术后6小时后可鼓励患者进食流质、半流质、软质饮食,逐渐过渡到普通饮食,以补充患者所需能量及体液,防止体液不足。

(4)感知觉紊乱的护理:肿瘤压迫视神经、视交叉及视神经束后,患者会出现感知觉障碍,应鼓励患者进行功能锻炼,避免肌肉萎缩。

(5)活动无耐力的护理:患者由于长期疾病困扰,食欲减退,导致营养缺乏,肢体活动无耐力,应在指导患者活动的过程中注意节力原则。鼓励患者多进食高热量、高蛋白质、高维生素的食物,避免辛辣刺激、干硬及油腻性食物;注意保持患者进餐环境清洁、舒适、安静,尽量减少患者进餐时的干扰因素;提供充足的进餐时间;为患者准备其喜爱的食物,利于增进食欲、恢复体力,以增加机体抵抗力,提高手术耐受力。告知患者应避免便秘而引起颅内压升高,多进食易消化的食物,鼓励多饮水,必要时给予通便润肠药物。

（6）潜在并发症的护理与观察。①颅内出血的护理：严密观察患者意识、瞳孔、生命体征、肢体活动的变化，如出现意识加深、一侧瞳孔散大、对侧肢体瘫痪进行性加重、引流液颜色呈鲜红色、量多、头痛、呕吐等颅内压增高症状时，应及时报告医师。②尿崩症的护理：严密观察尿量、尿色、尿比重。准确记录 24 小时出入量，如术后尿量＞300 mL/h 且持续 2 小时，或者 24 小时尿量＞5 000 mL 时即发生尿崩，严密观察有无脱水指征并遵医嘱补液。忌摄入含糖量高的食物、药物，以免血糖升高，产生渗透性利尿，尿量增加。③电解质紊乱的护理：禁止长期使用含钠液体及甘露醇等高渗脱水剂。④感染的护理：体温高于 38.5 ℃者，遵医嘱合理使用抗生素。⑤垂体危象的护理：遵医嘱静脉推注 50％葡萄糖溶液 40～60 mL，以抢救低血糖，继而补充 10％葡萄糖盐水。必要时静脉滴注氢化可的松，以解除急性肾上腺功能减退危象，并注意保暖。⑥癫痫的护理：若发生癫痫，及时通知医师，遵医嘱给予镇静剂。保持呼吸道通畅并持续给氧，防止出现舌咬伤、窒息等。

（7）焦虑、恐惧的心理护理：向患者及家属宣讲疾病的相关知识，解释手术的必要性、手术方式及注意事项等。教会患者自我放松的方法，如采用心理治疗中的发泄疗法、鼓励患者表达自我感受等。注意保护患者的自尊，鼓励家属和朋友给予关心和支持，消除焦虑、恐惧心理。

3.围术期的护理

（1）术前练习与准备。①开颅手术患者：术前进行头部皮肤准备，做好告知及配合。②经蝶窦入路手术者：手术前 3 天使用氯霉素滴鼻、漱口液漱口，并加强口腔及鼻腔的护理，指导患者练习做张口呼吸运动。术区备皮准备清剪鼻毛，清洁鼻腔，预防感染。③指导患者练习床上使用大小便器，避免术后便秘。手术当天测量生命体征，如有异常或者患者发生其他情况（如女患者月经来潮），及时与医师联系停止手术。告知患者更换清洁衣服，取下饰品、活动义齿等。

（2）术后体位。①经颅手术患者：全麻未清醒者，取侧卧位或平卧位，头偏向一侧，以保持呼吸道通畅。麻醉清醒、血压较平稳后，将床头抬高 15°～30°，以利于颅内静脉的回流。②经蝶窦手术患者：麻醉清醒后取半卧位，以促进术后硬脑膜粘连愈合，防止脑脊液逆流感染。

（3）病情观察及护理：密切观察患者生命体征、意识状态、瞳孔、肢体活动情况等。注意观察手术切口的敷料及引流管的引流情况，保持术区敷料完好、清洁干燥、引流管通畅。注意观察有无颅内压增高症状，避免情绪激动、用力咳嗽等。

二、健康指导

（一）疾病知识指导

1.概念

垂体瘤是起源于垂体前叶各种细胞的一种良性肿瘤。根据查体及激发状态下血浆激素的水平将垂体瘤分为有功能性和无功能性。有功能性垂体瘤包括过度分泌泌乳素（PRL）、生长激素（GH）、促肾上腺皮质激素（ACTH）、甲状腺刺激激素（TSH）、黄体生成素（LH）和卵泡刺激素（FSH）的肿瘤，无功能性垂体瘤可分为裸细胞瘤、大嗜酸细胞瘤、无症状性 ACTH 腺瘤；根据影像学特征进行分类包括垂体瘤瘤体直径＜1 cm 的微腺瘤和直径＞1 cm 的大腺瘤。

2.垂体瘤的主要症状

垂体瘤的大小、临床症状、影像学表现、内分泌功能、细胞组成、生长速度及形态学各不相同，以内分泌功能紊乱或者占位效应引起的症状为主，可出现头痛。生长激素瘤在儿童时期和青春期由于骨骼尚未闭合时呈现巨人症，成人表现为肢端肥大综合征，即五官粗大、喉部增大、足底厚垫、黑棘皮症、骨骼明显改变、牙距变宽及手脚骨骼变大等；泌乳素腺瘤女性患者表现为闭经、溢乳、性欲减退、无排卵性不孕，男性表现为乳房发育、溢乳及阳痿；促肾上腺皮质激素腺瘤患者表现为库欣综合征，如因糖皮质激素分泌过多而致向心性肥胖、满月脸、高血压、多毛、月经失调、低血钾、痤疮、瘀斑、紫纹及儿童发育迟缓等；无功能性垂体瘤常引起失明及垂体功能减退症状。

3.垂体瘤的诊断

通过垂体病变的影像学和测定血浆 PRL、GH、ACTH 水平进行诊断。

4.垂体瘤的处理原则

(1)手术治疗：经颅手术适用于肿瘤体积巨大且广泛侵袭生长，向鞍上、鞍旁、额下和斜坡等生长的肿瘤。经单鼻孔入路切除垂体腺瘤，适用于各种类型的垂体微腺瘤、大腺瘤及垂体巨大腺瘤（最大直径＞3 cm）。

(2)非手术治疗：放疗适用于肿瘤体积较小，易发生垂体功能低下等并发症者。伽马刀治疗适用于与视神经的距离＞2 mm 者、术后残余或术后多次复发者、肿瘤直径＜45 mm、老年人合并其他器质性病变者、不能耐受手术者、拒绝手术或不具备手术条件者。

5.垂体瘤的预后

垂体腺瘤的预后主要取决于肿瘤类型及肿瘤大小。对于巨大腺瘤，尽管手术可以切除肿瘤、缓解其占位效应，但是很难达到全切除及使内分泌功能恢复正常，需接受手术、药物及放疗的综合治疗。对于肢端肥大症患者须将血清激素水平降至正常后方可进行手术，以减轻全身损害。

(二)饮食指导

饮食规律，选用高蛋白、高热量、低脂肪、易消化食物，增加粗纤维食物摄入，如芹菜、韭菜等。

(三)药物指导

患者服用激素类药品时应严格遵医嘱用药，切不可自行停药。

(四)日常生活指导

为患者提供一个安静、舒适的环境，保持乐观的心态，改变不良的生活方式，如熬夜、酗酒、赌博等，适当运动，多参与有意义的社会活动。

三、循证护理

垂体瘤是发生在垂体上的肿瘤，是常见的神经内分泌肿瘤之一。文献报道中主要研究以围术期及术后并发症的护理为主。其中，有学者将 Orem 自护模式应用于 87 名经鼻蝶垂体瘤切除术患者的围术期护理中，在确定患者的护理需求后，建立具体的护理目标，并选择针对性的护理方法，实施护理计划，提高患者自护能力，提高其生存质量。有学者应用循证护理方法对经蝶入路垂体瘤切除术后的患者进行研究，结合 146 名患者的具体情况得出结论。只有采取有针对性的护理措施，使病情观察变得有据可依，才能及时发现并发症，为医师提供准确的信息。

(一)尿崩症

根据尿崩症发生和持续的时间，可分为暂时性、持续性和三相性。暂时性尿崩症常在术后或伤后突然发生，几天内即可恢复正常；持续性尿崩症常在 1~3 天内出现，数天后可好转；三相性尿崩症则包括急性期、中间期和持续期。根据患者 24 小时尿量可分为轻（尿量 3 000~4 000 mL）、中（4 000~6 000 mL）、重（6 000 mL 以上）3 型。

(二)禁水试验

禁水试验是检验患者对血浆渗透压升高时浓缩尿的能力，作为中枢性尿崩症与肾性尿崩症的鉴别诊断。试验前数天停用一切可影响尿量的药物。试验开始前测体重、血压、血浆渗透压、尿比重和尿渗透压,以后每1～2小时排尿1次并测定。试验期间禁止饮水和各种饮料,可正常进食含水量少的食物。如果连续2次尿样的渗透压差值<30 mmol/L,即可结束试验。正常人禁水后数小时即出现尿量减少(<0.5 mL/min),尿比重显著增加(>1.020),尿渗透压显著增高(>800 mmol/L),而血浆渗透压无明显升高(<300 mmol/L)。完全性中枢性尿崩患者禁水后尿液不能充分浓缩,尿量无明显减少,尿比重<1.010,尿渗透压<300 mmol/L,血浆渗透压>300 mmol/L,尿渗透压和血浆渗透压之比<1。部分性尿崩症在禁水时尿比重的峰值一般不超过1.020,尿渗透压峰值不超过750 mmol/L。

第四节 脑膜瘤

脑膜瘤起源于蛛网膜内皮细胞,脑室内脑膜瘤来自脑室内脉络丛,也可来自硬脑膜成纤维细胞和软脑膜细胞。脑膜瘤是仅次于胶质瘤的颅内肿瘤,是良性肿瘤。发病率为19.2%,居第2位,女性多于男性,约2:1,发病高峰年龄在45岁。脑膜瘤在儿童期极少见,仅占儿童期颅内肿瘤的0.4%～4.6%,16岁以下发病率不足1.3%。近年,因CT及MRI检查的普遍应用,脑膜瘤发现率增高,特别是老年人群,偶尔会有无症状脑膜瘤和多发性脑膜瘤,可合并胶质瘤、垂体瘤和动脉瘤,但较罕见。

一、专科护理

(一)护理要点

密切观察患者疼痛的性质,在做好心理护理和安全防护的同时,注意观察患者生命体征的变化。

(二)主要护理问题

(1)急性疼痛:与颅内压增高及开颅手术创伤有关。

(2)焦虑:与疾病引起的不适、家庭经济条件及担心预后有关。

(3)有受伤害的危险:与癫痫发作有关。

(4)营养失调,低于机体需要量:与术中机体消耗及手术前后禁食水有关。

(5)有皮肤完整性受损的危险:与患者意识障碍或肢体活动障碍有关。

(6)潜在并发症:颅内感染。

(三)护理措施

1.一般护理

病室空气流通,光线充足,温湿度适宜,保证安静、有序、整洁、安全的诊疗修养环境。对颅内压增高患者需绝对卧床休息,给予日常生活护理。

2.对症护理

(1)急性疼痛的护理:针对因颅内压增高引起的疼痛,在患者发病早期疼痛多为发作性头痛,随着病情的进展,头痛可表现为持续性头痛,且较为剧烈,应给予脱水、激素等治疗使颅内压增高的症状得到改善,从而缓解头痛症状。对于术后疼痛的患者,应协助患者取头高位,耐心倾听患者的感受,指导患者进行深呼吸。

（2）心理护理：护士态度和蔼，具有亲和力，与患者进行有效沟通，增强其安全感和对护理人员的信任感。针对患者及家属提出的问题应运用专业技术知识进行耐心解释，用通俗易懂的语言介绍有疾病相关知识、术前术后注意事项，解除其思想顾虑，乐观接受手术。

（3）有受伤害危险的护理：因肿瘤长期压迫可出现不同程度的肢体麻木、步态不稳、平衡功能障碍、视力下降、甚至癫痫发作，应保证患者安全。加设床档，防止患者坠床，必要时给予约束带护理；对步态不稳的患者，外出要专人陪伴；对于听力、视力障碍的患者，要加强生活护理，防止因行动不便而发生意外。

（4）营养失调的护理：患者由于颅内压增高引起的频繁呕吐及脱水治疗，导致机体营养不良和水电解质紊乱，从而加大手术风险。因此，术前应给予营养丰富、易消化、高蛋白、高热量饮食，或静脉补充营养液，以改善患者的全身营养状况。

（5）有皮肤完整性受损危险的护理：对因肢体活动障碍而长期卧床患者，应注意定时翻身，预防压疮发生。对伴有癫痫发作的患者，使用约束带护理时应连续评估其被约束部位皮肤状况，如有红肿情况应解除约束，加强专人陪护。

（6）潜在并发症的观察与护理：护士在协助医师为患者头部敷料换药时，应遵循无菌操作原则，观察伤口渗血、出血情况。病室内每天开窗通风，保持病室空气清新。实行探视及陪伴管理制度，勿将学龄前儿童带入病室。

二、健康指导

（一）疾病知识指导

1.概念

脑膜瘤是起源于脑膜及脑膜间隙的衍生物，多来自蛛网膜细胞及含蛛网膜成分组织。其病因及发病机制不清，可能与内外环境因素有关。脑膜瘤约占颅内肿瘤的20%，良性居多。生长较为缓慢，病程较长，出现早期症状平均约为2.5年，甚至可达10余年。

2.临床表现

颅内脑膜瘤多位于大脑半球矢状窦旁，邻近的颅骨会有增生或被侵蚀的迹象，因部位不同各具临床特点，但均有颅内压增高及局灶性体征。

（1）颅内压增高症状：颅内压增高表现为持续性、阵发性加剧头痛，晨起加重。疾病早期可有间断阵发性头痛，随病程推移头痛时间可延长，间隔时间缩短或变成持续性头痛；病情严重者呕吐呈喷射状，与饮食关系不大而与头痛剧烈程度有关，视盘水肿可有典型的眼底所见，但患者多无明显自觉症状。一般只有一过性视力模糊、色觉异常或短暂视力丧失。

（2）局灶性症状：肿瘤压迫位置的不同，产生的局灶性症状有所不同。大脑凸面脑膜瘤、矢状窦旁脑膜瘤、大脑镰旁脑膜瘤经常表现为癫痫发作、偏瘫及精神症状等；颅底脑膜瘤引起三叉神经痛，后期出现视神经萎缩、视野缺损、肢体运动障碍及精神症状；鞍结节脑膜瘤可表现为视力障碍、头痛等症状，下丘脑受累可表现为多饮、多尿、嗜睡等症状；蝶骨嵴脑膜瘤可表现为病变侧眼球突出、眼球活动障碍、头痛、癫痫、失语等。

3.脑膜瘤的诊断

具有重要参考价值的检查项目包括颅脑平片、CT、MRI和DSA。因其发病缓、病程长，不同部位脑膜瘤可有不同临床表现。如成年人伴有慢性疼痛、精神改变、癫痫、一侧或双侧视力减退甚至失明、共济失调或有局限性颅骨包块时，应考虑脑膜瘤的可能性。眼底检查发现慢性视盘水肿或呈继发性萎缩。

4.脑膜瘤的处理原则

(1)手术治疗:脑膜瘤首选手术全切除。因大部分脑膜瘤为良性肿瘤,有完整的包膜,大多可完整切除。对于恶性脑膜瘤术后和不能完全切除的脑膜瘤,可进行部分切除配合放疗,以延长肿瘤复发的时间。

(2)放疗:对于不能接受手术治疗的患者,可以考虑采用放疗。放疗主要针对次全切除的肿瘤及非典型性、恶性脑膜瘤。

(3)立体定向放射外科治疗:立体定向放射外科治疗技术在两年内对肿瘤的生长控制率非常高,特别是对年龄较大、肿瘤位置较深的患者是一种相对安全和有效的治疗方法。但其相关并发症在一定程度上是不可逆的,主要包括急性放射反应,可表现为头痛、头晕、恶心、呕吐、癫痫发作等;脑神经损伤,可累及动眼神经、视神经、三叉神经等放射性水肿,常表现为头痛、头晕。

5.预后

绝大多数脑膜瘤为良性,预后较好。脑膜瘤术后10年生存率为43%～78%,但恶性脑膜瘤较易复发,辅助以放疗或伽马刀治疗,预后仍较差。

(二)饮食指导

(1)宜食抗肿瘤食物,如小麦、薏苡仁、荸荠、海蜇、芦笋、海带等。

(2)宜食具有保护脑血管作用的食物,如芹菜、荠菜、茭白、向日葵籽等。

(3)宜食具有防治颅内高压作用的食物,如玉米须、赤豆、核桃仁、紫菜、鲤鱼、鸭肉、海带、蟹等。

(4)宜食具有保护视力的食物,如菊花、荠菜、羊肝、猪肝等。

(5)合理进食,保持良好的饮食习惯。注意低盐饮食,防止由于钠离子在机体潴留而引起血压升高,限制烟酒、辛辣等刺激性食物的摄入。

(6)合并糖尿病患者应选用少油少盐的清淡食品,菜肴烹调多用蒸、煮、凉拌、涮、炖、卤等方式。注意进食规律,定时、定量,两餐之间要间隔4～5小时。

(三)预防指导

(1)患者应遵医嘱合理使用抗癫痫药物及降压药物,口服药应按时服用,不可擅自减药、停药。如服用丙戊酸钠缓释片每天用量应根据患者的年龄和体重计算。对孕妇、哺乳期妇女、明显肝功能损害者应禁止使用,严禁击碎服用;糖尿病患者严格按医嘱用药,及时按血糖情况调节胰岛素剂量,用药后按计划进食,避免饮食习惯的较大改变。

(2)注意合理饮食及饮食卫生,避免致癌物质进入体内。进行有规律锻炼,提高免疫系统功能,增强抵抗力,起到预防肿瘤作用。

(四)日常生活指导

(1)指导患者建立合理的生活方式,保证睡眠充足,注重个人卫生,劳逸结合。

(2)积极治疗原发病,保持心态平和、情绪稳定。

三、循证护理

随着医疗技术的不断提高,神经导航下显微手术切除病灶是治疗脑膜瘤的主要方法。由于瘤体生长部位的特殊性,手术及预后均存在风险,因此做好患者围术期的病情观察与护理,以及预防并发症是术后康复的关键。有学者对48例鞍结节脑膜瘤患者围术期护理中发现,通过在术后严格记录24小时尿量,对中枢性高热患者采用冰毯和冰帽物理降温能够促进患者病情恢复。有学者对35例脑膜瘤术后患者进行持续颅内压监测的研究结果显示,持续颅内压监测能够准确观察动态颅内压变化,有利于指导临床实践。

(一)晨间护理

1.目的

通过晨间护理观察和了解病情,为诊疗和调整护理计划提供依据;及时发现患者存在的健康问题,做好心理护理和卫生指导;促进身体受压部位的血液循环,预防压疮及肺炎等并发症;保持病床和病室的整洁。

2.护理措施

对不能离床活动、病情较轻的患者,鼓励其自行洗漱,包括刷牙、梳头;用消毒毛巾湿式扫床;根据清洁程度更换床单,整理床单位。对于病情较重,不能离床活动的患者,如危重、高热、昏迷、瘫痪、年老体弱者,应协助患者排便,帮助其刷牙、漱口;病情严重者给予口腔护理,洗脸、洗手、梳头,协助翻身并检查全身皮肤有无受压变红;与患者交谈,了解睡眠情况及有无病情变化,鼓励患者增强战胜疾病的信心并给予心理护理;根据室温适当开窗通风。

(二)晚间护理

1.目的

为患者创造良好的睡眠条件。

2.护理措施

(1)避免环境不良刺激;注意床铺的平整,棉被厚薄适宜,枕头高低适中;注意调节室温和光线,在室内通风换气后可酌情关闭门窗,放下窗帘;查房时动作轻柔。

(2)协助患者梳头、洗漱及用热水泡脚;睡前协助患者排尿。

(3)采取有效措施,尽量减少因疾病带给患者的痛苦与不适,如解除咳嗽、腹胀、尿潴留等不适,取舒适体位。

第五节　神经鞘瘤

神经鞘瘤是由周围神经的神经鞘所形成的肿瘤。主要来源于背侧神经根,腹侧神经根多发神经纤维瘤。神经鞘瘤占成人硬脊膜下肿瘤的25%,绝大多数肿瘤表现为单发,在椎管各节段均可发生。发病高峰期为40～60岁,性别无明显差异。约2.5%的硬脊膜下神经鞘瘤是恶性的,其中至少一半为神经纤维瘤。恶性神经鞘瘤预后较差,存活期常不超过一年。

一、专科护理

(一)护理要点

密切观察患者生命体征及心理变化,注意做好患者皮肤护理及康复功能锻炼。

(二)主要护理问题

(1)有误吸的危险:与疾病引起的呕吐、饮水呛咳等有关。

(2)营养失调,低于机体需要量:与患者头痛、呕吐、进食呛咳、吞咽困难等因素引起的营养摄入不足有关。

（3）体像紊乱：与面肌瘫痪、口角歪斜有关。

（4）感知觉紊乱：听觉紊乱与长期肿瘤压迫有关。

（5）慢性疼痛：与长期肿瘤压迫有关。

（6）潜在并发症：角膜溃疡、口腔黏膜改变、面部出现带状疱疹、平衡功能障碍等。

（三）护理措施

1.一般护理

嘱患者取头高位，床头抬高 15°～30°，保持室内环境安静、室温适宜，尽量减少不良因素刺激，保证患者充足睡眠。在住院期间，保证患者安全，并指导进行适当的功能锻炼。

2.对症护理

（1）有误吸危险的护理。①定时为患者进行翻身叩背，促进痰液排出。痰液黏稠者，可进行雾化吸入治疗，稀释痰液。不能自行排出痰液者，应及时给予气管插管或气管切开术，必要时给予机械辅助通气。②为防止误吸，在患者床旁准备吸引装置；对于昏迷患者应取下义齿，及时清除口腔分泌物及食物残渣；患者进食时宜采取端坐位、半坐卧位或健侧卧位，并根据吞咽功能的评定选取适宜的食物如糊状食物，以防误咽、窒息。③出现呛咳时，应使患者腰、颈弯曲，身体前倾，下颌抵向前胸，以防止食物残渣再次进入气管；发生窒息时，嘱患者弯腰低头，治疗者在肩胛骨之间快速连续拍击，使残渣排出。④如患者吞咽、咳嗽反射消失，可给予留置胃管。

（2）营养失调的护理。①提供良好的进食环境，食物营养搭配合理，促进患者食欲。②可选择质地均匀，不宜松散，易通过咽和食管的食物。舌运动受限、协调性欠佳者，应避免高黏稠度食物；舌力量不足者，应避免大量糊状食物；营养失调者，必要时给予静脉补充能量，改善全身营养状况，以提高患者对手术的耐受能力。

（3）体像紊乱的护理。①患者由于出现面肌痉挛或口角歪斜等症状，担心疾病影响自身形象，易出现焦虑、抑郁等负性情绪，护士应鼓励患者以积极的心态面对疾病。巨大神经鞘瘤术后并发症包括面瘫、失明、吞咽困难等，护士应支持和鼓励患者，针对其顾虑问题进行耐心解释。嘱患者放松，进行深呼吸，减缓紧张感。②了解患者的心理状态及心理需求，有针对性地因人施教，告知患者疾病的相关知识及预后效果，使患者对治疗过程充满信心。护理人员操作时要沉着冷静，以增加患者对医护人员的信任感，从而配合医疗和护理措施的顺利进行。③为患者提供安静的休养环境。根据国际噪音标准规定，白天病区的噪声不应超过 38 分贝。医护人员应做到走路轻、说话轻、操作轻、关门轻。对于易发出响声的椅脚应钉橡胶垫，推车的轮轴、门窗铰链应定期滴注润滑油，夜间护理操作时尽量集中进行，减少接打电话、使用呼叫器次数，加强巡视病室，认真执行患者探视陪护管理制度。④护理人员在护理过程中，态度和蔼可亲，贯穿服务人性化、操作规范化、语言温馨化、关怀亲切化、健康教育个性化、沟通技巧化、满意最大化的护理理念，使患者身心愉悦，消除消极情绪。护理人员能够以幽默诙谐、通俗易懂的语言与患者及家属进行沟通，对于情绪低落、抑郁的患者，应鼓励患者树立战胜疾病的信心。

（4）感知觉紊乱的护理。①患者出现听力下降或失聪时，护士应教会患者自我保护听力功能的方法，如避免长时间接触监护仪器、人员话语、人员流动等各种噪声，尽量减少噪声的干扰，指导患者学习唇语和体语。②使患者能够保持轻松愉快的良好心态。如果经常处于急躁、恼怒的状态，会导致体内自主神经失去正常的调节功能，使内耳器官发生缺血，出现水肿和听觉障碍，加重病情。③按摩耳垂前后的处风穴（在耳垂与耳后高骨的凹陷处）和听会穴（在耳屏前下方，下颌关节突后缘凹陷处),可增加内耳的血液循环,起到保护听力的作用。④用药时应尽量避免使用耳毒性药物,如庆大霉素、链霉素、卡那霉素、新霉素等,易引起耳中毒而损害听力。⑤指导患者不宜用耳勺等挖耳朵,易碰伤耳道而引起感染。耳道有痒感时,可用甘油棉签擦拭或口服维生素 B、维生素 C 和鱼肝油。⑥减少使用耳机、电子产品等。⑦听神经鞘瘤手术治疗后,患者听力会逐渐好转,与患者沟通时宜站在听力较好的一侧,并掌握沟通音量。必要时使用肢体语言,如眼神、手势等进行沟通。

(5)慢性疼痛的护理。①评估患者的行为、社会交往、经济、认知和情绪、对家庭的影响等方面的表现,及时了解患者思想动向,找出其受困扰问题,有针对性地进行帮助解决。②指导患者使用合适的无创性镇痛措施,如松弛术、皮肤刺激疗法(冷敷、热敷、按摩、加压、震动)、分散注意力的方法等,还可介绍一些其他的技术,如气功、生物反馈等。③选用止痛剂时,评估并决定最佳的用药途径,如口服、肌注、静脉给药或肛门推注等;观察用药后反应及止痛效果,可对服药前的疼痛程度与服药后进行对比,选择合适药物。④对于慢性疼痛,应鼓励患者及家属勿过分担心和焦虑,树立战胜疾病的信心。⑤协助患者在疼痛减轻时,进行适量运动。

(6)潜在并发症的观察与护理。

角膜炎、角膜溃疡:由于面神经、三叉神经损伤而致眼睑闭合不全、角膜反射减弱或消失、瞬目动作减少及眼球干燥。如护理不当可导致角膜炎、角膜溃疡,严重者甚至失明。护士应检查患者面部的痛、温、触觉是否减退或消失,观察角膜反射有无减弱或消失;对于眼睑闭合不全者可使用棉质、透气性好的眼罩保护眼球,或者用蝶形胶布将上、下眼睑黏合在一起,必要时行上、下眼睑缝合术;白天按时用氯霉素眼药水滴眼,晚间睡前用四环素或金霉素眼膏涂于上、下眼睑之间,以保护角膜;指导患者减少用眼和户外活动,外出时戴墨镜保护。

面部出现带状疱疹:是由于潜伏在三叉神经内的病毒被激发,活化后可沿感觉神经通路到达皮肤,引起该神经区病毒感染所致面部带状疱疹。感染部位为鼻部、口角、唇边等处,应予镇痛抗病毒处理,局部保持干燥。患处涂抹抗病毒药膏,保持未破水疱干燥清洁,禁止用手搔抓,以免并发细菌感染及遗留瘢痕;加强消毒隔离,防止发生交叉感染;遵医嘱使用抗病毒及增强免疫力的药物,疱疹一般可在 2 周内消退。带状疱疹患者饮食须注意少吃油腻食物;禁止食用辛辣食物,如酒、生姜、羊肉、牛肉及煎炸食物等;少吃酸涩、收敛制品,如豌豆、芡实、石榴、芋头、菠菜等;多进食豆制品、鱼、蛋、瘦肉等富含蛋白质的食物及新鲜的瓜果蔬菜,增强机体抵抗能力。

平衡功能障碍:患者术后易出现步行困难或行走偏向等感觉异常症状,护理人员在护理过程中应嘱患者勿单独外出,防止摔伤;给予必要的解释和安慰,加强心理护理;保持病区地面清洁,如地面潮湿应设置警惕标识,清除障碍物;指导患者进行平衡功能训练时应循序渐进,从卧位开始,站立平衡及行走训练,增进患者康复的信心。

3.围术期的护理

(1)术前练习。①咳嗽训练:指导患者做深呼吸,吸气时间长于呼气时间,要自然、缓慢,闭声门,然后缓缓用力咳嗽,避免用力过猛引起疼痛;进行有效咳嗽可增加肺通气量,预防术后坠积性肺炎的发生。②排尿训练:让患者放松腹部及会阴部,用温热毛巾敷下腹部或听水声,用温开水清洗会阴等,反复练习,直至可床上排尿。③翻身训练:为患者讲解轴线翻身的方法、操作程序及注意事项,使患者能够术后良好配合。

(2)术前准备:术前常规头部备皮并检查头部是否有皮囊炎、头皮是否有损伤,修剪指甲,更换衣裤,条件允许情况下进行沐浴。术前睡眠差及心理紧张者,遵医嘱给予镇静剂。

（3）术后体位：术后 6 小时内取去枕平卧位，搬动患者时注意保持脊柱水平位。每 1～2 小时翻身一次，注意保持头与身体的水平位。

（4）营养和补液：为增强机体抵抗力，鼓励多食蔬菜及水果，多饮水，保持大便通畅。

（5）伤口护理：巡视病室过程中注意观察伤口有无渗出、感染征象，保持伤口敷料完整，进行交接班记录。如术后 3～7 天出现局部搏动性疼痛，皮肤潮红、肿胀、压痛明显，并伴有体温升高，应及时通知医师，提示有感染征象。

（6）创腔引流管护理：肿瘤切除后常需在创腔内放置引流管，以便引流脑内的血性液体及组织碎屑、小血细胞凝集块等。应保持引流管通畅，准确观察量、颜色并及时记录。

二、健康指导

（一）疾病知识指导

1.概念

神经鞘瘤是发生于硬膜下各段椎管的单发肿瘤。起源于神经膜细胞，电镜下大体上表现为光滑球形肿物悬挂于脊神经上且与之分离，而不是使神经增粗。

2.主要临床症状

神经鞘瘤系局部软组织包块，病程发展缓慢，早期可无症状，待包块长大后，局部有酸胀感或疼痛。触摸或者挤压包块时有麻痹或触电感，并向肢体远端放射。

3.神经鞘瘤的诊断

临床上，可综合特殊染色体和免疫学检查、凝血象、血常规、尿常规、生化、电测听、CT、MRI、电生理检查等进行确诊。

4.神经鞘瘤的处理原则

（1）手术治疗：一旦定位诊断明确，应尽早手术切除。

（2）放疗：凡病理回报为恶性肿瘤者均可在术后行放疗，以提高治疗效果和生存质量。

（3）化疗：脂溶性烷化剂如卡莫司汀治疗有一定的疗效，转移癌（腺癌、上皮癌）则应用环磷酰胺、甲氨蝶呤等。

5.神经鞘瘤的预后

由于手术入路的不断改进和显微外科技术的普遍应用，进入 20 世纪以来，神经鞘瘤的手术效果显著提高。至 20 世纪 90 年代，神经鞘瘤的手术全切除率已达 90% 以上，病死率已降至 0～2%，直径 2 cm 以下的神经鞘瘤面神经功能保留率达 86%～100%，直径 2 cm 以上的肿瘤面神经保留率在 36%～59%。

（二）饮食指导

（1）高蛋白（鸡、鱼、蛋、奶等）、高维生素、高热量、高纤维素（韭菜、芹菜等）饮食。

（2）鼓励患者少量多餐，制订饮食计划，保持进餐心情愉快，增强机体耐受能力。

（三）用药指导

（1）患者服用化疗药物期间，注意观察患者有无恶心、头痛、疲乏、直立性低血压、脱发等不良反应。

（2）静脉输注化疗药物时，不可随意调节滴速。

（3）经常巡视病室，观察输液部位血管、皮肤情况，防止药液外渗。

（四）日常生活指导

（1）鼓励患者保持乐观向上态度，加强自理能力。

(2)根据气温变化增减衣物,注意保暖。

三、循证护理

查阅相关文献发现,目前对神经鞘瘤护理方面的研究多关注颅神经及周围神经鞘瘤的围术期护理,其中以听神经鞘瘤较为多见。有学者将临床护理路径应用在神经鞘瘤患者的护理中,其研究发现应用临床护理路径可明显缩短平均住院时间,减低诊疗费用,使患者得到最佳医疗护理服务。在应用临床路径时仍需考虑如果假设的标准临床路径与实际过程出现偏离,则应修改临床路径。因此,对于临床护理路径在神经外科的应用仍需不断总结经验,继而修订完善路径,扩大使用病种,使其更广泛应用于临床。

第六节　室管膜瘤

室管膜瘤是一种少见的肿瘤,它来源于脑室与脊髓中央管的室管膜细胞或脑内白质室管膜细胞巢的中枢神经系统。其发生率占颅内肿瘤的 $2\%\sim9\%$,约占胶质瘤的 12%,好发于儿童及青年人,男性多于女性。目前,幕上室管膜瘤手术病死率降至 $0\sim2\%$,幕下室管膜瘤手术病死率为 $0\sim3\%$。

一、专科护理

(一)护理要点

密切观察生命体征、瞳孔、意识、肌力及病情变化,保障患者安全,同时给予疾病相关健康指导,加强患者的心理护理。

(二)主要护理问题

(1)急性疼痛:与术后切口疼痛及颅内压增高有关。

(2)营养失调,低于机体需要量:与恶心、呕吐有关。

(3)有受伤害的危险:与神经系统功能障碍引起的视力障碍、肢体运动障碍有关。

(4)焦虑:与脑肿瘤的诊断及担心手术效果有关。

(5)潜在并发症:颅内出血、颅内压增高、脑疝、感染等。

(6)知识缺乏:缺乏相关疾病知识。

(三)护理措施

1.一般护理

病室环境舒适、安静、整洁,空气流通,温度以 $18\sim20\ ℃$ 为宜。将患者妥善安置在指定床位,进行更换病服,佩戴身份识别的腕带,并向患者做好入院指导。按照护理程序进行护理评估,制订合理、切实的治疗及护理方案。

2.对症护理

(1)急性疼痛的护理:术后切口疼痛一般发生于术后 24 小时内,可遵医嘱给予一般止痛剂。颅内压增高所致的头痛,多发生在术后 $2\sim4$ 天,头痛的性质多为搏动性头痛,严重时可伴有恶心、呕吐,需给予脱水、激素等药物治疗,降低颅内压,从而缓解头痛症状。也可通过聊天、阅读等分散其注意力,播放舒缓的音乐,进行有节律的按摩,深呼吸、沉思、松弛疗法或积极采取促进患者舒适的方法以减轻或缓解疼痛。

(2)营养失调的护理:因颅内压增高而导致频繁呕吐者,应注意补充营养,维持水、电解质平衡。指导患者每天进食新鲜蔬果,少食多餐,适当限制钠盐摄入。

(3)有受伤害危险的护理:病室内应将窗帘拉开,保持光线充足、明亮,地面洁净、干燥,物品按照五常法管理,以避免发生跌倒、烫伤等危险情况。嘱患者静卧休息,活动、如厕时应有人陪伴。

(4)焦虑的护理:根据患者及家属的具体情况提供正确的心理指导,了解患者的心理状态及心理需求,消除患者紧张、焦虑等情绪。鼓励患者正视疾病,稳定情绪,增强战胜疾病的信心。护理人员操作时要沉着冷静,增加患者对医护人员的信任感,从而积极配合治疗。

(5)潜在并发症的观察与护理。①出血:颅内出血是最危险的并发症,一般多发生在术后24～48小时以内。表现为意识的改变,意识清醒后逐渐转为意识模糊甚至是昏迷。因此应严密观察病情,一旦发现患者有颅内出血的倾向,立即报告医师,同时做好再次手术的准备工作。②感染:术区切口感染多于术后3～5天发生,局部可有明显的红肿、压痛及皮下积液。肺部感染多于术后1周左右发生,若不及时控制,可致高热、呼吸功能障碍而加重脑水肿,甚至发生脑疝。应遵医嘱合理使用抗生素,严格执行无菌技术操作,加强基础护理,提高患者机体免疫力。③中枢性高热:多出现于术后12～48小时内,同时伴有意识障碍、呼吸急促、脉搏加快等症状,可给予一般物理降温或冬眠低温疗法。

3.围术期的护理

(1)术前练习与准备:鼓励患者练习床上大小便,练习正确的咳嗽和咳痰方法,术前2周开始停止吸烟。进行术区备皮,做好血型鉴定及交叉配血试验,备血等。指导患者术前6小时开始禁食,术前4小时禁水,以防因麻醉或手术过程中呕吐引起误吸、窒息或吸入性肺炎。择期手术最好在术前1周左右,经口服或静脉提供充分的热量、蛋白质和维生素,以利于术后组织的修复和创口的愈合,提高防御感染的能力。在手术前一天或手术当天早晨,如发现患者有发热、高血压或女患者月经来潮,应延迟手术日期;手术前夜可给予镇静剂,保证其充分睡眠;进手术室前排空尿液,必要时留置导尿管。

(2)术后体位:全麻未清醒患者,取侧卧位,保持呼吸道通畅。意识清楚、血压较平稳后取头高位,抬高床头15°～30°。幕上开颅术后的患者应卧向健侧,避免头部切口处受压;幕下开颅术后的患者早期宜取无枕侧卧或侧俯卧位。

(3)营养和补液:一般术后第1天可进流质饮食,第2、3天可逐渐给半流质饮食,以后可逐渐过渡到软食和普通饮食。如患者有恶心、呕吐、消化道功能紊乱或出血,术后可禁食1～2天,同时给予静脉补液,待病情平稳或症状缓解后再逐步恢复饮食。术后1～2周为脑水肿期,术后1～2天为水肿形成期,4～7天为水肿高峰期,应适当控制输液量,成人以1 500～2 000 mL/d为宜。脑水肿期间需使用高渗脱水剂而导致排出尿液增多,应准确记录24小时液体出入量,维持水、电解质平衡。

(4)呼吸道的护理:术后要密切观察患者有无呼吸困难或烦躁不安等呼吸道梗阻情况,保持呼吸道通畅。鼓励患者进行深呼吸及有效咳嗽。如痰液黏稠,可进行雾化吸入疗法,促进呼吸道内黏稠分泌物的排出及减少黏液的滞留,从而改善呼吸状况。痰液多且黏稠不易咳出时,可给予气管切开后吸痰。

(5)病情观察及护理:密切观察患者生命体征、意识状态、瞳孔及反射、肢体活动情况等。注意观察手术切口的敷料及引流管的引流情况,使敷料完好、引流管通畅。注意观察有无颅内压增高症状,避免情绪激动、用力咳嗽、用力排便及高压灌肠等。

二、健康指导

(一)疾病知识指导

1.概念

室管膜瘤是一种中枢神经系统肿瘤,约有 65％的室管膜瘤发生于后颅窝。其肿瘤常分布在幕上、幕下、脊髓和圆锥-马尾-终丝 4 个部位。在美国,年龄＜15 岁的儿童中,室管膜瘤的发病率为 3/10 万人。室管膜瘤 5 年生存率为 62％。

2.主要临床症状

由于肿瘤所在部位的不同,室管膜瘤患者表现的临床症状有很大的差别,典型的室管膜瘤见于侧脑室、第三脑室、第四脑室及脑内。其中第四脑室室管膜瘤较常见,肿瘤的主体多位于脑室内,少数肿瘤的主体位于脑组织内。

(1)第四脑室室管膜瘤的临床症状。①颅内压增高症状:肿瘤位于脑室内堵塞室间孔或压迫导水管,从而影响脑脊液循环,致使脑脊液滞留,从而引起脑室扩大和颅内压增高。其特点是间歇性发作,与头位的变化有关。晚期一般常呈强迫头位,头多向前屈或侧屈,可表现为剧烈的头痛、眩晕、呕吐、脉搏、呼吸改变,意识突然丧失及由于展神经核受影响而产生复视、眼球震颤等症状,称为Brun征。②脑干症状与脑神经系统损害症状:脑干症状较少见。可出现脑桥或延髓神经核受累症状,一般多发生在颅内压增高之后,少数也有以脑神经症状为首发症状。③小脑症状:可表现为步态不稳、眼球震颤、小脑共济失调和肌张力减低等。

(2)侧脑室室管膜瘤的临床表现。①颅内压增高症状:当脑肿瘤体积增大引起脑脊液循环障碍时,可出现持续剧烈头痛、喷射状呕吐、视盘水肿等颅内压增高症状。②肿瘤的局部症状:早期由于肿瘤对脑组织的压迫,可出现对侧轻偏瘫、感觉障碍和中枢性面瘫等症状。

(3)第三脑室室管膜瘤的临床表现:第三脑室室管膜瘤极为少见,位于第三脑室后部。早期可出现颅内压增高并呈进行性加重,同时可伴有低热。

(4)脑内室管膜瘤的临床表现:部分室管膜瘤不长在脑室内而位于脑实质中,幕上者多见于额叶和顶叶内,肿瘤位于大脑深部临近脑室,也可显露于脑表面。

3.室管膜瘤的诊断

(1)室管膜瘤的分级:室管膜瘤根据恶性程度的不同分为 4 级。1 级室管膜瘤包括黏液乳头型及室管膜下瘤型,常见于脊髓和第四脑室侧脑室;2 级室管膜瘤包括乳头型常见于桥小脑角,蜂窝型常见于第四脑室和中线部位,透明细胞型常见于第四脑室中线部位;3 级室管膜瘤间变型常见于大脑半球;4 级室管膜瘤室管膜母细胞瘤型好发于各个部位。其中第 4 级是恶性程度最高的肿瘤。

(2)室管膜瘤的检查:颅骨 X 线片、CT、MRI 检查。

4.室管膜瘤的处理原则

(1)手术治疗:手术全切肿瘤是室管膜瘤的首选方案,首选手术全切除或次全切除肿瘤。

(2)放疗:对未能行肿瘤全切除的患者,术后应行放疗。对于成年患者,手术全部切除肿瘤,结合术后颅脑脊髓联合放疗已经成为治疗的金标准。

(3)化疗:成年患者术后化疗无显著效果,但对于复发或幼儿不宜行放射线治疗的患者,化疗是重要的辅助治疗手段。由于患者肿瘤所在部位难以达到而不能获得全切除,所以化疗的作用就变得更加明显和确定。

5.室管膜瘤的预后

肿瘤的恶性程度越高,其增殖指数越高,越容易转移。基质金属蛋白酶活性越高,血管内皮的生长因子的表达也越高。因此,虽然当前对室管膜瘤这类少见肿瘤的认识和治疗已经有了一些进展,但仍需要更多临床和基础学科团队共同协作,才能真正改善患者的预后。

(二)饮食指导

(1)以高热量、高蛋白、高维生素、低脂肪、易消化饮食为宜,如鲜鱼、肉、豆制品、新鲜蔬菜及水果等。进食时要心情愉快,不偏食。为防止化疗引起的白细胞、血小板等下降,宜多食动物内脏、蛋黄、黄鳝、鸡、桂圆、阿胶等食物。

(2)食物应尽量做到多样化,可采取更换食谱、改变烹调方法、增加食物的色、香、味等方法增强患者的食欲。

(3)应避免进食过热、过酸、过冷、过咸、辛辣的食物,少吃熏、烤、腌泡、油炸类食品,主食粗细粮搭配,以保证营养平衡。

(4)腹泻者在服用止泻剂的同时,应给予易消化、营养丰富的流质或半流质食物,以补充人体所需的电解质,待腹泻症状好转后可适当添加水果和蔬菜,但应少食油腻及粗纤维的食物,避免加快胃肠蠕动而不利于恢复。可多吃富含钾的食物如菠菜、香菇、香蕉、鲜枣、海带、紫菜等。

(5)便秘者可多进食维生素丰富的水果、蔬菜及谷类。

(三)预防指导

(1)避免有害物质侵袭(促癌因素),避免或尽可能少接触有害物质。如周围环境中的致癌因素,包括化学因素、生物因素和物理因素等;自身免疫功能的减弱、激素的紊乱、体内某方面代谢异常及遗传因素等。

(2)要进行适当的体育锻炼。患者可根据自身情况选择散步、慢跑、打太极拳、习剑、游泳等活动项目,运动量以不感到疲劳为度,以增强机体免疫力。

(3)勿进食陈旧、过期、变质、刺激性、产气的食物。

(四)日常生活指导

(1)保持积极、乐观的心态,避免家庭、工作、社会等方面的负性影响。培养广泛的兴趣爱好,作息时间规律。

(2)在体位变化时动作要缓慢,转头不宜过猛过急。洗澡水温不宜过热,时间不宜过长,有专人陪伴。

(3)气候变化时注意保暖,适当增减衣物,防止感冒。

三、循证护理

目前,国内护理研究领域关于室管膜瘤患者相关研究较少,大多数属于经验总结性研究及个案性研究。有学者对室管膜瘤患者研究显示,在患者放疗期间,照射野不可使用香水等化妆品,应避免直接受到强烈紫外线照射。有学者的研究结果提示对于进行放疗的患儿,因其年龄小,依赖感强,理解力差,要重视家长的陪伴,尤其是对放射后脑水肿要认真观察,出现抱头或哭闹等行为时要警惕颅内高压。田莉将"ROY适应模式"应用在小脑室管膜瘤患者的术后放疗护理,其研究结果证实,应用"ROY适应模式"能够及时发现影响患者的刺激因素如放疗反应、经济困难等,从而方便护理工作者有针对性地采取适当护理措施,为患者提供个性化照护。

第七节　颅脑损伤

颅脑损伤分为头皮损伤、颅骨损伤与脑损伤,三者可单独或合并存在。其发生率仅次于四肢损伤,占全身损伤的15%～20%,常与身体其他部位的损伤复合存在,其致残率及致死率均居首位。常见于交通、工矿等事故,自然灾害、爆炸、火器伤、坠落、跌倒及各种锐器、钝器对头部的伤害。颅脑损伤对预后起决定性作用的是脑损伤的程度及其处理效果。

一、头皮损伤

(一)解剖生理概要

头皮分为5层(图1-1):由外及里依次为皮肤层、皮下组织层、帽状腱膜层、帽状腱膜下层和骨膜层。其中浅部3层紧密连接,不易分离,深部两层之间连接疏松,较易分离。各层解剖特点如下。

1.皮肤层

皮肤层厚而致密,内含大量汗腺、皮脂腺、毛囊,具有丰富的血管,外伤时易致出血。

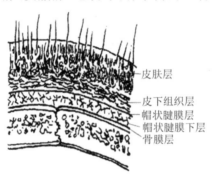

图1-1　头皮解剖

2.皮下组织层

皮下组织层由致密的结缔组织和脂肪组织构成,前者交织成网状,内有血管、神经穿行。

3.帽状腱膜层

帽状腱膜层前连额肌,后连枕肌,两侧达颞肌筋膜,坚韧、富有张力。

4.帽状腱膜下层

帽状腱膜下层是位于帽状腱膜与骨膜之间的疏松结缔组织层,范围较广,前至眶上缘,后达上项线,其间隙内的静脉经导静脉与颅内静脉窦相通,是颅内感染和静脉窦栓塞的途径之一。

5.骨膜层

骨膜层是由致密结缔组织构成的,骨膜在颅缝处贴附紧密,其余部位贴附疏松,故骨膜下血肿易被局限。

头皮血液供应丰富,且动、静脉伴行,由颈内、外动脉的分支供血,左右各有5支在颅顶汇集,各分支间有广泛的吻合支,其抗感染及愈合能力较强。

(二)分类与特点

头皮损伤是颅脑损伤中最常见的损伤,严重程度差别较大,可能是单纯损伤,也可能是合并颅骨及脑损伤。

1.头皮血肿

头皮血肿大多由钝器伤所致,按照血肿出现在头皮的层次分为以下3种。

(1)皮下血肿:血肿位于皮肤表层与帽状腱膜之间,因受皮下纤维隔限制,血肿体积小、张力高、压痛明显,有时因周围组织肿胀隆起,中央反而凹陷,易被误认为凹陷性颅骨骨折,需用颅骨X线摄片作鉴别。

(2)帽状腱膜下血肿:头部受到斜向暴力,头皮发生了剧烈滑动,撕裂该层间的导血管所致。由于该层组织疏松,出血易于扩散,严重时血肿边界可与帽状腱膜附着缘一致,覆盖整个穹隆部,蔓延至全头部,似戴一顶有波动的帽子。小儿及体弱者,可导致休克或贫血。

(3)骨膜下血肿:血肿因受到骨缝处骨膜牢固粘连的限制,多局限于某一颅骨范围内,多由颅骨骨折引起。

较小的头皮血肿,一般1~2周左右可自行吸收,无须特殊处理,早期可给予加压冷敷以减少出血和疼痛,24~48小时后改用热敷以促进血肿吸收,切忌用力揉搓。若血肿较大,则应在严格皮肤准备和消毒下,分次穿刺抽吸后加压包扎。处理头皮血肿同时,应警惕合并颅骨损伤及脑损伤的可能。

2.头皮裂伤

头皮裂伤多为锐器或钝器打击所致,是常见的开放性头皮损伤,由于头皮血管丰富,出血较多,可引起失血性休克。处理时须着重检查有无颅骨和脑损伤。头皮裂伤较浅时,因断裂血管受头皮纤维隔的牵拉,断端不能收缩,出血量反较帽状腱膜全层裂伤者多。现场急救可局部压迫止血,争取在24小时之内实施清创缝合。缝合前要检查伤口有无骨碎片及有无脑脊液或脑组织外溢。缝合前应剃净伤处头发,冲洗消毒伤口,实施清创缝合后,注射破伤风抗毒素。

3.头皮撕脱伤

头皮撕脱伤多因发辫受机械力牵拉,使大块头皮自帽状腱膜下层或连同骨膜一起被撕脱所致。可导致失血性或疼痛性休克。急救时,除加压包扎止血、防止休克外,应保留撕脱的头皮,避免污染,用无菌敷料包裹、隔水放置于有冰块的容器内,随伤员一同送往医院。手术应争取在伤后6~8小时内进行,清创植皮后,应保护植皮片不受压、不滑动,利于皮瓣成活。对于骨膜已撕脱者,在颅骨外板上多处钻孔达板障,待骨孔内肉芽组织生成后再行植皮。

二、颅骨损伤

颅骨骨折指颅骨受暴力作用致颅骨结构改变。颅骨骨折提示伤者受暴力较重,合并脑损伤概率较高。颅骨骨折不一定合并严重的脑损伤,没有骨折也可能合并脑损伤,其临床意义不在于骨折本身。颅骨骨折按骨折部位分为颅盖骨折和颅底骨折。按骨折形态分为线性骨折和凹陷性骨折。按骨折是否与外界相通分为开放性骨折与闭合性骨折。

(一)解剖生理概要

颅骨由颅盖和颅底构成,颅盖、颅底均有左右对称的骨质增厚部分,形成颅腔的坚强支架。

颅盖骨质坚实,由内、外骨板和板障构成。外板厚,内板较薄,内、外骨板表面均有骨膜覆盖,内骨膜也是硬脑膜外层,在颅骨的穹隆部,内骨膜与颅骨板结合不紧密,故颅顶部骨折时容易形成硬脑膜外血肿。

颅底骨面凹凸不平,厚薄不一,有两侧对称、大小不等的骨孔和裂隙,脑神经及血管由此出入颅腔。颅底被蝶骨嵴和岩骨嵴分为颅前窝、颅中窝和颅后窝。颅骨的气窦,如额窦、筛窦、蝶窦及乳突气房等均贴近颅底,气窦内壁与颅脑膜紧贴,颅底骨折越过气窦时,相邻硬脑膜常被撕裂,形成脑脊液外漏,易发生颅内感染。

(二)病因与发病机制

颅腔近似球体,颅骨有一定的弹性,有相当的抗压缩和抗牵张能力。颅骨受到暴力打击时,着力点局部可下陷变形,颅腔也可随之变形。当暴力强度大、受力面积小,颅骨多以局部变形为主,当受力点呈锥形内陷时,内板首先受到较大牵张力而折裂。此时若外力作用终止,则外板可弹回复位保持完整,仅造成内板骨折,骨折片可穿破硬脑膜造成局限性脑挫裂伤。如果外力继续存在,则外板也将随之折裂,形成凹陷性骨折或粉碎性骨折。当外力引起颅骨整体变形较重,受力面积又较大时,可不发生凹陷性骨折,而在较为薄弱的颞骨鳞部或颅底引发线性骨折,局部骨折线往往沿暴力作用的方向和颅骨脆弱部分延伸。当暴力直接打击在颅底平面上或暴力由脊柱上传时常引起颅底骨折。颅前窝损伤时可能累及的脑神经有嗅神经、视神经,颅中窝损伤可累及面神经、听神经,颅后窝少见。

(三)临床表现

1.颅盖骨折

(1)线性骨折:发生率最高,局部有压痛、肿胀。经颅骨X线摄片确诊。单纯线性骨折本身不需要特殊处理,但应警惕合并脑损伤或颅内出血,尤其是硬脑膜外血肿,有时可伴发局部骨膜下血肿。

(2)凹陷性骨折:局部可扪及局限性下陷区。若凹陷骨折位于脑重要功能区浅面,可出现偏瘫、失语、癫痫等病症。X线摄片可见骨折片陷入颅内的深度,CT扫描有助于骨折情况和合并脑损伤的诊断。

2.颅底骨折

多为强烈的间接暴力作用于颅底或颅盖骨折延伸到颅底所致,常为线性骨折。依骨折的部位不同可分为颅前窝、颅中窝和颅后窝骨折,临床表现各异。

(1)颅前窝骨折:骨折累及眶顶和筛骨,可有鼻出血、眶周("熊猫眼"征)及球结膜下淤血斑。若脑膜、骨膜均破裂,则合并脑脊液鼻漏,即脑脊液经额窦或筛窦由鼻孔流出。若筛板或视神经管骨折,可合并嗅神经或视神经损伤。

(2)颅中窝骨折:骨折累及蝶骨,也可有鼻出血或合并脑脊液鼻漏。若累及颞骨岩部,且脑膜、骨膜及鼓膜均破裂时,则合并脑脊液耳漏,即脑脊液经中耳由外耳道流出;若鼓膜完整,脑脊液则经咽鼓管流向鼻咽部,常被误认为是鼻漏。颅中窝骨折常合并第Ⅶ、Ⅷ对脑神经损伤。若累及蝶骨和颞骨的内侧部,还可能损伤垂体或第Ⅱ、Ⅲ、Ⅳ、Ⅴ、Ⅵ对脑神经。若骨折伤及颈动脉海绵窦段,可因动静脉瘘的形成而出现搏动性突眼及颅内杂音。破裂孔或颈内动脉管处的破裂,可发生致命性的鼻出血或耳出血。

(3)颅后窝骨折:骨折累及颞骨岩部后外侧时,一般在伤后1~2天出现乳突部皮下淤血斑(Battle征)。若累及枕骨基底部,可在伤后数小时出现枕下部肿胀及皮下淤血斑;枕骨大孔或岩尖后缘附近的骨折,可合并后组脑神经(第Ⅸ~Ⅻ对脑神经)损伤。

(四)辅助检查

1.X线片检查

可显示颅内积气,但仅30%~50%病例能显示骨折线。

2.CT检查

有助于眼眶及视神经管骨折的诊断,且显示有无脑损伤。

3.尿糖试纸测定

鉴别是否为脑脊液。

(五)诊断要点

外伤史、临床表现和颅骨 X 线摄片、CT 检查基本可以明确诊断和定位,对脑脊液外漏有疑问时,可收集流出液做葡萄糖定量检测来确定。

(六)治疗要点

1.颅盖骨折

(1)单纯线性骨折:无须特殊处理,仅需卧床休息,对症治疗,如止痛、镇静等。但须注意有无继发颅内血肿等并发症。

(2)凹陷性骨折:若凹陷性骨折位于脑重要功能区表面,有脑受压症状或大面积骨折片下陷,直径>5 cm,深度>1 cm 时,应手术整复或摘除碎骨片。

2.颅底骨折

颅底骨折无须特殊治疗,主要观察有无脑损伤及处理脑脊液外漏、脑神经损伤等并发症。一旦出现脑脊液外漏即属开放性损伤,应使用破伤风抗毒素(TAT)及抗生素预防感染,大部分漏口在伤后1~2周自愈。若4周以上仍未自愈,可行硬脑膜修补术。若骨折片压迫视神经,应尽早手术减压。

(七)护理评估

1.健康史

了解受伤过程,如暴力大小、方向、受伤时有无意识障碍及口鼻出血情况,初步判断是否伴有脑损伤。同时了解患者有无合并其他疾病。

2.目前身体状况

(1)症状和体征:了解患者目前的症状和体征可判断受伤程度和定位,观察患者有无"熊猫眼"征、Battle 征,明确有无脑脊液外漏。鉴别血性脑脊液外漏与耳鼻损伤出血时,可将流出的血性液体滴于白色滤纸上,如见血迹外围有月晕样淡红色浸润圈,可判断为脑脊液外漏。有时颅底骨折虽伤及颞骨,且骨膜及脑膜均已破裂但鼓膜尚完整时,脑脊液可经咽鼓管流至咽部而被患者咽下,故应询问患者是否有腥味液体流至咽部。

(2)辅助检查:颅骨 X 线及 CT 检查结果,确定骨折的部位和性质。

3.心理、社会状况

了解患者可因头部外伤而出现的焦虑、害怕、恐惧等心理反应,以及对骨折能否恢复正常的担心程度。同时也应了解家属对疾病的认识及心理反应。

(八)常见护理诊断/问题

1.疼痛

疼痛与损伤有关。

2.有感染的危险

感染与脑脊液外漏有关。

3.感知的改变

感知的改变与脑神经损伤有关。

4.知识缺乏

缺乏有关预防脑脊液外漏逆行感染的相关知识。

5.潜在并发症

潜在并发症为颅内出血、颅内压增高、颅内低压综合征。

(九)护理目标

(1)患者疼痛与不适程度减轻。

(2)患者生命体征平稳,无颅内感染发生。

(3)颅神经损伤症状减轻。

(4)患者能够叙述预防脑脊液外漏逆行感染的注意事项。

(5)患者病情变化能够被及时发现和处理。

(十)护理措施

1.脑脊液外漏的护理

(1)保持外耳道、鼻腔和口腔清洁,清洁时注意棉球不可过湿,以免液体逆流入颅。

(2)在鼻前庭或外耳道口松松地放置干棉球,随湿随换,同时记录 24 小时浸湿的棉球数,以估计脑脊液外漏量。

(3)避免用力咳嗽、打喷嚏、擤鼻涕及用力排便,以免颅内压骤然升降导致脑脊液逆流。

(4)脑脊液鼻漏者不可经鼻腔吸痰或放置胃管,禁止耳、鼻进行滴药、冲洗和堵塞,禁忌做腰穿。

(5)取头高位及患侧卧位休息,将头抬高 15°至漏液停止后 3～5 天,借重力作用使脑组织移至颅底硬脑膜裂缝处,促使局部粘连而封闭漏口。

(6)密切观察有无颅内感染迹象,根据医嘱预防性应用抗生素及破伤风抗毒素。

2.病情观察

观察有无颅内继发性损伤,如脑组织等损伤引起的癫痫、颅内出血、继发性脑水肿、颅内压增高等。脑脊液外漏可推迟颅内压增高症状的出现,应严密观察意识、生命体征、瞳孔及肢体活动等情况,及时发现颅内压增高及脑疝的早期迹象。若脑脊液外漏多,可使颅内压过低而导致颅内血管扩张,出现剧烈头痛、眩晕、呕吐、厌食、反应迟钝、脉搏细弱、血压偏低等。

(十一)护理评价

(1)患者疼痛是否缓解。

(2)患者有无颅内感染发生,脑脊液外漏是否如期愈合,护理措施是否得当。

(3)脑神经损伤症状是否减轻。

(4)患者能否叙述预防脑脊液外漏逆行感染的注意事项,遵医行为如何。

(5)患者病情变化是否被及时发现,并发症是否得到及时控制与预防和处理。

(十二)健康指导

对于颅底骨折合并脑脊液外漏者,主要是预防颅内感染,要劝告患者勿挖外耳道、抠鼻孔和擤鼻;注意预防感冒,以免咳嗽、打喷嚏;同时合理饮食,防止便秘,避免屏气、用力排便。

三、脑损伤

脑的被膜自外向内依次为硬脑膜、蛛网膜和软脑膜。硬脑膜坚韧且有光泽,由两层合成,外层兼具颅骨内膜的作用,内层较坚厚,两层之间有丰富的血管和神经。蛛网膜薄而透明,缺乏血管和神经,与硬脑膜之间有硬膜下腔,与软脑膜之间有蛛网膜下隙,充满脑脊液。脑脊液为无色透明液体,内含各种浓度不等的无机盐、葡萄糖、微量蛋白和淋巴细胞,对中枢神经系统起缓冲、保护、运输代谢产物及调节颅内压等作用。软脑膜薄且富有血管,覆盖于脑的表面并深入沟裂内。

脑损伤是指由于暴力作用使脑膜、脑组织、脑血管及颅神经的损伤。根据伤后脑组织与外界是否相通,将脑损伤分为开放性和闭合性两类,前者多由锐器或火器直接造成,有头皮裂伤、颅骨骨折和硬脑膜破裂,常伴有脑脊液外漏;后者由头部接触较钝物体或间接暴力造成,脑膜完整,无脑脊液外漏。根据脑损伤机制及病理改变分为原发性脑损伤和继发性脑损伤,前者指暴力作用于头部时立即发生的脑损伤,且不再继续加重,主要有脑震荡、脑挫裂伤及原发性脑干损伤等;后者指受伤一定时间后出现的脑受损病变,主要有脑水肿和颅内血肿,颅内血肿往往需要开颅手术。

(一)病因与发病机制

颅脑损伤的程度和类型多种多样。引起脑损伤的外力除可直接导致颅骨变形外,也可使头颅产生加速或减速运动,致使脑组织受到压迫、牵张、滑动或负压吸附等多种应力。由于暴力作用部位不同,脑在颅腔内产生的超常运动也各异,其运动方式可以是直线性也可以是旋转性。如人体坠落时,运动的头颅撞击于地面,受伤瞬间头部产生减速运动,脑组织会因惯性力作用撞击于受力侧的颅腔内壁,造成减速性损伤(图1-2)。大而钝的物体向静止的头部撞击时,引起头部的加速运动而产生惯性力。当暴力过大并伴有旋转力时,可使脑组织在颅腔内产生旋转运动,不仅使脑组织表面在颅腔内摩擦、撞击引起损伤,而且在脑组织内不同结构间产生剪应力,引起更为严重的损伤。惯性力引起的脑损伤分散且广泛,常有早期昏迷的表现。由于颅前窝和颅中窝的凹凸不平,各种不同部位和方式的头部损伤,均易在额极、颞极及其底面发生惯性力的脑损伤。

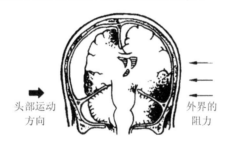

图 1-2 头部作减速运动时的脑损伤机制

(二)临床表现

1.脑震荡

脑震荡是最常见的轻度原发性脑损伤,为受伤后立即出现短暂的意识障碍,可为神志不清或完全昏迷,持续数秒或数分钟,一般不超过 30 分钟,较重者出现皮肤苍白、出汗、血压下降、心动徐缓、呼吸微弱、肌张力减低、各种生理反射迟钝或消失。清醒后大多不能回忆受伤当时乃至伤前一段时间内的情况,临床称为逆行性遗忘。可能会伴有头痛、头昏、恶心、呕吐等症状,短期内可自行好转。神经系统检查无阳性体征,显微镜下可见神经组织结构紊乱。

2.脑挫裂伤

脑挫裂伤是常见的原发性脑损伤。包括脑挫伤及脑裂伤,前者指脑组织遭受破坏较轻,软脑膜尚完整;后者指软脑膜、血管和脑组织同时有破裂,伴有外伤性蛛网膜下隙出血。两者常同时存在,临床上又不易区别,合称为脑挫裂伤。脑挫裂伤可单发,也可多发,好发于额极、颞极及其基底。临床表现如下。

(1)意识障碍:是脑挫裂伤最突出的临床表现。伤后立即出现,其程度和持续时间与脑挫裂伤程度、范围直接相关。多数患者在半小时以上,严重者可长期持续昏迷。

(2)局灶症状和体征:受伤当时立即出现与伤灶区功能相应的神经功能障碍或体征,如运动区损伤出现锥体束征、肢体抽搐、偏瘫等;若仅伤及"哑区",可无神经系统缺损的表现。

(3)头痛、恶心、呕吐:与颅内压增高、自主神经功能紊乱或外伤性蛛网膜下隙出血有关。后者还可出现脑膜刺激征,腰穿脑脊液检查有红细胞。

(4)颅内压增高与脑疝:因继发颅内血肿或脑水肿所致,使早期的意识障碍或偏瘫程度加重,或意识障碍好转后又加重,同时有血压升高、心率减慢、瞳孔不等大及锥体束征等表现。

3.原发性脑干损伤

原发性脑干损伤的症状与体征在受伤当时即已出现。单独的原发性脑干损伤较少,常与弥漫性损伤共存。患者常因脑干网状结构受损、上行激活系统功能障碍而持久昏迷,昏迷程度较深。伤后早期常出现严重生命体征变化,表现为呼吸节律紊乱,心率及血压波动明显。双侧瞳孔时大时小,对光反射无常,眼球位置歪斜或同向凝视。出现病理反射、肌张力增高、去皮质强直等。

4.弥散性轴索损伤

弥散性轴索损伤属于惯性力所致的弥散性脑损伤,由于脑的扭曲变形,脑内产生剪切或牵拉作用,造成脑白质广泛性轴索损伤。病变可分布于大脑半球、胼胝体、小脑或脑干。显微镜下所见为轴突断裂结构改变。可与脑挫裂伤合并存在或继发脑水肿,使病情加重。主要表现为受伤当时立即出现的较长时间昏迷。是由广泛的轴索损害,皮层与皮层下中枢失去联系所致。若累及脑干,患者出现一侧或双侧瞳孔散大,对光反应消失,同向凝视等。神志好转后,可因继发脑水肿而再次昏迷。

5.颅内血肿

颅内血肿是颅脑损伤中最多见、最危险,却又是可逆的继发性病变。其严重性在于引起颅内压增高导致脑疝危及生命,早期发现和及时处理可改善预后。根据血肿的来源和部位可分为硬脑膜外血肿、硬脑膜下血肿和脑内血肿。根据血肿引起颅内压增高及早期脑疝症状所需时间分以下3种类型。①急性型:72小时内出现症状。②亚急性型:3天至3周出现症状。③慢性型:3周以上才出现症状。

(1)硬脑膜外血肿:是指出血积聚于颅骨与硬脑膜之间。与颅骨损伤有密切关系,症状取决于血肿的部位及扩展的速度。

意识障碍:可以是原发性脑损伤直接导致,也可由血肿本身导致颅内压增高、脑疝,前者较轻,最初的昏迷时间很短,与脑疝引起昏迷之间有一段意识清醒时间。后者常发生于伤后数小时至1~2天。经过中间清醒期,再度出现意识障碍,并渐次加重。如果原发性脑损伤较严重或血肿形成较迅速,也可不出现中间清醒期。少数患者可无原发性昏迷,而在血肿形成后出现昏迷。

颅内压增高及脑疝表现:出现头痛、恶心、呕吐剧烈、烦躁不安、淡漠、嗜睡、定向不准等症状。一般成人幕上血肿>20 mL,幕下血肿>10 mL,即可引起颅内压增高症状。幕上血肿者大多先经历小脑幕切迹疝,然后合并枕骨大孔疝,故严重的呼吸循环障碍常发生在意识障碍和瞳孔改变之后。幕下血肿者可直接发生枕骨大孔疝,瞳孔改变、呼吸骤停几乎同时发生。

(2)硬脑膜下血肿:硬脑膜下血肿是指出血积聚在硬脑膜下腔,是最常见的颅内血肿。急性硬脑膜下血肿症状类似硬脑膜外血肿,脑实质损伤较重,原发性昏迷时间长,中间清醒期不明显,颅内压增高与脑疝的其他征象多在伤后1~3天内进行性加重。由于病情发展急重,一经确诊应尽早手术治疗。慢性硬脑膜下血肿好发于老年人,大多有轻微头部外伤史,有的患者伴有脑萎缩、血管性或出血性疾病。由于致伤外力小,出血缓慢,患者可有慢性颅内压增高表现,如头痛、恶心、呕吐和视盘水肿等;血肿压迫症状,如偏瘫、失语和局限性癫痫等;有时可有智力下降、记忆力减退和精神失常。

(3)脑内血肿:一共有两种类型,包括浅部血肿和深部血肿。

浅部血肿:出血均来自脑挫裂伤灶,少数与颅骨凹陷性骨折部位相应,好发于额叶和颞叶,常与硬脑膜下和硬膜外血肿并存。

深部血肿:多见于老年人,血肿位于白质深部,脑表面可无明显挫伤。临床表现以进行性意识障碍为主,若血肿累及重要脑功能区,可出现偏瘫、失语、癫痫等局灶症状。

(三)辅助检查

一般采用CT、MRI检查。脑震荡无阳性发现,可显示脑挫裂伤的部位、范围、脑水肿的程度及有无脑室受压及中线结构移位等;弥散性轴索损伤CT扫描可见大脑皮质与髓质交界处、胼胝体、脑干、内囊区域或第三脑室周围有多个点状或小片状出血灶;MRI检查能提高小出血灶的检出率;硬脑膜外血肿CT检查表现为颅骨内板与脑表面之间有双凸镜形或弓形密度增高影,常伴颅骨骨折和颅内积气;硬脑膜下血肿CT检查示颅骨内板下低密度的新月形、半月形或双凸镜形影;脑内血肿CT检查在脑挫裂伤灶附近或脑深部白质内见到圆形或不规则高密度血肿影,周围有低密度水肿区。

(四)诊断要点

患者外伤史、意识改变、瞳孔变化、锥体束征,以及CT、MRI检查可明确诊断。

1.非手术治疗

(1)脑震荡:通常无须特殊治疗。一般卧床休息1~2周,可完全恢复。适当给予镇痛、镇静等对症处理,禁用吗啡及哌替啶。

(2)脑挫裂伤:以非手术治疗为主。

一般处理:①静卧、休息,床头抬高,宜取侧卧位。②保持呼吸道通畅。③维持水、电解质、酸碱平衡。④应用抗生素预防感染。⑤对症处理。⑥严密观察病情变化。

防治脑水肿:这是治疗脑挫裂伤的关键。可采用脱水、激素或过度换气等治疗方式对抗脑水肿、降低颅内压;吸氧、限制液体入量;冬眠低温疗法降低脑代谢率等。

促进脑功能恢复:应用营养神经药物,如ATP、辅酶A、细胞色素C等,以供应能量,改善细胞代谢,促进脑细胞功能恢复。

2.手术治疗

(1)重度脑挫裂伤:经非手术治疗无效,颅内压增高明显甚至出现脑疝迹象时,应做脑减压术或局部病灶清除术。

(2)硬脑膜外血肿:一经确诊,立即手术,清除血肿。

(3)硬脑膜下血肿:多采用颅骨钻孔冲洗引流术,术后引流48~72小时。

(4)脑内血肿:一般经手术清除血肿。

(5)常见手术方式:开颅血肿清除术、去骨瓣减压术、钻孔探查术、脑室引流术、钻孔引流术。

(五)护理评估

1.健康史

详细了解受伤过程,如暴力大小、方向、性质、速度、患者当时有无意识障碍,其程度及持续时间,有无中间清醒期、逆行性遗忘,受伤当时有无口鼻、外耳道出血或脑脊液外漏发生,是否出现头痛、恶心、呕吐等情况;初步判断是颅伤、脑伤或是复合损伤;同时应了解现场急救情况;了解患者既往健康状况。

2.目前身体状况

评估患者的症状和体征,了解有无神经系统病征及颅内压增高征象;根据观察患者意识、瞳孔、生命体征及神经系统体征的动态变化,区分脑损伤是原发的还是继发的;结合 X 线、CT 及 MRI 检查结果判断损伤的严重程度。

3.心理、社会状况

了解患者及家属对颅脑损伤及其术后功能恢复的心理反应,常见心理反应有焦虑、恐惧等;了解家属对患者的支持能力和程度。

(六)常见护理诊断/问题

1.清理呼吸道无效

清理呼吸道无效与脑损伤后意识障碍有关。

2.疼痛

疼痛与颅内压增高和手术切口有关。

3.营养失调/低于机体需要量

其与脑损伤后高代谢、呕吐、高热、不能进食等有关。

4.体温过高

体温过高与脑干损伤有关。

5.潜在并发症

潜在并发症为颅内压增高、脑疝及癫痫发作。

(七)护理目标

(1)患者意识逐渐恢复,生命体征平稳,呼吸道通畅。

(2)患者的疼痛减轻,舒适感增加。

(3)患者营养状态能够维持或接近正常水平。

(4)患者体温维持正常。

(5)患者颅内压增高、脑疝的早期迹象及癫痫发作能够得到及时预防、发现和处理。

(八)护理措施

1.现场急救

及时而有效的现场急救,在缓解致命性危险因素的同时(如窒息、大出血、休克等)为进一步治疗创造了有利条件,如预防或减少感染机会,提供确切的受伤经过。

(1)维持呼吸道通畅:颅脑损伤患者常有不同程度的意识障碍,失去正常的咳嗽反射和吞咽功能,呼吸道分泌物不能有效排除,舌根后坠可引起严重呼吸道梗阻。应及时清除口咽部分泌物、呕吐物,将患者侧卧或放置口咽通气道,必要时行气管切开,保持呼吸道畅通。

(2)伤口处理:单纯头皮出血,清创后加压包扎止血;开放性颅脑损伤应剪短伤口周围头发,伤口局部不冲洗、不用药;外露的脑组织周围可用消毒纱布卷保护,外加干纱布适当包扎,避免局部受压。若伤情许可宜将头部抬高以减少出血。尽早进行全身抗感染治疗及破伤风预防注射。

(3)防治休克:有休克征象者,应查明有无颅外部位损伤,如多发性骨折、内脏破裂等。患者平卧,注意保暖,及时补充血容量。

(4)做好护理记录:准确记录受伤经过、初期检查发现、急救处理经过及生命体征、意识、瞳孔、肢体活动等病情,为进一步处理提供依据。

2.病情观察

动态的病情观察是鉴别原发性与继发性脑损伤的重要手段。观察内容包括意识、瞳孔、生命体征、神经系统体征等。

（1）意识状态：意识障碍是脑损伤患者最常见的变化之一。通过意识障碍的程度可判断颅脑损伤的轻重；意识障碍出现的迟早和有无继续加重，可作为区别原发性和继发性脑损伤的重要依据。

传统意识分法：一共分为清醒、模糊、浅昏迷、昏迷和深昏迷5级。①清醒：正确回答问题，判断力和定向力正确。②模糊：为最轻或最早出现的意识障碍，因而也是最需要关注的，能简单回答问题，但不确切，判断力和定向力差，呈嗜睡状。③浅昏迷：意识丧失，对疼痛刺激有反应，角膜、吞咽反射和病理反射尚存在，严重意识模糊与浅昏迷的区别仅在于前者尚能保持呼之能应或呼之能睁眼这种最低限度的合作。④昏迷：指痛觉反应已经迟钝、随意运动已完全丧失的意识障碍阶段，可有鼾声、尿潴留等表现，瞳孔对光反应与角膜反射尚存在。⑤深昏迷：对痛刺激无反应，各种反射消失，呈去皮质强直状态。

Glasgow昏迷评分法：评定睁眼、语言及运动反应，以三者积分表示意识障碍程度，最高15分，表示意识清醒，8分以下为昏迷，最低3分（表1-1）。

（2）生命体征：生命体征紊乱是脑干受损征象。为避免患者躁动影响准确性，应先测呼吸，再测脉搏，最后测血压。颅脑损伤患者以呼吸变化最为敏感和多变，注意节律、深浅。若伤后血压上升，脉搏缓慢有力，呼吸深慢，提示颅内压升高，应警惕颅内血肿或脑疝发生；伤后，与意识障碍和瞳孔变化同时出现心率减慢和血压升高，为小脑幕切迹疝；枕骨大孔疝患者可未经明显的意识障碍和瞳孔变化阶段而突然发生呼吸停止。伤后早期，由于组织创伤反应，可出现中等程度发热；若累及间脑或脑干可导致体温调节紊乱，出现体温不升或中枢性高热。

表1-1 Glasgow昏迷评分法

睁眼反应	得分（分）	语言反应	得分（分）	运动反应	得分（分）
能自行睁眼	4	回答正确	5	遵嘱活动	6
呼之能睁眼	3	回答错误	4	刺痛定位	5
刺痛能睁眼	2	语无伦次	3	躲避刺痛	4
不能睁眼	1	只能发声	2	刺痛肢屈	3
		不能发声	1	刺痛肢伸	2
				无反应	1

（3）瞳孔变化：可因动眼神经、视神经及脑干部位的损伤引起。正常瞳孔等大、圆形，在自然光线下直径3～4mm，直接、间接对光反应灵敏。伤后一侧瞳孔进行性散大，对侧肢体瘫痪伴意识障碍加重，提示脑受压或脑疝；伤侧瞳孔先短暂缩小继之散大，伴对侧肢体运动障碍，提示伤侧颅内血肿；双侧瞳孔散大、对光反应消失、眼球固定伴深昏迷或去皮质强直，多为原发性脑干损伤或临终表现。观察瞳孔时应排除某些药物、剧痛、惊骇等对瞳孔变化的影响。

（4）其他：观察有无脑脊液外漏、呕吐，有无剧烈头痛或烦躁不安等颅内压增高的表现或脑疝先兆。注意CT和MRI扫描结果及颅内压监测情况。

3.一般护理

（1）体位：抬高床头15°～30°，以利脑静脉回流，减轻脑水肿。深昏迷患者取侧卧位或侧俯卧位，以利于口腔内分泌物排出。保持头与脊柱在同一直线上，头部过伸或过屈均会影响呼吸道通畅以及颈静脉回流，不利于降低颅内压。氧气吸入，做好气管插管、气管切开准备。

（2）营养与补液：及时、有效补充能量和蛋白质以减轻机体损耗。不能进食者在伤后48小时后可行全胃肠外营养。评估患者营养状况,如体重、氮平衡、血浆蛋白、血糖、血电解质等,以便及时调整营养素供给量和配方。

(3)卧床患者基础护理:加强皮肤护理、口腔护理、排尿排便等生活护理,尤其是意识不清昏迷患者预防各种并发症的发生。

(4)根据病情做好康复护理:重型颅脑损伤患者生命体征平稳后要及早进行功能锻炼,可减少日后的并发症和后遗症,主要通过姿势治疗、按摩、被动运动、主动运动等。

4.高热患者的护理

高热可造成脑组织相对缺氧,加重脑损害,故须采取积极降温措施。常用物理降温法有冰帽,或头、颈、腋、腹股沟等处放置冰袋或冰水毛巾等。如体温过高物理降温无效或引起寒战时,需采用冬眠疗法。常用氯丙嗪、异丙嗪各 25 mg 或 50 mg 肌内注射或静脉滴注,用药 20 分钟后开始物理降温。降温速度以每小时下降 1 ℃为宜,降至肛温为 32～34 ℃较为理想。可每 4～6 小时重复用药,一般维持3～5 天。低温期间应密切观察生命体征并记录,若收缩压低于 13.3 kPa(100 mmHg),呼吸次数减少或不规则时,应及时通知医师停止冬眠疗法或更换冬眠药物。观察局部皮肤、肢体末端和耳郭处血液循环情况,以免冻伤,并防止肺炎、压疮的发生。停用冬眠疗法时,应先停物理降温,再逐渐停冬眠药物。

5.颅内压增高的护理

采取以下措施降低颅内压:①使用脱水剂以减轻脑水肿;②床头抬高 15°～30°,以利颅内静脉回流,减轻脑水肿;③充分给氧改善脑缺氧,使脑血管收缩,降低脑血流量;④控制液体摄入量,1 000～2 000 mL/d;⑤高热者立即降温,防止机体代谢增高,加重脑缺氧。

6.脑室引流管的护理

对有脑室引流管患者护理时应注意:①应严格无菌操作。②引流袋最高处距侧脑室的距离为10～15 cm。③注意引流速度,禁忌流速过快,避免颅内压骤降造成危险。④控制脑脊液引流量,每天不超过500 mL为宜。⑤注意观察脑脊液性状,若有大量鲜血提示脑室内出血,若为混浊则提示有感染。

(九)护理评价

(1)患者意识状态是否逐渐恢复,患者呼吸是否平稳,有无误吸发生。

(2)患者疼痛是否减轻。

(3)患者的营养状态如何,营养素供给是否得到保证。

(4)患者体温是否恢复正常。

(5)患者是否出现颅内压增高、脑疝以及癫痫发作等并发症,若出现是否得到及时发现和处理。

(十)健康指导

(1)康复训练:根据脑损伤遗留的语言、运动或智力障碍程度,制定康复训练计划,以改善患者生活自理能力以及社会适应能力。

(2)外伤性癫痫患者应定期服用抗癫痫药物,不能单独外出,以防发生意外。

(3)骨瓣去除患者应做好自我保护,防止因重物或尖锐物品碰撞患处而发生意外,尽可能取健侧卧位以防止膨出的脑组织受到压迫。3～6 个月后视情况可作颅骨修补术。

第二章

胸心外科疾病患者的护理

第一节　血胸与气胸

一、血胸

(一)概述

由于胸部穿透性或非穿透性创伤,损伤了肋间或乳内血管、肺实质、心脏或大血管而形成血胸。成人胸腔内积血在 0.5 L 以下,称为少量血胸;积血 0.5～1 L 为中量血胸;胸积血 1 L 以上,称为大量血胸。内出血的速度和量取决于出血伤口的部位及大小。肺实质的出血常常能自行停止,但心脏或其他动脉出血需要外科修补。根据出血的量分为少量血胸、中量血胸、大量血胸,见图 2-1。

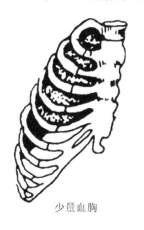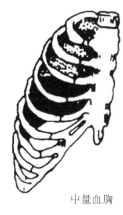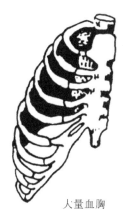

少量血胸　　　　　中量血胸　　　　　大量血胸

图 2-1　血胸示意图

(二)护理评估

1.临床症状的评估与观察

患者多因失血过多处于休克状态,胸膜腔内积血压迫肺及纵隔,导致呼吸系统循环障碍,患者严重缺氧。血胸还可能继发感染引起中毒性休克,如合并气胸,则伤胸部叩诊鼓音,下胸部叩诊浊音,呼吸音下降或消失。

2.辅助检查

根据病史体征可做胸腔穿刺,通过抽出血液即可确诊,行 X 线胸片检查可进一步证实。

(三)护理问题

1.低效性呼吸形态

低效性呼吸形态与胸壁完全受损及可能合并有肺实质损伤有关。

2.气体交换障碍

气体交换障碍与肺实质损伤有关。

3.恐惧

恐惧与呼吸窘迫有关。

4.有感染的危险

感染与污染伤口有关。

5.有休克的危险

休克与有效循环输出缺失及其他应激生理反应有关。

(四)护理措施

1.维持有效呼吸

(1)半卧位,卧床休息。膈肌下降利于肺复张,减轻疼痛及非必要的氧气需要量。如有休克应采取中凹卧位。

(2)吸氧:根据缺氧状态给予鼻导管及面罩吸氧,并及时发现患者有无胸闷、气短、烦躁、发绀等缺氧症状以及皮肤、黏膜的情况。

(3)协助患者翻身,鼓励深呼吸及咳痰。为及时排出痰液可给予雾化吸入及化痰药,必要时吸痰以排出呼吸道分泌物,预防肺不张及肺炎的发生。

2.维持正常心输出量

(1)迅速建立静脉通路,保证通畅。

(2)在监测中心静脉压的前提下,遵医嘱快速输液、输血、给予血管活性药物等综合抗休克治疗。

(3)严密观察有无胸腔内出血征象:脉搏增快,血压下降;补液后血压虽短暂上升,又迅速下降;胸腔闭式引流量>200 mL/h,并持续2~3小时以上。必要时开胸止血。

3.病情观察

(1)严密监测生命体征,注意神志、瞳孔、呼吸的变化。

(2)抗休克:观察是否有休克的征象及症状,如皮肤苍白、湿冷、不安、血压过低、脉搏浅快等情形。若有立即通知医师并安置一条以上的静脉通路输血、补液,并严密监测病情变化。

(3)如出现心脏压塞(呼吸困难、心前区疼痛、面色苍白、心音遥远)应立即抢救。

4.胸腔引流管的护理

严密观察失血量,补足失血及预防感染。如有进行性失血、生命体征恶化应做开胸止血手术,清除血块以减少日后粘连。

5.心理护理

(1)提供安静舒适的环境。

(2)活动与休息:保证充足睡眠,劳逸结合,逐渐增加活动量。

(3)保持排便通畅,不宜下蹲过久。

二、气胸

(一)概述

胸膜腔内积气称为气胸(图 2-2)。气胸是由于利器或肋骨断端刺破胸膜、肺、支气管或食管后,空气进入胸腔所造成。气胸分3种。

1.闭合性气胸

闭合性气胸即伤口伤道已闭,胸膜腔与大气不相通。

2.开放性气胸

开放性气胸即胸膜腔与大气相通,可造成纵隔扑动。吸气时,健侧胸膜腔负压升高,与伤侧压力差增大,纵隔向健侧移位;呼气时,两侧胸膜腔压力差减少,纵隔移向正常位置,这样纵隔随呼吸来回摆动的现象,称为纵隔扑动。

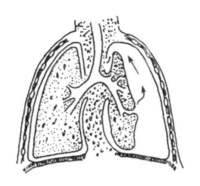

图 2-2　气胸示意图

3.张力性气胸

即有受伤的组织起活瓣作用,空气只能入不能出,胸膜腔内压不断增高如抢救不及时,可因急性呼吸衰竭而死亡。

(二)护理评估

1.临床症状评估与观察

(1)闭合性气胸:小的气胸多无症状。超过30%的气胸,可有胸闷及呼吸困难;气管及心脏向健侧偏移;伤侧叩诊呈鼓音,呼吸渐弱,严重者有皮下气肿及纵隔气肿。

(2)开放性气胸:患者有明显的呼吸困难及发绀,空气进入伤口发出"嘶嘶"的响声。

(3)张力性气胸:重度呼吸困难,发绀常有休克,颈部及纵隔皮下气肿明显。

2.辅助检查

根据上述指征,结合 X 线胸片即可确诊,必要时做患侧第 2 肋间穿刺,常能确诊。

(三)护理问题

1.低效性呼吸形态

低效性呼吸形态与胸壁完全受损及可能合并有肺实质损伤有关。

2.疼痛

疼痛与胸部伤口及胸腔引流管刺激有关。

3.恐惧

恐惧与呼吸窘迫有关。

4.有感染的危险

感染与污染伤口有关。

(四)护理措施

1.维持或恢复正常的呼吸功能

(1)半卧位,卧床休息。膈肌下降利于肺复张、疼痛减轻及增加非必要的氧气需要量。

(2)吸氧:根据缺氧状态给予鼻导管及面罩吸氧,并及时发现患者有无胸闷、气短、烦躁、发绀等缺氧症状以及皮肤、黏膜的情况。

(3)协助患者翻身,鼓励其深呼吸及咳痰,及时排出痰液,可给予雾化吸入及化痰药,必要时吸痰,排出呼吸道分泌物,预防肺不张及肺炎的发生。

2.皮下气肿的护理

皮下气肿在胸腔闭式引流第3~7天可自行吸收,也可用粗针头做局部皮下穿刺,挤压放气。纵隔气肿加重时,要在胸骨柄切迹上做一2 cm的横行小切口。

3.胸腔引流管的护理

(1)体位:半卧位,利于呼吸和引流。鼓励患者进行有效的咳嗽和深呼吸运动,利于积液排出,恢复胸膜腔负压,使肺复张。

(2)妥善固定:下床活动时,引流瓶位置应低于膝关节,运送患者时双钳夹管。引流管末端应在水平线下2~3 cm,保持密封(图2-3)。

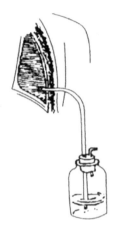

图 2-3　胸腔闭式引流

(3)保持引流通畅:闭式引流主要靠重力引流,水封瓶液面应低于引流管胸腔出口平面60 cm,任何情况下不得高于胸腔,以免引流液逆流造成感染。高于胸腔时,引流管要夹闭。定时挤压引流管以免阻塞。水柱波动反应残腔的大小与胸腔内负压的大小。其正常时上下可波动 4~6 cm。如无波动,患者出现胸闷气促,气管向健侧移位等肺受压的症状,应疑为引流管被血块堵塞,应挤捏或用负压间断抽吸引流瓶短玻璃管,促使其通畅,并通知医师。

(4)观察记录:观察引流液的量、性状、颜色、水柱波动范围,并准确记录。若引流量多≥200 mL/h,并持续 2 小时以上,颜色为鲜红色或红色,性质较黏稠、易凝血则疑为胸腔内有活动性出血,应立即报告医师,必要时开胸止血。每天更换水封瓶并记录引流量。

(5)保持管道的密闭和无菌:使用前注意引流装置是否密封,胸壁伤口、管口周围用油纱布包裹严密,更换引流瓶时双钳夹管,严格执行无菌操作。

(6)脱管处理:如引流管从胸腔滑脱,立即用手捏闭伤口处皮肤,消毒后油纱封闭伤口协助医师做进一步处理。

(7)拔管护理:24 小时引流液<50 mL,脓液<10 mL,X 线胸片检查示肺膨胀良好、无漏气,患者无呼吸困难即可拔管。拔管后严密观察患者有无胸闷、憋气、呼吸困难、切口漏气、渗液、出血、皮下气肿等症状。

4.急救处理

(1)积气较多的闭合性气胸:经锁骨中线第 2 肋间行胸膜腔穿刺,或行胸膜腔闭式引流术,迅速抽尽积气,同时应用抗生素预防感染。

(2)开放性气胸:用无菌凡士林纱布加厚敷料封闭伤口,再用宽胶布或胸带包扎固定,使其转变成闭合性气胸,然后穿刺胸膜腔抽气减压,解除呼吸困难。

(3)张力性气胸:立即减压排气。在危急情况下可用一粗针头在伤侧第 2 肋间锁骨中线处刺入胸膜腔,尾部扎一橡胶手指套,将指套顶端剪一约 1 cm 开口起活瓣作用(图 2-4)。

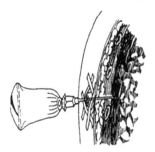

图 2-4　气胸急救处理

5.预防感染

(1)密切观察体温变化,每 4 小时测体温一次。

(2)有开放性气胸者,应配合医师及时清创缝合。更换伤口及引流瓶应严格无菌操作。

(3)遵医嘱合理应用化痰药及抗生素。

6.健康指导

(1)教会或指导患者腹式呼吸及有效排痰。

(2)加强体育锻炼,增加肺活量和机体抵抗力。

第二节　心脏损伤

心脏损伤是暴力作为一种能量作用于机体,直接或间接转移到心脏所造成的心肌及其结构的损伤,直至心脏破裂。心脏损伤又有闭合性和穿透性损伤的区别。

一、闭合性心脏损伤

心脏闭合性损伤又称非穿透性心脏损伤或钝性心脏损伤。实际发病率远比临床统计的要高。许多外力作用都可以造成心脏损伤,包括:①暴力直接打击胸骨传递到心脏。②车轮碾压过胸廓,心脏被挤压于胸骨椎之间。③腹部或下肢突然受到暴力打击,通过血管内液压作用到心脏。④爆炸时高击的气浪冲击。

(一)心包损伤

心包损伤指暴力导致的心外膜和(或)壁层破裂和出血。

1.分类

心包是一个闭合纤维浆膜,分为脏、壁两层。心包伤分为胸膜-心包撕裂伤和膈-心包撕裂伤。

2.临床表现

单纯心包裂伤或伴少量血心包时,大多数无症状,但如果出现烦躁不安、气急、胸痛,特别当出现循环功能不佳、低血压和休克时,则应想到急性心脏压塞的临床征象。

3.诊断

(1)ECG 检查:低电压、ST 段和 T 波的缺血性改变。

(2)二维 UCG 检查:心包腔有液平段,心排幅度减弱,心包腔内有纤维样物沉积。

4.治疗

治疗方法包括心包穿刺术(图 2-5)、心包开窗探查术(图 2-6)、开胸探查术。

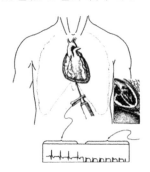

图 2-5　心包穿刺术

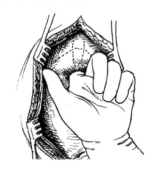

图 2-6　心包开窗探查术

(二)心肌损伤

所有因钝性暴力所致的心脏创伤,如果无原发性心脏破裂或心内结构(包括间隔、瓣膜、腱束或乳头肌)损伤,统称心肌损伤。

1.原因

一般是由于心脏与胸骨直接撞击,心脏被压缩所造成的不同程度心肌损伤,最常见的原因是汽车突然减速时方向盘的撞击。

2.临床表现

主要症状取决于创伤造成心肌损伤的程度和范围。轻度损伤可无明显症状;中度损伤出现心悸、气短或一过性胸骨后疼痛;重度可出现类似心绞痛症状。

3.检查方法

ECG 检查轻度无改变,异常 ECG 分两类:①心律失常和传导阻滞。②复极紊乱。X 线片一般无明显变化。UCG 可直接观测心脏结构和功能变化,在诊断心肌挫伤以评估损伤程度上最简便、快捷、实用。

4.治疗

主要采用非手术治疗。①一般心肌挫伤者:观察 24 小时,充分休息检查 ECG 和肌酸磷酸激酶-苹果酸脱氢酶(CPK-MD)。②有冠状动脉病(CAD)者:在 ICU 监测病情变化,可进行血清酶测定除外 CAD。③临床上有低心输出量或低血压者:常规给予正性肌力药,必须监测中心静脉压(CVP),适当纠正血容量,避免输液过量。

(三)心脏破裂

闭合性胸部损伤导致心室或心房全层撕裂,心腔内血液进入心包腔和经心包裂口流进胸膜腔。患者可因急性心脏压塞或失血性休克而死亡。

1.原因

一般认为外力作用于心脏后,心腔易发生变形并吸收能量,当外力超过心脏耐受程度时,即出现原发性心脏破裂。

2.临床表现

血压下降、中心静脉压高、心动过速、颈静脉扩张、发绀、对外界无反应;伴胸部损伤,X线胸片检查显示心影增宽。

3.诊断

(1)ECG 检查:观察 ST 段和 T 段的缺血性改变或有无心梗图形。

(2)X 线和 UCG 检查:可提示有无心包积血和大量血胸的存在。

4.治疗

紧急开胸解除急性心脏压塞和修补心脏损伤是抢救心脏破裂唯一有效的治疗措施。

二、穿透性心脏损伤

该损伤以战时多见,按致伤物质不同可分为火器伤和刃器伤两大类。

(一)心脏穿透伤

1.临床表现

主要表现为失血性休克和急性心脏压塞。前者早期有口渴、呼吸浅、脉搏细、血压下降、烦躁不安和出冷汗;后者有呼吸急促、面唇发绀、血压下降、脉搏细速、颈静脉怒张并有奇脉。

2.诊断

(1)ECG 检查:血压下降 ST 段和 T 波改变。

(2)UCG 检查:诊断价值较大。

(3)心包穿刺:对急性心脏压塞的诊断和治疗都有价值。

3.治疗

快速纠正血容量,并迅速进行心包穿刺或在急诊室紧急气管内插管时进行开胸探查。

(二)冠状动脉穿透伤

冠状动脉穿透伤是心脏损伤的一种特殊类型,即任何枪弹或锐器在损伤心脏的同时也刺伤冠状动脉,主要表现为心外膜下的冠状动脉分支损伤,造成损伤远侧冠状动脉供血不足。

1.临床表现

单纯冠脉损伤,可出现急性心脏压塞或内出血征象。冠状动脉瘘者心前区可闻及连续性心脏杂音。

2.诊断

较小分支损伤很难诊断;较大冠脉损伤,ECG 检查主要表现为创伤相应部位出现心肌缺血和心肌梗死图形。若心前区出现均匀连续性心脏杂音,则提示有外伤性冠状动脉瘘存在。

3.治疗

冠脉小分支损伤可以结扎;主干或主要分支损伤可予以缝线修复;如已断裂则应紧急行冠状动脉旁路搭桥(CAB)术。

三、护理问题

(一)疼痛

疼痛与心肌缺血有关。

(二)有休克的危险

休克与大量出血有关。

四、护理措施

(一)维持循环功能,配合手术治疗

(1)迅速建立静脉通路。

(2)在中心静脉压及肺动脉楔压监测下,快速补充血容量,积极抗休克治疗并做好紧急手术准备。

(二)维持有效的呼吸

(1)半卧位,吸氧;休克者取平卧位或中凹卧位。

(2)清除呼吸道分泌物,保持呼吸道通畅。

(三)急救处理

(1)心脏压塞的急救:一旦发生,应迅速进行心包穿刺减压术。

(2)凡确诊为心脏破裂者,应做好急症手术准备,充分备血。

(3)出现心脏停搏立即进行心肺复苏术。

(4)备好急救设备及物品。

(四)心理护理

严重心脏损伤者常出现极度窘迫感,应提供安静舒适的环境,采取积极果断的抢救措施,向患者解释治疗的过程和治疗计划,使患者情绪稳定。

第三节　胸主动脉瘤

胸主动脉瘤指的是从主动脉窦、升主动脉、主动脉弓、降主动脉至膈水平的主动脉瘤,是由于各种原因造成的主动脉局部或多处向外扩张或膨出而形成的包块,如不及时诊断、治疗,病死率极高。

由于先天性发育异常或后天性疾病,引起动脉壁正常结构的损害,主动脉在血流压力的作用下逐渐膨大扩张形成动脉瘤。胸主动脉瘤可发生在升主动脉、主动脉弓、降主动脉各部位。

胸主动脉瘤常见发病原因:①动脉粥样硬化。②主动脉囊性中层坏死,可为先天性病变。③创伤性动脉瘤。④细菌感染。⑤梅毒。

胸主动脉瘤在形态学上可分为囊性、梭形和夹层动脉瘤3种病理类型。

一、临床表现

胸主动脉瘤仅在压迫或侵犯邻近器官和组织后才出现临床症状。常见症状为胸痛,肋骨、胸骨、脊椎等受侵蚀及脊神经受压迫的患者症状尤为明显。气管、支气管受压时可引起刺激性咳嗽和上呼吸道部分梗阻,致呼吸困难;喉返神经受压可出现声音嘶哑;交感神经受压可出现Horner综合征;左无名静脉受压可出现左上肢静脉压高于右上肢静脉压。升主动脉瘤体长大后可导致主动脉瓣关闭不全。

急性主动脉夹层动脉瘤多发生在高血压动脉硬化和主动脉壁中层囊性坏死的患者。症状为突发剧烈的胸背部撕裂样疼痛;随着壁间血肿的扩大,继之出现相应的压迫症状,如昏迷、偏瘫、急性腹痛、无尿、肢体疼痛等。若动脉瘤破裂,则患者很快死亡。

二、评估要点

(一)一般情况

观察生命体征有无异常,询问患者有无过敏史、家族史、高血压病史。

(二)专科情况

(1)评估并严密观察疼痛性质和部位。

(2)评估、监测血压变化。

(3)评估外周动脉搏动情况。

(4)评估呼吸系统受损的情况。

(5)评估有无排便异常。

三、护理诊断

(一)心输出量减少

其与瘤体扩大、瘤体破裂有关。

(二)疼痛

疼痛与疾病有关。

(三)活动无耐力

这与手术创伤、体质虚弱、伤口疼痛有关。

(四)知识缺乏

缺乏术前准备及术后康复知识。

(五)焦虑

焦虑与疾病突然发作、即将手术、恐惧死亡有关。

四、诊断

通过胸部 CT、MRI、超速螺旋 CT 及三维成像、胸主动脉造影、数字减影造影等影像学检查可明确胸主动脉瘤的诊断,可清楚了解主动脉瘤的部位、范围、大小、与周围器官的关系,不仅为胸主动脉瘤的治疗提供可靠的信息,并且可以与其他纵隔肿瘤或其他疾病进行鉴别诊断。对于主动脉夹层动脉瘤的诊断,关键在于医师对其有清晰的概念和高度的警惕性,对青壮年高血压患者突然出现胸背部撕裂样疼痛,以及出现上述症状者应考虑该病,并选择相应的检查以确定诊断。

五、治疗

(一)手术治疗

手术切除动脉瘤是最有效的外科治疗方法。

(1)切线切除或补片修补:对于较小的囊性动脉瘤或主动脉壁病变比较局限者,可游离主动脉瘤后,于其颈部放置钳夹,切除动脉瘤,根据情况直接缝合或用补片修补缝合切口。

(2)胸主动脉瘤切除与人工血管移植术:对于梭形胸主动脉瘤或夹层动脉瘤,若病变较局限者,可在体外循环下切除病变胸主动脉,用人工血管重建血流通道。

(3)升主动脉瘤切除与血管重建术:对于升主动脉瘤或升主动脉瘤合并主动脉瓣关闭不全的患者,应在体外循环下进行升主动脉瘤切除人工血管重建术,或应用带人工瓣膜的复合人工血管替换升主动脉,并进行冠状动脉口移植(Bentall 手术)。

(4)对主动脉弓部动脉瘤或多段胸主动脉瘤的手术方法:主要在体外循环合并深低温停循环状

态下经颈动脉或锁骨下动脉进行脑灌注,做主动脉弓部切除和人工血管置换术(图 2-7、图 2-8)。

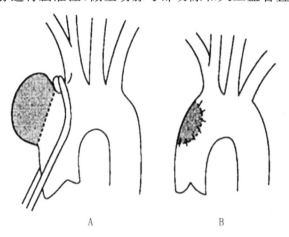

图 2-7　囊型主动脉瘤切除术

A.放置钳夹,切除动脉瘤;B.主动脉壁补片修补

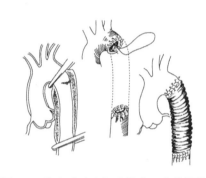

图 2-8　降主动脉瘤切除及人工血管置换术

(二)介入治疗

近年来,由于覆膜人工支架的问世,为胸主动脉瘤的治疗提供了新的治疗方法和手段。一大部分胸主动脉瘤均可通过置入覆膜人工支架而得到治疗,且手术成功率高,并发症相对手术明显减少。

六、护理措施

(一)术前准备

(1)给予心电监护,密切观察生命体征改变,做好急症手术准备。

(2)卧床制动,保持环境安静,情绪稳定。

(3)充分镇静、止痛,用降压药控制血压在适当的水平。

(4)吸烟者易并发阻塞性呼吸道疾患,术前宜戒烟,给予呼吸道准备。

(二)术后护理

(1)持续监测心电图变化,密切观察心率改变、心律失常、心肌缺血等,备好急救器材。

(2)控制血压稳定,防止术后吻合口瘘,血压的监测以有创动脉压监测为主,术后需分别监测上下肢双路血压,目的是及时发现可能出现的分支血管阻塞及组织灌注不良。

(3)术后保持中心静脉导管通畅,便于快速输液、肠外营养和测定中心静脉压。

(4)监测尿量:以了解循环状况、液体的补充、血管活性药物的反应、肾功能状况、肾灌注情况等。

(5)一般情况和中枢神经系统功能的观察:皮肤色泽与温度、外周动脉搏动情况是反应全身循环灌注的可靠指标。术后对瞳孔、四肢与躯干活动、精神状态、定向力等的观察是了解中枢神经系统功能的最基本指标。术中用深低温停循环的患者常苏醒延迟,这时应注意区分是麻醉状态还是昏迷状态。

(6)体温的监测:体温的监测能反应组织灌注状况,特别是比较肛温与外周温度差别更有意义。当温差>5 ℃时,为外周循环不良,间接反应血容量、心功能状况。同时应注意低温体外循环后体温反跳升高,要进行必要的降温处理。

(7)观察单位时间内引流液的颜色、性质、量,准确记录。

(8)及时纠正酸中毒和电解质紊乱:术后早期,每4小时做1次动脉血气分析和血电解质测定。根据血电解质测定和尿量及时补钾。

七、应急措施

胸主动脉瘤破裂可出现急性胸痛、休克、血胸、心包压塞症状,患者可能很快死亡。所以重点应在于及时的诊断和治疗,预防胸主动脉瘤破裂的发生。

八、健康教育

(1)注意休息,适量活动,循序渐进地增加活动量。若运动中出现心率明显加快,心前区不适,应立即停止活动,需药物处理,及时与医院联系。

(2)注意冷暖,预防感冒,及时发现和控制感染。

(3)出院后按医嘱服用药物,在服用地高辛时要防止中毒。

(4)合理膳食,多食高蛋白、高维生素、营养价值高的食物,如瘦肉、鸡蛋、鱼类等食物,以增加机体营养、提高机体抵抗力,但不要暴饮暴食。

(5)遵医嘱定时复查。

第四节　肺　癌

一、疾病概述

(一)概念

肺癌多数起源于支气管黏膜上皮,因此也称支气管肺癌。全世界肺癌的发病率和病死率正在迅速上升。发病年龄大多在40岁以上,以男性多见,居发达国家和我国大城市男性恶性肿瘤发病率和病死率的第1位。但近年来,女性肺癌的发病率和病死率上升较男性更为明显。

(二)相关病理生理

肺癌起源于支气管黏膜上皮,局限于基底膜内者称为原位癌。癌肿可以向支气管腔内或(和)邻近的肺组织生长,并可以通过淋巴、血行转移或直接向支气管转移扩散。

肺癌的分布以右肺多于左肺,上叶多于下叶。起源于主支气管、肺叶支气管的癌肿,位置靠近肺门,称为中心型肺癌;起源于肺段支气管以下的癌肿,位置在肺的周围部分,称为周围型肺癌。

(三)病因与诱因

肺癌的病因至今尚不完全明确,认为与下列因素有关。

1.吸烟

吸烟是肺癌的重要致病因素。烟草内含有苯并芘等多种致癌物质。吸烟量越多、时间越长、开始吸烟年龄越早,则肺癌发病率越高。资料表明,多年每天吸烟 40 支以上者,肺鳞癌和小细胞癌的发病率比不吸烟者高 4~10 倍。

2.化学物质暴露

已被确认可导致肺癌的化学物质包括石棉、铬、镍、铜、锡、砷、二氯甲醚、氡、芥子体、氯乙烯、煤烟焦油和石油中的多环芳烃等。

3.空气污染

空气污染包括室内污染和室外污染。室内空气污染主要指煤、天然气等燃烧过程中产生的致癌物。室外空气污染包括汽车尾气、工业废气、公路沥青在高温下释放的有毒气体等。

4.人体内在因素

人体内在因素如免疫状态、代谢活动、遗传因素、肺部慢性感染、支气管慢性刺激、结核病史等,也可能与肺癌的发病有关。

5.其他

长期、大剂量电离辐射可引起肺癌。癌基因(如 ras、erb-$b2$ 等)的活化或肿瘤抑制基因($p53$、RB 等)的丢失与肺癌的发病也有密切联系。

(四)临床表现

肺癌的临床表现与癌肿的部位、大小、是否压迫和侵犯邻近器官及有无转移等密切相关。

1.早期

多无明显表现,癌肿增大后常出现以下表现。

(1)咳嗽:最常见,为刺激性干咳或少量黏液痰,抗炎治疗无效。当癌肿继续长大引起支气管狭窄时,咳嗽加重,呈高调金属音。若继发肺部感染,可有脓性痰,痰量增多。

(2)血痰:以中心型肺癌多见,多为痰中带血点、血丝或断续地少量咯血;癌肿侵犯大血管可引起大咯血,但较少见。

(3)胸痛:为肿瘤侵犯胸膜、胸壁、肋骨及其他组织所致。早期表现为胸部不规则隐痛或钝痛。

(4)胸闷、发热:当癌肿引起较大支气管不同程度的阻塞,发生阻塞性肺炎和肺不张,临床上可出现胸闷、局限性哮鸣、气促和发热等症状。

2.晚期

除发热、体重减轻、食欲减退、倦怠及乏力等全身症状外,还可出现癌肿压迫、侵犯邻近器官、组织或发生远处转移的征象。

(1)压迫或侵犯膈神经:引起同侧膈肌麻痹。

(2)压迫或侵犯喉返神经:引起声带麻痹、声带嘶哑。

(3)压迫上腔静脉:引起上腔静脉压迫综合征,表现为上腔静脉回流受阻,面部、颈部、上肢和上胸部静脉怒张,皮下组织水肿,上肢静脉压升高。可出现头痛、头昏或晕厥。

(4)侵犯胸膜及胸壁:可引起剧烈持续的胸痛和胸腔积液。若侵犯胸膜则为尖锐刺痛,呼吸及咳嗽时加重;若压迫肋间神经,疼痛可累及其神经分布区;若侵犯肋骨或胸椎,则相应部位出现压痛。胸膜腔积液常为血性,大量积液可引起气促。

(5)侵入纵隔、压迫食管:可引起吞咽困难,支气管-食管瘘。

(6)上叶顶部肺癌:亦称 Pancoast 肿瘤。可侵入纵隔和压迫位于胸廓上口的器官或组织,如第一肋间、锁骨下动静脉、臂丛神经等而产生剧烈胸肩痛、上肢静脉怒张、上肢水肿、臂痛和运动障碍等;

若压迫颈交感神经则会引起同侧上眼睑下垂、瞳孔缩小、眼球内陷、面部无汗等颈交感神经综合征（Horner 征）表现。

(7)肿瘤远处转移征象。①脑：头痛最为常见，出现呕吐、视觉障碍、性格改变、眩晕、颅内压增高、脑疝等。②骨：局部疼痛及压痛较常见，转移至椎骨等承重部位则可引起骨折、瘫痪。③肝：肝区疼痛最为常见，出现黄疸、腹水、食欲减退等。④淋巴结：引起淋巴结肿大。

3.非转移性全身症状

少数患者可出现非转移性全身症状，如杵状指（趾）、骨关节痛、骨膜增生等骨关节病综合征、Cushing 综合征、重症肌无力、男性乳房发育、多发性肌肉神经痛等，称为副癌综合征。副癌综合征可能与肺癌组织产生的内分泌物质有关，手术切除癌肿后这些症状可消失。

(五)辅助检查

1.X 线及 CT 检查

X 线及 CT 检查是诊断肺癌的重要手段。胸部 X 线和 CT 检查可了解癌肿大小及其与肺叶、肺段、支气管的关系。5％～10％无症状肺癌可在 X 线检查时被发现，CT 检查可发现 X 线检查隐藏区的早期肺癌病变。肺部可见块状阴影，边缘不清或分叶状，周围有毛刺；若有支气管梗阻，可见肺不张；若肿瘤坏死液化可见空洞；若有转移可见相应转移灶。

2.痰细胞学检查

痰细胞学检查是肺癌普查和诊断的一种简便有效的方法。肺癌表面脱落的癌细胞可随痰咳出，故痰中找到癌细胞即可确诊。

3.纤维支气管镜检查

诊断中心型肺癌的阳性率较高，可直接观察到肿瘤大小、部位及范围，并可钳取或穿刺病变组织作病理学检查，亦可经支气管取肿瘤表面组织检查或取支气管内分泌物行细胞学检查。

4.正电子发射型计算机断层显像(PET)

利用 ^{18}F-脱氧葡萄糖(FDG)作为示踪剂进行扫描显像。由于恶性肿瘤的糖酵解代谢高于正常细胞，FDG 在肿瘤内聚积程度大大高于正常组织，肺癌 PET 显像时表现为局部异常浓聚。可用于肺内结节和肿块的定性诊断，并能显示纵隔淋巴结有无转移。目前，PET 是肺癌定性诊断和分期的最好、最准确的无创检查。

5.其他

如胸腔镜、纵隔镜、经胸壁穿刺活检、转移病灶活检、胸腔积液检查、肿瘤标记物检查、剖胸探查等。

(六)治疗原则

尽管 80％的肺癌患者在明确诊断时已失去手术机会，但手术治疗仍然是肺癌最重要和最有效的治疗手段。然而，目前所有的各种治疗肺癌的方法效果均不能令人满意，必须适当联合应用，现在临床上常采用个体化的综合治疗，以提高肺癌治疗的效果。一般非小细胞癌以手术治疗为主，辅以化疗和放疗；小细胞癌则以化疗和放疗为主。

1.非手术治疗

(1)放疗：是从局部消除肺癌病灶的一种手段，主要用于处理手术后残留病灶和配合化疗。在各种类型的肺癌中，小细胞癌对放疗敏感性较高，鳞癌次之，腺癌最差。晚期或肿瘤再发患者姑息性放疗可减轻症状。

(2)化疗:分化程度低的肺癌,尤其是小细胞癌对化疗特别敏感,鳞癌次之,腺癌最差。化疗亦单一用于晚期肺癌患者以缓解症状,或与手术、放疗综合应用,以防止癌肿转移复发,提高治愈率。

(3)中医中药治疗:按患者临床症状、脉象、舌苔等辨证论治,部分患者的症状可得到改善;亦可用减轻患者的放疗及化疗的不良反应,提高机体的抵抗力,增强疗效并延长生存期。

(4)免疫治疗。①特异性免疫疗法:用经过处理的自体肺癌细胞或加用佐剂后,做皮下接种治疗。②非特异性免疫疗法:用卡介苗、短小棒状杆菌、转移因子、干扰素、胸腺素等生物制品或左旋咪唑等药物激发和增强人体免疫功能,以抵制肿瘤生长,增强机体对化疗药物的耐受性而提高治疗效果。

2.手术治疗

目的是彻底切除肺部原发癌肿病灶和局部及纵隔淋巴结,尽可能保留健康的肺组织。目前,基本手术方式为肺切除术加淋巴结清扫。肺切除术的范围取决于病变的部位和大小。周围型肺癌实施肺叶切除加淋巴结切除术;中心型肺癌实施肺叶或一侧全肺切除加淋巴结切除术。

二、护理评估

(一)一般评估

1.生命体征(T、P、R、BP)

早期肺癌时,患者多无任何症状,生命体征一般表现正常,当癌肿继续长大引起较大支气管不同程度的阻塞,发生阻塞性肺炎和肺不张时,患者可出现体温偏高(发热)、心率和呼吸加快、胸闷、气促症状。

2.患者主诉

有无咳嗽、血痰、胸痛、胸闷、气促、倦怠、乏力、骨关节疼痛等症状。

3.相关记录

体重、体位、饮食、有无吸烟史、吸烟的时间和数量,有无其他伴随疾病,如糖尿病、冠状动脉粥样硬化性心脏病(冠心病)、高血压、慢性支气管炎等记录。

(二)身体评估

1.全身

患者有无咳嗽,是否为刺激性;有无咳痰,痰量及性状;有无痰中带血或咯血,咯血的量、次数;有无疼痛,疼痛的部位和性质;有无呼吸困难,全身营养状况。

2.局部

患者面部颜色有无贫血、口唇有无发绀、有无杵状指(趾),有无声音嘶哑,有无面部、颈部、上肢肿胀,有无持续胸背部疼痛、吞咽困难等晚期肺癌侵犯邻近器官、组织的表现。

3.听诊肺部

早期肺癌患者,大部分听诊双肺呼吸音清,当合并肺炎时可有啰音,若晚期肺癌引起肺实变,则呼吸音强;若出现胸腔积液,则呼吸音弱。

4.叩诊

有胸腔积液时叩诊呈浊音。

(三)心理-社会评估

患者在疾病治疗过程中的心理反应与需求,了解患者对疾病的认知程度,对手术有何顾虑,有何思想负担。了解朋友及家属对患者的关心、支持程度,家庭对手术的经济承受能力。引导患者正确配合疾病的治疗和护理。

(四)辅助检查阳性结果评估

(1)血液检验:有无低蛋白血症。

（2）胸部 X 线检查：有无肺部肿块阴影，而 CT 检查因密度分辨率高，可发现一般 X 线检查隐藏区（如肺尖、膈上、脊柱旁、心后、纵隔处）的早期肺癌病变，对中心型肺癌的诊断有重要价值。

（3）PET/CT 检查：肺部肿块经[18]F-FDG 吸收、代谢显影是否明显增高（因为恶性肿瘤的糖酵解代谢高于正常细胞），以观察纵隔淋巴结有无转移。

（4）各种内镜及其他有关手术耐受性检查等有无异常发现。

（五）治疗效果评估

1.非手术治疗评估要点

咳嗽、血痰、胸痛、胸闷、气促等症状是否改善或消失，肺部肿块阴影有无缩小或消散。放、化疗引起的胃纳减退、骨髓造血功能抑制等毒副作用有无好转。

2.手术治疗评估要点

术后患者生命体征是否平稳，呼吸状态如何，有无胸闷、呼吸浅快、发绀及肺部痰鸣音等；伤口是否干燥，有无渗液、渗血，伤口周围有无皮下气肿；各引流管是否通畅，引流量、颜色与性状等；术后肺膨胀情况；术后有无大出血、感染、肺不张、支气管胸膜瘘等并发症的发生。患者对术后康复训练和早期活动是否配合；对出院后的继续治疗是否清楚。

三、主要护理问题

（一）气体交换障碍

气体交换障碍与肺组织病变、手术、麻醉、肿瘤阻塞支气管、肺膨胀不全、呼吸道分泌物潴留、肺换气功能降低等因素有关。

（二）营养失调

营养失调低于机体需要量，与肿瘤引起机体代谢增加、手术创伤等有关。

（三）焦虑与恐惧

与担心手术、疼痛、疾病的预后等因素有关。

（四）潜在并发症

1.出血

与手术时胸膜粘连紧密、止血不彻底或血管结扎线脱落，胸腔内大量毛细血管充血及胸腔内负压等因素有关。

2.感染、肺不张

与麻醉药的不良反应使患者的膈肌受抑制，患者术后软弱无力及疼痛等，限制了患者的呼吸运动，不能有效咳嗽排痰，导致分泌物滞留堵塞支气管有关。

3.心律失常

与缺氧，出血，水、电解质、酸碱失衡有关。

4.支气管胸膜瘘

与支气管缝合不严密、支气管残端血运不良或支气管缝合处感染、破裂等引发有关。

5.肺水肿

与患者原有心脏疾病或病肺切除、余肺膨胀不全或输液量过多、速度过快，使肺泡毛细血管床容积明显减少有关，尤以全肺切除患者更为明显。

四、主要护理措施

(一)术前护理

(1)做好心理护理:护士应关心、同情患者,向患者讲解手术方式及注意事项,告知患者术后呼吸锻炼排痰,帮助患者消除焦虑、恐惧心理。

(2)指导患者戒烟:吸烟使气管分泌物增加,必须戒烟2周方可手术。

(3)教会患者正确呼吸方法:指导患者行缩唇式呼吸,平卧时练习腹式呼吸,坐位或站位时练习胸式呼吸,每天2~4次,每次15~20分钟。以增加肺通气量。

(4)指导行有效咳嗽、咳痰方法。频繁咳嗽、痰多者遵医嘱应用抗生素,雾化吸入治疗。

(5)加强营养:指导患者进食高热量、高蛋白质、富含维生素的饮食,以增强机体手术耐受力。

(6)术前准备:术前1天备皮,做好交叉配血,洗澡以保持皮肤清洁。指导患者练习床上排便,术前晚22时后禁食,术前4~6小时禁饮。

(7)遵医嘱执行术前用药。

(二)术后护理

(1)严密观察生命体征的变化。

(2)呼吸道的管理:①保持呼吸道通畅,给予氧气吸入(流量2~4 L/min)。术后第2天给予间断给氧或根据血氧饱和度监测结果,按需给氧。②协助患者有效排痰。患者取坐位或半卧位,进行5~6次深呼吸后,于深吸气末屏气,用力咳出痰液,同时指导家属双手保护伤口。③鼓励患者术后2~3天做吹水泡、吹气球运动,以促使患侧肺早期膨胀,利于呼吸功能的恢复。

(3)体位指导:①肺叶切除术后,麻醉未苏醒时采取去枕仰卧位,头偏向一侧;麻醉苏醒后应尽早改半卧位,患者头部和上身抬高30°~45°,以利膈肌下降,胸腔容量扩大,利于肺通气,便于咳嗽和胸腔液体引流;也可与侧卧位交替。但病情较重、呼吸功能差者应避免完全健侧卧位,以免压迫健侧肺,限制肺通气,从而影响有效气体交换。②一侧全肺切除术后患者取半卧位或1/4侧卧位,避免使患者完全卧于患侧或搬运患者时剧烈震动,以免使纵隔过度移位,大血管扭曲而引起休克;同时避免完全健侧卧位,以免压迫健侧肺,造成患者严重缺氧。

(4)做好皮肤护理,每1~2小时更换卧位1次,防止压疮发生。

(5)指导及早有效清理呼吸道痰液,术后第一天方可行拍背排痰,排痰机辅助排痰,防止肺不张及肺部感染发生。

(6)胸腔闭式引流的护理。①保持胸腔闭式引流瓶连接正确:将胸腔引流管与引流瓶管连接紧密,固定,防止松动拉拖。保持其通畅,防止扭曲,确保引流瓶内长管被水淹没3~4 cm。②保持引流通畅:若液面随呼吸运动而波动,表示引流良好;若液面波动消失,表示胸腔引流管不通或提示患侧肺已膨胀良好。若不通,可挤压引流管使之复通,仍然不通则立即通知医师处理。③保持引流处于无菌状态及防止气体进入胸腔:每天更换胸腔引流瓶1次。更换时注意无菌操作。先夹闭引流管再更换,以防气体进入胸腔。④术后密切观察胸腔闭式引流瓶内情况,监测生命体征,记录24小时胸腔引流量。可疑有活动性出血时,应立即夹闭胸腔引流管,通知医师给予止血、快速补液输血,必要时行二次开胸止血。⑤做好患者下床活动时的指导:指导患者下床活动时避免引流连接处脱落,防止气体进入胸腔;活动时胸腔引流瓶不要高于患者腰部,防止引流液倒吸进胸腔。外出检查或活动度大的时候应给予预防性夹管。

(7)疼痛的护理:开胸手术创面大,胸部肌肉肋骨的牵拉,会导致术后伤口疼痛感明显,而患者可能会为了避免疼痛不敢做深呼吸运动和咳嗽排痰。因此,术后 48 小时内给予 PCA 止痛泵,协助患者采取舒适体位,妥善固定引流管,避免牵拉引起疼痛,给患者创造安静、舒适的环境是非常必要的。

(8)输液的护理:严格控制输液的速度和量,防止心脏负荷过重,导致肺水肿和心力衰竭;一侧全肺切除者应控制钠盐摄入,24 小时补液量控制在 2 000 mL 以内,速度控制在 30～40 滴/分。

(9)并发症的护理:当患者术后出现大面积肺不张时,会出现胸闷、发热、气管向患侧移位等表现;出现张力性气胸时表现为严重的呼吸困难、气管向健侧移位;在术后第 7～9 天易发生支气管胸膜瘘,护士应观察患者有无发热、刺激性咳嗽、咳脓痰等感染症状。如有发生,应立即报告医师进行处理。

(三)活动与休息

适当的活动,进行呼吸功能训练是提高患者手术的耐受性,减少手术后感染的重要方法之一,术前可采用缩唇呼气训练、爬楼梯、吹气球和有效咳嗽排痰训练等改善患者的肺功能。而术后则鼓励及协助患者尽早活动,术后第一天,生命体征平稳后,可在床上坐起,坐在床边、双腿下垂或在床旁站立移步。术后第 2 天起,可扶持患者围绕病床在室内行走 3～5 分钟,以后根据患者情况逐渐增加活动量。活动期间,应妥善保护患者的引流管,严密观察患者病情变化,一旦出现头晕、气促、心动过速、心悸和出汗等症状时,应立即停止活动并休息。术后第 1 天开始作肩、臂关节运动,预防术侧胸壁肌肉粘连、肩关节强直及失用性萎缩。

(四)合理饮食

饮食对肺癌手术患者的康复非常重要,对术前伴营养不良者,除了经肠内增加高蛋白饮食外,也可经肠外途径补充营养,如脂肪乳剂和复方氨基酸等,以改善其营养状况。若术后患者进食后无任何不适,改为普食时,饮食宜高蛋白、高热量、丰富维生素、易消化,以保证营养,提高机体抵抗力,促进伤口愈合。

(五)用药护理

应严格按医嘱用药,严格掌握输液量和速度,防止前负荷过重而导致急性肺水肿。全肺切除术后应控制钠盐摄入量,24 小时补液量控制在 2 000 mL 内,速度宜慢,以 20～30 滴/分为宜。记录出入液量。对于非手术综合治疗的患者,应注意观察药物的毒副反应,发现问题及时处理。

(六)心理护理

多关心、体贴患者,对患者的担心表示理解并予以安慰,给予患者发问的机会,并认真耐心地回答,以减轻其焦虑或恐惧程度。指导患者正确认识癌症,向患者及家属详细说明手术方案,各种治疗护理的意义、方法、大致过程、配合要点与注意事项,让患者有充分的心理准备。说明手术的安全性、必要性,并介绍手术成功的实例,以增强患者的信心。动员家属给患者以心理和经济方面的全力支持。

(七)改善肺泡的通气与换气功能

1.戒烟

指导并劝告患者戒烟。让患者了解吸烟会刺激肺、气管及支气管,使气管、支气管分泌物增加,支气管上皮纤毛活动减少或丧失活力,妨碍纤毛的清洁功能,影响痰液咳出,引起肺部感染。因此术前应戒烟 2 周以上。

2.保持呼吸道通畅

对于支气管分泌物较多、痰液黏稠者,可给予超声雾化、应用支气管扩张剂、祛痰剂等药物,合并肺部感染者,遵医嘱给予抗生素,术后则及早鼓励患者深呼吸、咳嗽、排痰,对于咳痰无力者,必要时行纤维支气管镜吸痰,术后常规吸氧 2～4 L/min,可根据血气分析结果调整给氧浓度。

(八)维持胸腔引流通畅

(1)按胸腔闭式引流常规护理。

(2)病情观察:定时观察胸腔引流管是否通畅,注意负压波动,定期挤压,防止堵塞。观察引流液量、色和性状,一般术后 24 小时内引流量约 500 mL,为手术创伤引起的渗血、渗液及术中冲洗胸腔残余的液体。

(3)全肺切除术后胸腔引流管的护理:一侧全肺切除术后的患者,由于两侧胸膜腔内压力不平衡,纵隔易向手术侧移位。因此,全肺切除术后患者的胸腔引流管一般呈钳闭状态,以保证术后患侧胸壁有一定的渗液,减轻或纠正纵隔移位。随时观察患者的气管是否居中,有无呼吸或循环功能障碍。若气管明显向健侧移位,应立即听诊肺呼吸音,在排除肺不张后,可酌情放出适量的气体或引流液,气管、纵隔即可恢复中立位。但每次放液量不宜超过 100 mL,速度宜慢,避免快速多量放液引起纵隔突然移位,导致心搏骤停。

(九)健康教育

1.早期诊断

40 岁以上人群应定期进行胸部 X 线普查,尤其是反复呼吸道感染、久咳不愈或咳血痰者,应提高警惕,做进一步的检查。

2.戒烟

使患者了解吸烟的危害,戒烟。

3.疾病康复

(1)指导患者出院回家后数周内,坚持进行腹式深呼吸和有效咳嗽,以促进肺膨胀。出院后半年不得从事重体力活动。

(2)保持良好的口腔卫生,如有口腔疾病应及时治疗。注意环境空气新鲜,避免出入公共场所或与上呼吸道感染者接近。避免居住或工作于布满灰尘、烟雾及化学刺激物品的环境。

(3)对需进行放疗和化疗的患者,指导其坚持完成放疗和化疗的疗程,并告知注意事项以提高疗效,定期返院复查。

(4)若有伤口疼痛、剧烈咳嗽及咯血等症状或有进行性倦怠情形,应返院复诊。

(5)保持良好的营养状况,注意每天保持充分休息与活动。

五、护理效果评估

(1)患者呼吸功能改善,无气促、发绀等缺氧征象;咳嗽咳痰减少或消失。

(2)营养状况改善;体重有所增加。

(3)焦虑减轻。

(4)未发生并发症,或并发症得到及时发现和处理。

第五节　食管癌

一、疾病概述

(一)概念

食管癌是常见的一种消化道癌肿。全世界每年约有 30 万人死于食管癌,我国每年死亡达 15 万余人。食管癌的发病率有明显的地域差异,高发地区发病率可高达150/10万以上,低发地区则只在3/10万左右。国外以中亚、非洲、法国北部和中南美洲为高发区。我国以太行山地区、秦岭东部地区、大别山区、四川北部地区、闽南和广东潮汕地区、苏北地区为高发区。

(二)相关病理生理

临床上,将食管分为颈、胸、腹3段。胸段食管又分为上、中、下3段。胸中段食管癌较多见,下段次之,上段较少。95%以上的食管癌为鳞状上皮细胞癌,贲门部腺癌可向上延伸累及食管下段。

食管癌起源于食管黏膜上皮。癌细胞逐渐增大侵及肌层,并沿食管向上下、全周及管腔内外方向发展,出现不同程度的食管阻塞。晚期癌肿穿透食管壁、侵入纵隔或心包。食管癌主要经淋巴转移,血行转移发生较晚。

(三)病因与诱因

病因至今尚未明确,可能与下列因素有关。

1.亚硝胺及真菌

亚硝胺是公认的化学致癌物,在高发区的粮食和饮水中,其含量显著增高,且与当地食管癌和食管上皮重度增生的患病率呈正相关。各种霉变食物能产生致癌物质,一些真菌能将硝酸盐还原为亚硝酸盐,促进二级胺的形成,使二级胺比发霉前增高50~100倍。少数真菌还能合成亚硝胺。

2.遗传因素和基因

食管癌的发病常表现家族聚集现象,河南林县食管癌有阳性家族史者占60%。在食管癌高发家族中,染色体数量及结构异常者显著增多。

3.营养不良及微量元素缺乏

饮食缺乏动物蛋白、新鲜蔬菜和水果,摄入的维生素 A、维生素 B_1、维生素 B_2、维生素 C 不足,是食管癌的危险因素。食物、饮水和土壤内的微量元素,如钼、铜、锰、铁、锌含量较低,亦与食管癌的发生相关。

4.饮食习惯

嗜好吸烟、长期饮烈性酒者食管癌发生率明显升高。进食粗糙食物,进食过热、过快等因素易致食管上皮损伤,增加了对致癌物的敏感性。

5.其他因素

食管慢性炎症、黏膜损伤及慢性刺激亦与食管癌发病有关,如食管腐蚀伤、食管慢性炎症、贲门失弛缓症及胃食管长期反流引起的 Barrett 食管(食管末端黏膜上皮柱状细胞化)等均有癌变的危险。

(四)临床表现

1.早期

常无明显症状,但在吞咽粗硬食物时可能有不同程度的不适感觉,包括咽下食物哽噎感,胸骨后烧灼样、针刺样或牵拉摩擦样疼痛。食物通过缓慢,并有停滞感或异物感。可能是局部病灶刺激食管蠕动异常或痉挛,或局部炎症、糜烂、表浅溃疡等所致。哽噎停滞感常通过饮水后缓解消失。症状时轻时重,进展缓慢。

2.中晚期

食管癌典型的症状为进行性吞咽困难。先是干硬难咽的食物,继而只能进半流质、流质,最后水和唾液也不能咽下。常吐黏液样痰,为下咽的唾液和食管的分泌物。患者逐渐消瘦、脱水、无力。若出现持续胸痛或背部肩胛间区持续性疼痛表示为晚期症状,癌已侵犯食管外组织。当癌肿梗阻所引起的炎症水肿暂时消退,或部分癌肿脱落后,梗阻症状可暂时减轻,常误认为病情好转。若癌肿侵犯喉返神经,可出现声音嘶哑。若压迫颈交感神经节,可产生 Horner 综合征。若侵入气管、支气管,可形成食管、气管或支气管瘘,出现吞咽水或食物时剧烈呛咳,并发生呼吸系统感染。后者有时亦可因食管梗阻致内容物反流入呼吸道而引起。最后出现恶病质状态。若有肝、脑等脏器转移,可出现黄疸、腹水、昏迷等状态。

(五)辅助检查

1.食管吞钡造影检查

食管吞钡造影检查是可疑食管癌患者影像学诊断的首选,采用食管吞钡 X 线双重对比造影检查方法。早期可见:①食管黏膜皱襞紊乱、粗糙或有中断现象。②局限性食管壁僵硬,蠕动中断。③局限性小的充盈缺损。④浅在龛影,晚期多为充盈缺损,管腔狭窄或梗阻。

2.内镜及超声内镜检查(EUS)

食管纤维内镜检查可直视肿块部位、形态,并可钳取活组织作病理学检查;超声内镜检查可用于判断肿瘤侵犯深度、食管周围组织及结构有无受累,有无纵隔淋巴结或腹内脏器转移等。

3.放射性核素检查

利用某些亲肿瘤的核素,如^{32}P、^{131}I等检查,对早期食管癌病变的发现有帮助。

4.纤维支气管镜检查

食管癌外侵常可累及气管、支气管,若肿瘤在隆嵴以上应行气管镜检查。

5.CT、PET/CT 检查

胸、腹 CT 检查能显示食管癌向管腔外扩展的范围及淋巴结转移情况,而 PET/CT 检查则更准确地显示食管癌病变的实际长度,对颈部、上纵隔、腹部淋巴结转移诊断具有较高准确性,在寻找远处转移灶比传统的影像学方法如 CT、EUS 等检查具有更高的灵敏性。

(六)治疗原则

以手术为主,辅以放疗、化疗等综合治疗。主要治疗方法有内镜治疗、手术、放疗、化疗、免疫及中医中药治疗等。

1.非手术治疗

(1)内镜治疗:食管原位癌可在内镜下行黏膜切除,术后 5 年生存率可达 86%～100%。

(2)放疗:放射和手术综合治疗,可增加手术成功率,也能提高远期生存率。术前放疗后间隔2～3 周再作手术较为合适。对手术中切除不完全的残留癌组织处作金属标记,一般在手术后 3～6周开始术后放疗。而单纯放疗适用于食管颈段、胸上段食管癌,也可用于有手术禁忌证而病变不长、尚可耐受放疗的患者。

(3)化疗:食管癌对化疗药物敏感性差,与其他方法联合应用,有时可提高疗效。

(4)其他:免疫治疗及中药治疗等亦有一定疗效。

2.手术治疗

手术治疗是治疗食管癌首选方法。对于全身情况和心肺功能良好、无明显远处转移征象者,可采用手术治疗;对估计切除可能性小的较大鳞癌而全身情况良好的患者,可先做术前放疗,待瘤体缩小后再手术;对晚期食管癌、不能根治或放疗、进食有困难者,可作姑息性减状手术,如食管腔内置管术、食管胃转流吻合术、食管结肠转流吻合术或胃造瘘术等,以达到改善、延长生命的目的。

二、护理评估

(一)一般评估

1.生命体征(T、P、R、BP)

患有食管癌的患者生命体征常无变化。如肿瘤较大压迫气管可引起呼吸急促、心率加快。

2.患者主诉

患者在吞咽食物时,有无哽噎感,胸骨后烧灼样、针刺样或牵拉摩擦样疼痛;有无进行性吞咽困难等症状。

3.其他

相关记录包括体重、有无消瘦、饮食习惯改变、吸烟、嗜酒、排便异常情况。有无其他伴随疾病,如糖尿病、冠状动脉粥样硬化性心脏病(冠心病)、高血压、慢性支气管炎等记录。

(二)身体评估

1.局部

了解患者有无吞咽困难、呕吐等;有无疼痛,疼痛的部位和性质,是否因疼痛而影响睡眠。

2.全身

评估患者的营养状况,体重有无减轻,有无消瘦、面部颜色(贫血)、脱水或衰弱;了解患者有无锁骨上淋巴结肿大和肝肿块;有无腹水、胸腔积液等。

(三)心理-社会评估

患者对该疾病的认知程度以及主要存在的心理问题,患者家属对患者的关心程度、支持力度、家庭经济承受能力如何等。引导患者正确配合疾病的治疗和护理。

(四)辅助检查阳性结果评估

(1)血液化验检查:食管癌患者若长期进食困难,可引起营养失调,如低蛋白血症、贫血、维生素及电解质缺乏,但该类患者多有脱水、血液浓缩等现象,血液化验检查常不能正确判断患者的实际营养状况,应注意综合判断、科学分析。

(2)了解食管吞钡造影、内镜及超声内镜检查、CT、PET/CT检查等结果,以判断肿瘤的位置、有无扩散或转移。

(五)治疗效果评估

1.非手术治疗评估要点

胸痛、背痛等症状是否改善或加重,吞咽困难是否改善或加重,放、化疗引起的胃纳减退、骨髓造血功能抑制等毒副作用有无好转。

2.手术治疗评估要点

术后患者生命体征是否平稳,有无发热、胸闷、呼吸浅快、发绀及肺部痰鸣音等;伤口是否干燥,有无渗液、渗血;各引流管是否通畅,引流量、颜色与性状等;术后有无大出血、感染、肺不张、乳糜胸、吻合口瘘等并发症的发生;患者术后进食情况,有无食物反流现象。

三、护理诊断/问题

(一)营养失调

营养失调,低于机体需要量,与进食量减少或不能进食、消耗增加等有关。

(二)体液不足

体液不足与吞咽困难、水分摄入不足有关。

（三）焦虑

焦虑与对癌症的恐惧和担心疾病预后等有关。

（四）知识缺乏

缺乏对疾病的认识。

（五）潜在并发症

1.肺不张、肺炎

肺不张、肺炎与手术损伤及术后切口疼痛、虚弱致咳痰无力等有关。

2.出血

出血与术中止血不彻底、术后出现活动性出血及患者凝血功能障碍有关。

3.吻合口瘘

吻合口瘘与食管的解剖特点及感染、营养不良、贫血、低蛋白血症等有关。

4.乳糜胸

乳糜胸与伤及胸导管有关。

四、护理措施

（一）术前护理

（1）心理护理：患者有进行性吞咽困难，日益消瘦，对手术的耐受能力差，对治疗缺乏信心，同时对手术存在着一定程度的恐惧心理。因此，应针对患者的心理状态进行解释、安慰和鼓励，建立充分信赖的护患关系，使患者认识到手术是彻底的治疗方法，使其乐于接受手术。

（2）加强营养：尚能进食者，应给予高热量、高蛋白、高维生素的流质或半流质饮食。不能进食者，应静脉补充水分、电解质及热量。低蛋白血症的患者，应输血或血浆蛋白给予纠正。

（3）呼吸道准备：术前严格戒烟，指导并教会患者深呼吸、有效咳嗽、排痰。

（4）胃肠道准备：①注意口腔卫生。②术前安置胃管和十二指肠滴液管。③术前禁食，有食物潴留者，术前晚用等渗盐水冲洗食管，有利于减轻组织水肿，降低术后感染和吻合口漏的发生率。④拟行结肠代食管者，术前需按结肠手术准备护理，见第三章第十二节"大肠癌的外科护理"。

（5）术前练习：教会患者深呼吸、有效咳嗽、排痰、床上排便等活动。

（二）术后护理

（1）严密观察生命体征的变化。

（2）保持胃肠减压管通畅：术后 24～48 小时引流出少量血液，应视为正常，如引出大量血液应立即报告医师处理。胃肠减压管应保留 3～5 天，以减少吻合口张力，以利愈合。注意胃管连接准确，固定牢靠，防止脱出。

（3）密切观察胸腔引流量及性质：胸腔引流液若发现有异常出血、混浊液、食物残渣或乳糜液排出，则提示胸腔内有活动性出血、食管吻合口漏或乳糜胸，应采取相应措施，明确诊断，予以处理。

（4）观察吻合口漏的症状：食管吻合口漏的临床表现为高热、脉快、呼吸困难、胸部剧痛、不能忍受；患侧呼吸音低，叩诊浊音，白细胞计数升高甚至发生休克。处理原则：①胸膜腔引流，促使肺膨胀。②选择有效的抗生素抗感染。③补充足够的营养和热量。目前多选用完全胃肠内营养（TEN）经胃造口灌食治疗，效果确切、满意。④严密观察病情变化，积极对症处理。⑤需再次手术者，积极完善术前准备。

（三）休息与活动

适当休息，保证充足的睡眠，进行呼吸功能锻炼，对手术后康复有重要的意义，可指导患者进行深呼吸、腹式呼吸、吹气球及呼吸功能训练仪(三球型)的训练,鼓励患者爬楼梯及进行扩胸运动,以不感到疲劳为宜。

(四)饮食护理

1.术前

大多数食管癌患者因不同程度吞咽困难而出现摄入不足,营养不良,水、电解质失衡,使机体对手术的耐受力下降,故术前应保证患者营养素的摄入。

(1)能进食者,鼓励患者进食高热量、高蛋白、丰富维生素饮食;若患者进食时感觉食管黏膜有刺痛,可给予清淡无刺激的食物,告知患者不可进食较大、较硬的食物,宜进半流质或水分多的软食。

(2)若患者仅能进食流质且营养状况较差,可给予肠内营养或肠外营养支持。

2.术后饮食

(1)术后早期吻合口处于充血水肿期,需禁饮禁食3~4天,禁食期间持续胃肠减压,注意经静脉补充营养。

(2)停止胃肠减压24小时后,若无呼吸困难、胸内剧痛、患侧呼吸音减弱及高热等吻合口瘘的症状时,可开始进食。先试饮少量水,术后5~6天可进全清流质,每2小时100 mL,每天6次。术后3周患者若无特殊不适可进普食,但仍应注意少食多餐,细嚼慢咽,进食不宜过多、过快,避免进食生、冷、硬食物(包括质硬的药片和带骨刺的鱼肉类、花生、豆类等),以防后期吻合口瘘。

(3)食管癌、贲门癌切除术后,胃液可反流至食管,致反酸、呕吐等症状,平卧时加重,嘱患者进食后2小时内勿平卧,睡眠时将床头抬高。

(4)食管胃吻合术后患者,可由于胃拉入胸腔、肺受压而出现胸闷、进食后呼吸困难,建议患者少食多餐,1~2个月后,症状多可缓解。

(五)用药护理

严格按医嘱要求用药,注意控制输液速度和用量,必要时使用输液泵输注液体。注意观察有无药物不良反应,发现问题及时处理。

(六)心理护理

食管癌患者往往对进行性加重的吞咽困难、日渐减轻的体重感到焦虑不安;对所患疾病有部分认识,求生的欲望十分强烈,迫切希望能早日手术,恢复进食,但对手术能否彻底切除病灶、今后的生活质量、麻醉和手术意外、术后伤口疼痛及可能出现的术后并发症等表现出日益紧张、恐惧,甚至明显的情绪低落、失眠和食欲下降。

(1)加强与患者及家属的沟通,仔细了解患者及家属对疾病和手术的认知程度,了解患者的心理状况,并根据患者的具体情况,实施耐心的心理疏导。讲解手术和各种治疗与护理的意义、方法、大致过程、配合与注意事项。

(2)营造安静舒适的环境,以促进睡眠。必要时使用安眠、镇静、镇痛类药物,以保证患者充分休息。

(3)争取亲属在心理上、经济上的积极支持和配合,解除患者的后顾之忧。

(七)呼吸道管理

食管癌术后患者易发生呼吸困难、缺氧,并发肺不张、肺炎,甚至呼吸衰竭,主要与下列因素有关:年老的食管癌患者常伴有慢性支气管炎、肺气肿、肺功能低下等;开胸手术破坏了胸廓的完整性;肋间肌和膈肌的切开,使肺的通气泵作用严重受损;术中对肺较长时间的挤压牵拉造成一定的损伤;

术后迷走神经功能亢进,引起气管、支气管黏膜腺体分泌增多;食管胃吻合术后,胃拉入胸腔,使肺受压,肺扩张受限;术后切口疼痛、虚弱致咳痰无力,尤其是颈、右胸、上腹三切口患者。护理措施包括以下几点。

(1)加强观察:密切观察呼吸形态、频率和节律,听诊双肺呼吸音是否清晰,有无缺氧征兆。

(2)气管插管者,及时吸痰,保持气道通畅。

(3)术后第 1 天每 1~2 小时鼓励患者深呼吸、吹气球、使用深呼吸训练器,促使肺膨胀。

(4)痰多、咳痰无力的患者若出现呼吸浅快、发绀、呼吸音减弱等痰阻塞现象时,立即行鼻导管深部吸痰,必要时行纤维支气管镜吸痰或气管切开吸痰,气管切开后按气管切开常规护理。

(八)胃肠道护理

1.胃肠减压的护理

(1)术后 3~4 天内持续胃肠减压,妥善固定胃管,防止脱出。

(2)加强观察:严密观察引流液的量、性状及颜色并准确记录。术后 6~12 小时可从胃管内抽吸出少量血性液或咖啡色液,以后引流液颜色逐渐变浅。若引流出大量鲜血或血性液,患者出现烦躁、血压下降、脉搏增快、尿量减少等,应考虑吻合口出血,需立即通知医师并配合处理。

(3)保持通畅:经常挤压胃管,避免管腔堵塞。胃管不通畅者,可用少量生理盐水冲洗并及时回抽,避免胃扩张使吻合口张力增加而并发吻合口瘘。胃管脱出后应严密观察病情,不应盲目再插入,以免戳穿吻合口,造成吻合口瘘。待肛门排气、胃肠减压引流量减少后,拔除胃管。

2.结肠代食管(食管重建)术后护理

(1)保持置于结肠袢内的减压管通畅。

(2)注意观察腹部体征,了解有无发生吻合口瘘、腹腔内出血或感染等,发现异常及时通知医师。

(3)若从减压管内吸出大量血性液或呕吐大量咖啡样液伴全身中毒症状,应考虑代食管的结肠袢坏死,需立即通知医师并配合抢救。

(4)结肠代食管后,因结肠逆蠕动,患者常嗅到粪便气味,需向患者解释原因,并指导其注意口腔卫生,一般此情况于半年后可逐步缓解。

3.胃造瘘术后的护理

(1)观察造瘘管周围有无渗液或胃液漏出。由于胃液对皮肤刺激性较大,应及时更换渗湿的敷料,并在瘘口周围涂氧化锌软膏或置凡士林纱布保护皮肤,防止发生皮炎。

(2)妥善固定用于管饲的暂时性或永久性造瘘,防止脱出或阻塞。

(九)并发症的预防和护理

1.出血

观察并记录引流液的性状、量。若引流量持续 2 小时都超过 4 mL/(kg·h),伴血压下降、脉搏增快、躁动、出冷汗等低血容量表现,应考虑有活动性出血,及时报告医师,并做好再次开胸的准备。

2.吻合口瘘

吻合口瘘是食管癌手术后极为严重的并发症,多发生在术后 5~10 天,病死率高达 50%。发生吻合口瘘的原因有:食管无浆膜覆盖、肌纤维呈纵形走向,易发生撕裂;食管血液供应呈节段性,易造成吻合口缺血;吻合口张力太大;感染、营养不良、贫血、低蛋白血症等影响吻合口愈合。应积极预防。术后应密切观察患者有无呼吸困难、胸腔积液和全身中毒症状,如高热、寒战;甚至休克等吻合口瘘的临床表现。一旦出现上述症状,立即通知医师并配合处理。

处理措施包括:嘱患者立即禁食;协助行胸腔闭式引流并常规护理;遵医嘱予以抗感染治疗及营养支持;严密观察生命体征,若出现休克症状,积极抗休克治疗;再次手术者,积极配合医师完善术前准备。

3.乳糜胸

食管、贲门癌术后并发乳糜胸是比较严重的并发症,多因伤及胸导管所致,多发生在术后 2～10 天,少数患者可在 2～3 周后出现。术后早期由于禁食,乳糜液含脂肪甚少,胸腔闭式引流可为淡血性或淡黄色液,但量较多;恢复进食后,乳糜液漏出量增多,大量积聚在胸腔内,可压迫肺及纵隔并使之向健侧移位。由于乳糜液中 95％以上是水,并含有大量脂肪、蛋白质、胆固醇、酶、抗体和电解质,若未及时治疗,可在短时期内造成全身消耗、衰竭而死亡,必须积极预防和及时处理。其主要护理措施包括以下几点。

(1)加强观察:注意患者有无胸闷、气急、心悸,甚至血压下降。

(2)协助处理:若诊断成立,迅速处理,即置胸腔闭式引流,及时引流胸腔内乳糜液,使肺膨胀。可用负压持续吸引,以利于胸膜形成粘连。

(3)给予肠外营养支持。

(十)健康教育

1.疾病预防

避免接触引起癌变的因素,如减少饮用水中亚硝胺及其他有害物质、防霉去毒;应用维 A 酸类化合物及维生素等预防药物;积极治疗食管上皮增生;避免过烫、过硬饮食等。

2.饮食指导

根据不同术式,向患者讲解术后进食时间,指导选择合理的饮食及注意事项,预防并发症的发生。

(1)宜少量多餐,由稀到干,逐渐增加食量,并注意进食后的反应。

(2)避免进食刺激性食物与碳酸饮料,避免进食过快、过量及硬质食物;质硬的药片可碾碎后服用,避免进食花生、豆类等,以免导致吻合口瘘。

(3)患者餐后取半卧位,以防止进食后反流、呕吐,利于肺膨胀和引流。

3.活动与休息

保证充足睡眠,劳逸结合,逐渐增加活动量。术后早期不宜下蹲大小便,以免引起直立性低血压或发生意外。

4.加强自我观察

若术后 3～4 周再次出现吞咽困难,可能为吻合口狭窄,应及时就诊。定期复查,坚持后续治疗。

五、护理效果评估

(1)营养状况改善,体重增加,贫血状况改善。

(2)水、电解质维持平衡,尿量正常,无脱水或电解质紊乱的表现。

(3)焦虑减轻或缓解,睡眠充足。

(4)患者对疾病有正确的认识,能配合治疗和护理。

(5)无并发症发生或发生后得到及时处理。

第六节　先天性心脏病

先天性心脏病是指先天发育异常而未能自愈的一组心脏病,临床上将先天性心脏病分为发绀型和非发绀型两大类。

发绀型先天性心脏病是静脉血液通过心腔内异常通道,从右心向左心分流,未经氧合的静脉血与动脉血相混,使体循环血液中氧含量减少。临床上出现发绀症状以法洛四联征(TOF)最常见,其次有:法洛三联征、大动脉转位(TGA)、三尖瓣闭锁、肺静脉异位引流、右室双出口(DORV)、Eisenmenger综合征等。

非发绀型先天性心脏病较常见,心内外无明显分流或合并,左向右分流即左心的氧合血通过心脏异常通路流入右心。常见的有动脉导管未闭、房间隔缺损、室间隔缺损、肺动脉瓣狭窄、主动脉瓣狭窄和主动脉缩窄等。

一、动脉导管未闭(PDA)

PDA是指出生后动脉导管未闭合形成的主动脉和肺动脉之间的异常通道,是最常见的先天性心脏病之一,约占先心病总数的15%。

(一)病因与发病机制

动脉导管在胎儿发育时期是胎儿血液循环的主要通道,一般在出生后数小时动脉导管即开始功能性关闭,多数婴儿在出生4周后导管逐渐闭合,12周后才完全闭锁,逐步退化为动脉导管韧带。如不能闭合,则形成PDA。

压力高的主动脉血流通过导管分流到压力低的肺动脉内,增加了肺循环血量。左心室为维持全身血液循环,需增加心输出量2~4倍,左心负荷增加,致左心室肥大,甚至左心心力衰竭。而肺循环血容量的增加,导致肺小动脉反应性痉挛,后继发管壁增厚、纤维化,使肺动脉压力升高,当肺动脉等于或超过主动脉压时,左向右分流消失,逆转为右向左分流,临床上出现发绀,导致Eisenmenger综合征,因肺动脉高压、右心功能衰竭而死亡。

(二)临床表现

(1)导管细小者症状常不明显,多在查体时发现。导管粗、分流量大者,可有反复呼吸道感染、肺炎、呼吸困难甚至心力衰竭。

(2)胸骨左缘第2肋间闻及连续性机械样杂音,向锁骨上及颈部传导,可触及震颤。多数患者脉压增宽,有水冲脉、股动脉枪击音,晚期重度肺动脉高压患者轻度活动即可出现气促和发绀。

(三)护理

(1)严密监测血压,预防反跳性高血压发生。

(2)手术并发症有喉返神经麻痹、乳糜胸、膈神经麻痹,故应注意观察胸腔引流的色、量,观察呼吸动度及有无声音嘶哑等症状。

二、房间隔缺损

胚胎发育过程中,房间隔发育不良或吸收过度导致两心房间存在通路,称房间隔缺损(ASD)。

(一)病因与发病机制

在胚胎时期原只有一个心房,约在第4周末,心房开始变成双叶状,在双叶之间有一新月形嵴由心房壁的后上方向前下方生长,为原发房间隔,如房间隔发育不全则形成两心房间的通路。

由于左心房压力高于右心房压力,故左心房血液通过缺损向右心房分流。婴幼儿期,左右心房压力接近,分流量小,临床症状不明显;随着年龄增长,房压差增大,左向右分流量逐渐增多,使右心房、右心室及肺动脉血流增加,致右心房、右心室肥大,甚至心力衰竭。合并肺动脉高压产生逆向分流时,临床上可出现发绀。

(二)临床表现

一般到青年期才出现明显症状。

(1)劳累后心悸、气促、心房颤动、易于疲劳。

(2)新生儿患者可出现发绀,多见于巨大房缺患者,啼哭时发绀加重。

(3)患者多无明显发育异常,叩诊可发现心浊音界扩大。

(4)肺动脉瓣区可闻及Ⅱ～Ⅲ级吹风样收缩期杂音。

(三)护理

严密观察心率、心律变化,预防房性心律失常的发生。

三、室间隔缺损

胚胎期室间隔发育不全,左右心室间形成异常通道,称室间隔缺损(VSD)。这是常见的先天性心脏病之一,通常分为干下型、嵴上型、膜周型及肌部型4型。VSD可以是其他复杂畸形的一部分,如TOF、TGA及房室管畸形等。

(一)病因与发病机制

在胚胎发育过程中,心室原只有一个腔,约在第4周,心室两侧扩大,中有一嵴,即原始室间隔,由下向上生长和心内膜垫向心室生长的部分对合,成为心室间隔,如此隔发育不全,就成形左、右心室间的通路。

VSD产生左向右分流,分流量取决于左、右心室压力阶差、缺损大小和肺血管阻力。分流量大,肺动脉压力和肺血管阻力逐渐上升,肺小动脉早期会发生痉挛,管壁内膜和中层增厚,阻力增大,形成阻塞性肺动脉高压,致左向右分流减少,甚至出现右向左逆向分流,即Eisenmenger综合征。

(二)临床表现

(1)缺损小可无临床症状,多在查体时发现心脏杂音而疑诊。

(2)缺损大者在出生后2～3个月开始出现症状,婴儿期反复发生呼吸道感染,甚至左心功能衰竭。2岁后症状好转,但活动后出现心悸、气促、生长发育滞后、心前区隆起等表现,易患肺炎。

(3)心前区可扪及收缩期震颤,胸骨左缘第3～4肋间可闻及收缩期喷射性杂音。

(4)当发生肺动脉高压时,杂音可由全收缩期而显著变短,甚至完全消失,可出现发绀和右心心力衰竭。

(三)护理

(1)有肺动脉高压患者,术前宜做心导管检查,严格掌握手术适应证。控制肺动脉高压,可静脉持续小剂量应用硝普钠、前列腺素E、芬太尼等药物。

(2)术前注意预防呼吸道感染。

(3)VSD合并严重肺高压者并伴有肺小血管梗阻病变而导致气体弥散功能不全,肺顺应性下降,因此术后做好呼吸道护理是关键。①术后应用呼吸机采用同步间歇指令通气加压力支持通气[同步间歇指令/压力支持通气(SIMV＋PSV)]模式,且加用$0.3～0.5\ kPa(3～5\ cmH_2O)$PEEP,可防止呼气末肺泡完全萎陷,维护一定通气/血流比率,能增进气体交换。②气道湿化和及时清除呼吸道分泌物是保持呼吸道通畅的重要手段。③吸痰前后均需用人工呼吸囊纯氧加压吸入1~2分钟,防止缺氧而引起心搏骤停。④拔除气管插管后加强肺部物理治疗,如翻身、拍背、咳痰、吹气球、呼吸治疗仪治疗等,鼓励患者及早活动。

四、法洛四联征

法洛四联征(TOF)为最常见的发绀型先天性心脏病,约占先天性心脏病的1/3,占发绀型先天性心脏病的50%,包括主动脉骑跨、右室流出道狭窄、室间隔缺损和右心室肥大联合心脏畸形。

(一)病因与发病机制

右室流出道狭窄使右心排血受阻,右心室压力上升(同时主动脉向右侧骑跨,右心室静脉血直接进入主动脉),产生右向左分流,致使动脉血氧饱和度下降,出现发绀、肺循环血流量减少的情况。为代偿缺氧,红细胞数和血红蛋白量都显著增多。

(二)临床表现

(1)患儿早期即出现发绀,尤其哭闹时显著,喂养困难,且逐年加重。

(2)喜蹲踞是TOF的特征姿态。蹲踞时体循环阻力增加,右向左分流量减少,同时因回心血量增加,肺循环血流量增加,低血氧得以缓解,缺氧症状减轻。

(3)口唇、甲床发绀,杵状指(趾)。

(4)发育迟缓。

(三)护理

(1)TOF患者由于术前血流动力学的改变,右向左分流,给体内各脏器造成缺氧现象,一般术前吸氧3~5天,有助于改善各脏器缺氧状况。

(2)术前发绀严重或有晕厥史者应每天吸氧3~4次,每次15~30分钟,必要时给予持续低流量吸氧,并防止患儿哭闹,喂奶、吃饭时勿过饱、过急,避免缺氧性发作的发生。

(3)TOF患者红细胞增多,血液浓缩,易产生血栓,故要鼓励患者多饮水,尤其是有发热、腹泻或天热多汗情况下,更需补充液体,以免引起血管栓塞。

(4)TOF术后最常见的并发症即低心排综合征。临床上出现血压低、心率快、脉细弱、末梢皮肤湿冷、苍白、花纹、尿少、心排指数<2 L/(min·m²)症状。术后严密监测生命体征,保证血管活性药物准确输入。

(5)有些TOF患者由于侧支循环丰富,易并发肺部感染,且体外循环灌注后,易出现肺水肿等肺部并发症,故加强肺部护理很重要。

第三章

普通外科疾病患者的护理

第一节 烧 伤

一、疾病概要

烧伤是指由各种热力、光源或放射线等物理因素和化学物质作用于人体而引起的损伤。临床最多见的是因热力烧伤,如火焰、热液、热蒸汽、热金属物体等引起的组织损伤。我国自上海成功地抢救了1例特大面积深度烧伤的工人以来,烧伤外科的临床治疗和科研水平不断提高,已进入国际前列。

热力烧伤病理变化的严重程度,主要取决于温度的高低和作用于人体组织时间的长短。充血,少量血浆渗入细胞间隙,引起局部红肿。烧伤较重出浆增多,导致局部组织水肿及出现在表皮和真皮之间的水疱,部分细胞变性坏死。严重烧伤时,不仅烧伤面积大,而且损伤深达皮肤全层,甚至肌肉及骨骼,引起组织蛋白凝固或炭化,并可形成焦痂。大量血浆成分渗出到组织间隙或经创面丢失,使有效循环血量减少,常发生休克。机体局部和全身抵抗力下降,容易引起烧伤脓毒症。因血容量不足、组织缺氧、组织坏死产物和感染毒素作用,以及应激反应释放的炎症介质和细胞因子的影响,可导致多系统器官功能障碍。

二、护理评估

(一)健康史

烧伤是一种常见损伤。幼童、老人及劳动者均为易发群体,男性多见。最常见者为居室内单发烧伤;其次为社会场所意外事故的群体烧伤。应了解受伤的时间、经过、致伤物及现场处理的情况。

(二)身体状况

通过对烧伤严重程度和病程的评估,以全面了解患者的伤情严重性、并发症发生的可能性和危险性以及预后等情况。

1.烧伤程度评估

主要依据烧伤的面积和深度评估。

(1)烧伤面积:以烧伤区占全身体表面积的百分率来计算。人体表面积的计算常用中国新九分法和手掌法两种方法,既简单实用,又便于记忆,两者常结合应用。①中国新九分法:是将全身体表面积划分为11个9%,另加1%,构成100%的体表面积(图3-1),适用于较大面积烧伤的评估。12岁以下小儿头部面积较成人大,双下肢面积较成人小,并随着年龄增大而改变,应结合年龄进行计算。②手掌法:五指并拢,一手掌面积即为1%体表面积。此法不论年龄大小,均以患者自己手掌面积的大小来计算(图3-2)。对小面积的烧伤,可直接以手掌法来计算,大面积烧伤则以手掌法减去未烧伤的面积,使用更加方便。

（2）烧伤深度：采用三度四分法，即根据烧伤的深浅分为一度、浅二度、深二度和三度。临床上为表达方便，将一度和浅二度称为浅度烧伤；将深二度和三度称为深度烧伤（图 3-3）。判断烧伤深度时，应注意不同深度之间有移行部，不容易在伤后即刻识别；烧伤深度还可随伤情变化而加重，如创面感染、局部受压等，均可加重组织烧伤深度。

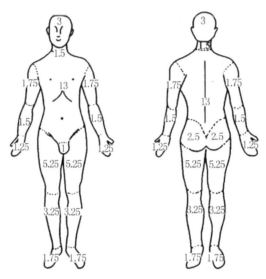

图 3-1 成人体表各部所占比例示意图

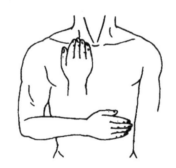

图 3-2 手掌法

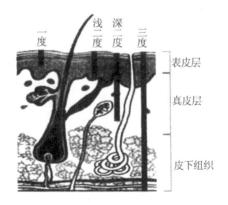

图 3-3 烧伤深度示意图

2.病程分期评估

根据烧伤创面引起病理生理变化的特点，病程大致分为 3 期，但各期之间往往互相重叠、互相影响。

(1)休克期:此期主要特点是烧伤后由于体液大量急性渗出,引起有效循坏血量锐减,从而发生低血容量性休克。体液渗出的速度一般以伤后6～8小时为最快,随后渗出逐渐减慢,至48小时渐趋恢复,48小时后体液开始再吸收。休克是烧伤后患者早期的并发症或死亡原因。

(2)感染期:烧伤48小时后,患者进入感染期。此期特点是由于渗出液的再吸收,创面的细菌和坏死组织亦随之吸收而进入血液循环,全身免疫功能处于降低状态,容易引发全身性感染,严重时可导致感染性休克,是患者死亡的主要原因。感染的威胁将持续至创面愈合,全身感染至败血症有3个高峰期。①早期:在伤后3～7天内发生,创面及组织中渗出液的再吸收,使大量病菌和毒素随之进入淋巴液和血液。②中期:在伤后2～3周内,三度烧伤的大片焦痂溶解脱落,创面暴露,病菌大量侵入所致。③后期:多在伤后1个月之后,因患者全身情况差,免疫力下降,创面长期不愈再度感染所致。

(3)修复期:组织烧伤后,在炎症反应的早期已开始组织修复。浅度烧伤多能自行修复,深二度靠残存的上皮岛融合修复,三度烧伤靠皮肤移植修复。严重深度烧伤的修复过程需要较长的时间,有的还需要做整形手术。

(三)心理状况

烧伤均是突然发生的意外事故,故患者心理反应很强烈,尤其是严重烧伤和头面部烧伤的患者,不仅威胁患者的生命,而且创面修复后,可能给患者带来容颜的损坏、肢体功能障碍,并遗留严重的心理创伤及沉重的经济负担。患者早期有精神紧张、浑身颤抖、呻吟、大哭,或者表现迟钝、麻木及凝视等行为异常反应。中期因换药疼痛、经济拮据或手术治疗等而出现惶恐不安或忧心忡忡。后期可能因容颜损毁、肢体功能障碍或致残而悲观厌世。

(四)辅助检查

较严重的烧伤有红细胞、血红蛋白减少和血红蛋白尿。烧伤感染时,血白细胞及中性粒细胞百分率明显增高。严重者有肾功能损害,可引起尿素氮增高。摄X线胸片以示肺部有无损伤及感染。尿量的记录,有助于了解血容量及肾功能的状况。

三、护理诊断及相关合作性问题

(一)疼痛
疼痛与组织损伤、感染、换药时刺激、体位改变等因素有关。

(二)体液不足
体液不足与烧伤时血管壁通透性增加,因而导致体液大量渗出有关。

(三)组织完整性受损
组织完整性受损与烧伤损坏皮肤有关。

(四)营养失调,低于机体需要量
营养失调,低于机体需要量与烧伤患者高分解代谢、大量蛋白质经创面丢失、消化功能障碍及营养摄入不足等因素有关。

(五)恐惧
恐惧与意外灾害的刺激、担心毁容或致残等预后有关。

(六)自我形象紊乱
自我形象紊乱与体表形象的改变和功能障碍有关。

(七)潜在并发症
有低血容量性休克、全身性感染和肢体畸形等。

四、护理目标

(1)患者疼痛缓解。

(2)恢复充足的体液容量并维持生命体征平稳。

(3)组织损伤得到修复。

(4)患者营养状况改善,能满足机体代谢需要。

(5)患者能正确对待伤情,情绪渐趋稳定。

(6)患者认同自我,功能得到最大恢复。

(7)发生并发症的危险性减少,或者并发症发生时能及时发现、及时处理。

五、护理措施

(一)现场急救

1.迅速脱离热源

迅速脱离现场,采取有效措施,消除致伤原因。

(1)若被火焰烧伤,应尽快灭火,迅速脱去燃烧的衣服,或就地打滚压灭火焰,或跳入附近水池、河沟内灭火。呼救者可就近用非易燃物品(如棉被、毯子)覆盖,隔绝空气灭火。忌奔跑呼叫,以免风助火势,烧伤头面部和呼吸道。避免双手扑打火焰,造成有重要功能的双手烧伤。

(2)若被热液烧伤,应立即脱去或小心剪开被热液浸湿的衣服,切勿强力剥脱,以免撕脱表皮而引发创面感染。小面积烧伤立即用清水连续冲洗或浸泡,既可缓减疼痛,又可降温。

(3)若被各种强酸(碱)等化学物质烧伤的部位,应立即用流水反复冲洗干净,尽快缩短化学剂接触皮肤的时间,但不可用布擦拭。

(4)若被磷烧伤时,立即将烧伤部位浸入水中或用大量清水冲洗,同时在水中拭去磷颗粒;不可将创面暴露在空气中,避免剩余磷继续燃烧;忌用油质敷料,以免磷溶于油脂被吸收中毒。

2.保护创面

在现场避免创面再污染或损伤,可用干净敷料或布类保护,或行简单包扎后立即送医院处理。创面禁涂抹药物,影响清创和创面的观察。

3.维护呼吸道通畅

火焰烧伤常伴呼吸道受烟雾、热力等损伤,应注意保持呼吸道通畅,及时清除口鼻内的分泌物。呼吸道烧伤者要早期行气管插管或气管切开。合并一氧化碳中毒者应移至通风处,必要时可吸入氧气。

4.预防休克

安慰和鼓励受伤者,使其情绪稳定,疼痛剧烈者可酌情使用地西泮、哌替啶等镇痛药,但应注意避免抑制呼吸中枢。及时补充液体,对一般患者可口服含盐饮料,大面积烧伤均应及早静脉补液。对大出血、开放性气胸、骨折等患者应先施行相应的急救处理。

5.快速转运

对于大面积烧伤的患者,最好在伤后 4 小时内送达医院进行抢救。若不能在此时间内送到,应就地抗休克,待休克基本平稳后再转送。转送途中应保持呼吸道通畅,给予输液,必要可用镇静剂,尽量减少路途颠簸。

(二)休克期护理

液体疗法是防治烧伤休克的主要措施。

1.补液量估计

小面积烧伤患者,若无严重恶心呕吐且能口服者,可及早服烧伤饮料。大面积烧伤患者,口服量有限,必须及时、足量、快速静脉补充液体,以迅速恢复有效循环血量。静脉补液量计算可参考下列公式:烧伤后第 1 个 24 小时补液量(mL)=二度、三度烧伤面积×体重(kg)×1.5 mL(儿童 1.8 mL、婴幼儿 2.0 mL)+2 000 mL(儿童约 80 mL/kg 体重、婴幼儿约100 mL/kg体重)。其含义是烧伤后第 1 个 24 小时输液量,为每 1%烧伤面积(二度、三度)每千克体重给予胶体和电解质溶液 1.5 mL,另加生理日需量2 000 mL。胶体和电解质溶液的比例,一般为 0.5∶1.0(1∶2),特重度烧伤为0.75∶0.75(1∶1)。烧伤后第 2 个 24 小时的体液渗出减少,输入电解质和胶体溶液的量为第 1 个24 小时的一半,生理日需量仍为2 000 mL。

2.液体的种类与安排

胶体常用血浆或全血,以血浆为主。紧急时,也可选用血浆代用品,如中分子右旋糖酐、706 代血浆等。其用量不超过 1 000 mL。电解质溶液首选平衡盐溶液,其次为等渗盐水。生理日需量用5%葡萄糖溶液。若不能获得胶体液,可完全输入电解质溶液或平衡盐溶液,伤后第 1 个 24 小时,每1%烧伤面积(二度、三度)每千克体重补 4 mL。由于烧伤后第 1 个 8 小时内渗液最快,应在前 8 小时输入输液总量的 1/2,其余的 1/2 在后 16 小时内均匀输入。

3.液体疗法的有效指标

按输液公式计算的液体量与液体成分,仅提供一个近似值,供实施输液时有所遵循。但在实际执行中必须依据患者伤情特点、年龄、体质强弱、开始输液的时间等,作适当的调整,以达到输液的有效监测指标。①成人每小时尿量以 30～50 mL 为宜,小儿每千克体重每小时尿量不低于 1 mL;②患者安静,神志清楚,无烦躁不安;③无明显口渴;④脉搏有力,脉率在 120 次/分钟以下;⑤收缩压维持在 12.0 kPa(90 mmHg)以上、脉压＞2.7 kPa(20 mmHg);⑥呼吸平稳。若出现血压低、尿量少、烦躁不安等现象,则应加快输液速度。老年人和心肺功能障碍的患者,在输液时要避免液体输入过快、过量,防止心脏负荷过重而引发心力衰竭和肺水肿。

(三)创面护理

正确处理创面是整个烧伤治疗的关键。一般处理原则:①保护创面,减少渗出;②彻底清创,尽快地清除失活的组织;③预防和控制创面感染,选用适当的创面外用抗菌药;④积极预防烧伤后期瘢痕挛缩畸形,争取最大限度地恢复功能。

1.创面初期护理

一度烧伤一般只需保持清洁和防止再损伤;二度以上烧伤需做创面清创术。在休克得到基本控制、全身情况允许时,应在充分镇痛、镇静和无菌条件下尽早进行。清创顺序一般按头部、四肢、胸腹部、背部和会阴部进行。剃净创面周围毛发,剪短指(趾)甲,擦净创面周围皮肤。创面可用1∶1 000苯扎溴铵或 1∶2 000 氯已定等清洗,去除异物。浅二度水疱应予保留,大水疱者可用消毒注射器抽去水疱液。水疱已破损、撕脱者,应剪除水疱皮。对于深二度、三度烧伤创面的坏死表皮需去除,以利创面清洁与干燥。酌情采用包扎或暴露疗法。清创术后应注射破伤风抗毒素(TAT),必要时及早使用抗生素。

2.包扎疗法护理

包扎疗法即在清创后用药物纱布或凡士林纱布覆盖创面,加盖多层吸水性强的消毒纱布与棉垫,以绷带由远端至近端包扎,全层敷料应有 2～3 cm 厚。包扎时压力应均匀,患肢远侧端虽无烧伤

65

亦应包扎在内,防止肿胀。指(趾)尖应露出,以便观察血液循环改变;指(趾)分开包扎,以防止并指畸形的发生;注意关节部位的功能位,以免痊愈后功能障碍。包扎疗法适用于污染较轻、创面清洁的四肢浅度烧伤、转运的患者及寒冷季节无条件使用暴露疗法者。优点是护理方便,对病室环境要求较低;患者较舒适,肢体便于保持功能位,亦便于转运。缺点是炎热季节或地区,患者不易耐受;不利于观察创面,细菌容易生长繁殖;更换敷料时有一定的痛苦;不适用于头面部和会阴部的创面。

包扎疗法的护理要点:①观察肢端血运情况,应注意指(趾)末端皮肤的颜色、温度、感觉、运动及动脉的搏动等,及时调整绷带包扎松紧度。②抬高患肢,经常变换受压部位。③保持敷料清洁干燥。若外层敷料被浸湿,须立即更换。④注意创面是否有感染,若发现创面渗出多、有恶臭,患者主诉创面疼痛,并伴有高热、血白细胞计数升高等感染征象时,应及时检查和处理创面,或改为暴露疗法。

3.暴露疗法护理

暴露疗法是指患者经清创后,创面暴露在清洁、温暖而干燥的空气中,促进创面结痂。暴露疗法适用于头面部、会阴部等不适于包扎部位的烧伤;污染重的或已经发生感染的大面积创面;炎热夏季尤为适用。暴露疗法的优点是创面干燥,不利于细菌生长,便于观察,节省敷料。暴露疗法的病室应具备恒定的温度、湿度,室温保持在28～32 ℃、相对湿度以50％为宜,室内清洁,有必要的消毒、隔离条件,便于抢救治疗。缺点是病室环境要求较高,不适于转送。

暴露疗法的护理要点:①保持床单位清洁干燥。②促进创面干燥、结痂,可用烤灯或红外线辐射以促进创面结痂;若有渗液,随时用无菌纱布或棉球吸干;创面涂收敛、抗菌等药物。③保护创面,为避免创面长期受压,应经常翻身;若环行烧伤肢体,可用支架将伤肢悬吊,使创面悬空;若躯体环行烧伤,使用翻身床可使躯干腹侧、背侧充分暴露。防止创面继续受压而加重伤情。翻身床由支撑架、转盘、双层床片3个主要部件构成(图3-4)。床片分为俯卧位用和仰卧位用两个,通过旋转转盘使患者呈俯卧或仰卧体位,解决其翻身的问题。使用翻身床前,应先检查各部位是否牢靠,所需物品是否齐全,以保证安全。向患者说明使用翻身床的目的和方法,消除患者的恐惧和顾虑。翻身床一般在休克期度过后开始使用。翻身操作时要求两人合作,先在创面上覆盖无菌纱布、纱垫及消毒海绵床垫,然后将两个床片合拢,旋转螺帽将床片固定,并系好安全带以防患者滑落。放下支撑架,安置好输液架,然后翻转床片,再将支撑架固定,去除上面的床片,即完成翻身(图3-5)。对于首次翻身,要特别注意呼吸道通畅,防止喉头水肿,备好急救用品及药物,必要时随时改为仰卧位。对于气管切开的患者,应注意保持套管口的暴露与通畅。昏迷、休克、心肺功能不佳和应用冬眠药物的患者禁用翻身床。

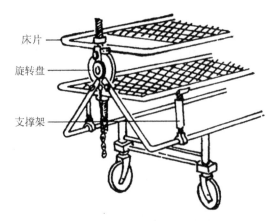

图3-4 翻身床的主要结构部件示意图

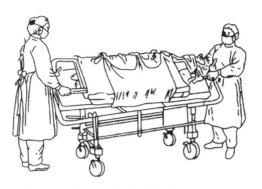

图 3-5　翻身床的应用

4.去痂和植皮的护理

深度烧伤的创面愈合过程缓慢,甚至不能愈合,形成瘢痕后可引起功能障碍。因此,三度烧伤常需要采取切痂和植皮处理。植皮术还可用于各种畸形的矫正,应做好植皮手术前后的护理工作。

5.感染创面的处理

应用湿敷、浸浴等方法,除去坏死组织;痂下感染时,应剪去痂皮或坏死组织,充分引流脓性分泌物,控制感染。要加强换药,每天换药的次数应视创面感染的程度而定,应根据创面细菌感染的特征或药敏试验的结果选择外用药如磺胺米隆、烧伤药膏或油剂等中西药制剂。

6.特殊部位烧伤护理

头面部、呼吸道及会阴部等部位的烧伤,创面愈合后导致的畸形对功能的影响较大。

(四)防治感染的护理

烧伤患者由于皮肤黏膜的损伤;免疫力低下,在水肿再吸收和焦痂分离及广泛切痂时,均易发生感染。感染是烧伤的主要死亡原因。所以,及早发现感染征象,及时处理,是防治感染的关键。

1.密切观察病情

护理中要密切观察生命体征、意识状况、胃肠道反应,及早发现和处理创面感染灶和脓毒症。①体温骤升至39.5～40 ℃或下降至正常以下。②心率加快达140 次/分钟,呼吸增加,不能以其他原因解释者。③精神症状,如谵妄、烦躁、幻觉等。④食欲减退、腹胀或腹泻。⑤创面恶化,焦痂变潮湿或其深二度烧伤痂皮见针尖大小的溢液点或出血点,数目在不断增加或渐趋扩大,肉芽创面灰暗,高低不平,有暗红色的点状坏死;避免已成活的皮片呈蚕食状被侵袭,不见扩大反而缩小。⑥白细胞计数升高或不断下降,中毒颗粒增多。这些症状或体征均是早期脓毒症的表现。若创面出现紫黑色出血性坏死斑,有腥臭味,这是铜绿假单胞菌感染的征象。

2.掌握无菌原则

在创面的护理和各种治疗性导管的护理中,应严格遵守无菌操作。

3.合理应用抗生素

及时做好创面细菌培养及抗生素敏感试验,以便选用有效的抗生素。在应用过程中必须注意不良反应及二重感染的发生。

4.严格消毒隔离

烧伤患者应进行保护性隔离。宜收单间病室,工作人员出入病室要更换隔离衣、口罩、鞋、帽,接触患者前后要洗手,做好病室的终末消毒工作。

(五)改善营养状况

烧伤患者因蛋白质消耗增加,应加强营养,给予高蛋白、高热量及多种维生素饮食。根据不同伤情给予口服、鼻饲或胃肠外营养,以促进创面修复及身体功能的康复;对大面积烧伤患者,输入适量血浆或全血或人体清蛋白,以增强机体抵抗力。

(六)心理护理

烧伤患者的心理压力较大,尤其是担心自己的容貌或外形的改变而影响生活、工作及社交。在护理工作中,应根据不同患者的心理状态,采取相应措施。如鼓励患者表达情感,尽可能满足患者的心理需求,帮助其采取消除恐惧及悲哀情绪的方法,正视现实;能有效地应对心理压力。

(七)疼痛的护理

由于烧伤创面感觉神经末梢暴露、心理压力和处理创面时的反复刺激,可造成患者的严重疼痛。

(八)健康指导

烧伤是一种破坏性很强的损伤,对患者以后的生活质量有很大的影响,因此,预防火灾发生至关重要。

1.增强安全意识

在社区人群中应做好健康宣传,讲解预防烧伤及自救的知识。要进行安全操作、安全用电、安全用火、安全生活等。

2.尽快恢复功能

大面积烧伤患者应及早送有经验的医院进行抢救,以免延误病情而影响后期的功能恢复。在治疗中,营养支持很重要,应鼓励患者多进饮食,增加蛋白质及维生素摄入量,促进创面的愈合。要充分发挥社会支持系统的作用,帮助患者以最佳的心态接受和配合治疗。创面愈合后,早期进行功能锻炼,以减轻瘢痕挛缩、肌肉萎缩等原因造成的肢体功能障碍。

第二节　甲状腺疾病

一、甲状腺功能亢进症

(一)概念

甲状腺功能亢进症(简称甲亢)是由于甲状腺激素分泌过多引起的内分泌疾病,对人体身心都造成很大影响。女性患者多于男性,男女比例约为1:4。甲亢分为原发性、继发性和高功能腺瘤3类。原发性甲亢最常见,指在甲状腺肿大的同时出现功能亢进症状,患者多在20~40岁之间。继发性甲亢较少见,指在结节性甲状腺肿基础上发生甲亢,患者先有结节性甲状腺肿大多年,以后才逐渐出现功能亢进症状,多发于单纯性甲状腺肿的流行地区,年龄多在40岁以上。高功能腺瘤少见,腺体内有单个的自主性高功能结节,结节周围的甲状腺组织呈萎缩改变。

(二)临床表现

1.甲状腺肿大

一般不引起压迫。由于腺体内血管扩张、血流加速,可触及震颤,闻及杂音,尤其是在甲状腺上动脉进入上极处更为明显。原发性甲亢的腺体肿大多为弥漫性,两侧常对称,而继发性甲亢的肿大腺体呈结节状,两侧多不对称。

2.交感神经功能过度兴奋

患者常多语,性情急躁,容易激动,失眠,双手常有细而速的颤动,怕热,多汗,皮肤常较温暖。

3.眼征

典型者双侧眼球突出、眼裂增宽、瞳孔散大。个别突眼严重者,上下眼睑难以闭合,甚至不能盖住角膜。其他眼征可有:凝视时瞬目减少,眼向下看时上眼睑不随眼球下闭,两眼内聚能力差等。原发性甲亢常伴有眼球突出,故又称"突眼性甲状腺肿"。

4.心血管功能改变

多诉心悸、胸部不适;脉快有力,脉率常在100次/分钟以上,休息和睡眠时仍快;收缩期血压升高、舒张期血压降低,因而脉压增大。其中,脉率增快及脉压增大尤为重要,常可作为判断病情严重程度和治疗效果的重要标志。如左心逐渐扩张、肥大可有收缩期杂音,严重者出现心律失常、心力衰竭。继发性甲亢容易发生心肌损害。

5.基础代谢率增高

其程度与临床症状的严重程度平行。食欲亢进反而消瘦,体重减轻,易疲乏,工作效率降低。有的患者还出现停经、勃起功能障碍等内分泌功能紊乱或肠蠕动亢进、腹泻。极个别病例伴有局限性胫前黏液水肿,常与严重突眼同时或先后发生。

6.心理状态

疾病本身可致情绪不稳、激动,由于环境改变,患者表现为焦躁不安、亢奋。害怕手术,担心术后疼痛。既希望早日安排手术又害怕手术日的来临。

(三)辅助检查

1.基础代谢率测定

用基础代谢检测装置(代谢车)测定,较可靠,也可按公式简单计算:基础代谢率=(脉率+脉压)-111,±10%为正常,+20%~30%为轻度甲亢,+30%~60%为中度甲亢,+60%以上为重度甲亢。测定必须在清晨空腹静卧时反复进行。

2.甲状腺摄[131]I率测定

正常甲状腺24小时内摄取的[131]I量为人体总量30%~40%,如果2小时内甲状腺摄[131]I量超过人体总量25%,24小时内超过50%,且摄[131]I高峰提前出现,都表示有甲亢。但需说明,摄取的速度和积聚的程度并不能反映甲亢的严重程度。

3.放射免疫法测定

血清中 T_3、T_4 含量对诊断有肯定价值。

(四)护理措施

甲状腺大部分切除术是目前治疗甲亢的一种常用而有效方法。它能使90%~95%的患者获得痊愈,手术病死率低于1%,4%~5%的患者术后复发甲亢。

1.术前护理

(1)完善各项术前检查。除全面的体格检查和必要的化验检查外,还包括:①颈部透视或摄片,了解气管有无受压或移位,检查气管壁有无软化。②详细检查心脏有无扩大、杂音或心律不齐等,并做心电图检查。③喉镜检查,确定声带功能。④测定基础代谢率,了解甲亢程度,选择手术时机。测定基础代谢率要在完全安静、空腹时进行。⑤检查神经肌肉的应激性是否增高,测定血钙、血磷的含量,了解甲状旁腺功能状态。

（2）药物准备：降低基础代谢率是术前准备的重要环节。通常在开始时即用碘剂，2～3周后甲亢症状得到基本控制。其标准是：患者情绪稳定，睡眠好转，体重增加，脉率稳定在90次/分钟以下，脉压恢复正常，基础代谢率＋20％以下，便可进行手术，常用的碘剂是复方碘化钾溶液，每天3次，口服，第1天每次3滴，第2天每次4滴，依此逐日每次增加1滴至每次16滴为止，然后维持此剂量。症状减轻不明显者可加用硫氧嘧啶类药物，但停药后仍需继续单独服用碘剂1～2周，再行手术。

近年来，对于常规应用碘剂或合并应用硫氧嘧啶类药物不能耐受或不起作用的病例主张单用普萘洛尔或与碘剂合用作术前推备，每6小时给药1次，每次20～40 mg，口服，一般服用4～7天后脉率即降至正常水平。由于普萘洛尔半衰期不到8小时，故最末一次服用须在术前1～2小时，术后继续口服普萘洛尔4～7天。术前不用阿托品，以免引起心动过速。

（3）心理支持：消除患者的顾虑和恐惧心理，避免情绪激动。精神过度紧张或失眠者，适当应用镇静剂和安眠药，使患者情绪稳定。安排通风良好、安静的环境，指导患者减少活动，适当卧床休息，以免体力消耗；避免过多外来不良刺激。

（4）饮食护理：给予高热量、高蛋白和富含维生素的食物，并给予足够的液体摄入，加强营养支持。禁用对中枢神经有兴奋作用的浓茶、咖啡等刺激性饮料。

（5）体位训练：术前教会患者头低肩高体位，可用软枕每天练习数次，使机体适应手术时体位的改变。

（6）眼睛保护：对于突眼者，注意保护眼睛，可戴黑眼罩，睡前用抗生素眼膏敷眼，以胶布闭合眼睑或油纱布遮盖，以避免角膜的过度暴露，防止角膜干燥受损，发生溃疡。

（7）戒烟，控制呼吸道感染指导患者深呼吸、有效咳嗽的方法。

（8）术日早晨准备麻醉床时，床旁另备无菌手套拆线包及气管切开包。

2.术后护理

（1）加强术后观察和护理。①体位：患者回病室后取平卧位，连接各种引流管道。血压平稳或全麻清醒后患者采用半卧位，以利呼吸和引流切口内积血。在床上变换体位、起身、咳嗽时，指导患者保持头颈部的固定。②病情观察：加强巡视，密切注意患者的呼吸、体温、脉搏、血压的变化，定时测量生命体征。③保持呼吸道通畅：鼓励患者深呼吸、有效咳嗽，必要时行雾化吸入，帮助其及时排出痰液，保持呼吸道通畅，预防肺部并发症。④切口的观察与护理：手术野常规放置橡皮片或引流管引流24～48小时，观察切口渗血情况，注意引流液的量、颜色，及时更换浸湿的敷料，估计并记录出血量。以便了解切口内出血情况和及时引流切口内积血，预防术后气管受压。

（2）术后特殊药物的给予：甲亢患者，术后继续服用复方碘化钾溶液，每天3次，每次16滴开始，逐天每次减少1滴。年轻患者术后常口服甲状腺制剂，每天30～60 mg，连服6～12个月，以抑制促甲状腺激素的分泌，对预防复发有一定的作用。

（3）饮食与营养：术后清醒患者，即可给予少量温凉水，无呛咳、误咽等不适，可逐步给予便于吞咽的流质饮食，注意微温，不可过热，以免颈部血管扩张，加重创口渗血。以后逐步过渡到半流质和软饭。甲状腺手术对胃肠道功能影响很小，只是在吞咽时，感觉疼痛不适。鼓励患者加强营养，促进愈合。

（4）术后并发症的防治与护理：术后呼吸困难和窒息是术后危及生命的并发症，多发生于术后48小时内。表现为进行性呼吸困难，烦躁、发绀，甚至窒息。可有颈部肿胀，切口渗出鲜血等。

常见原因:①切口内出血压迫气管,主要是手术时止血不完善,或因血管结扎线滑脱引起。②喉头水肿,主要是由手术操作创伤所引起,也可由于气管插管引起。③气管塌陷,主要是由于气管壁长期受肿大的甲状腺压迫,发生软化,切除甲状腺体的大部分后,软化的气管壁失去支撑所致。④双侧喉返神经损伤,导致两侧声带麻痹,引起失声或严重的呼吸困难,甚至窒息。

术后经常巡视、密切观察生命体征和伤口情况。对于血肿压迫或气管塌陷者立即配合床边抢救,及时剪开缝线,敞开伤口,迅速除去血肿,如呼吸仍无改善则行气管切开、吸氧;待患者情况好转,再送手术室做进一步止血处理。喉头水肿者应用大剂量激素,如地塞米松 30 mg 静脉滴入,呼吸困难无好转时可行环甲膜穿刺或气管切开。

喉返神经损伤:主要是手术操作直接损伤引起,如切断、缝扎、挫夹或牵拉过度;少数由于血肿压迫或瘢痕组织的牵拉而发生。前者在术中立即出现症状,后者在术后数天才出现症状。切断、缝扎引起的是永久性损伤,挫夹、牵拉或血压肿迫所致的多为暂时性,经理疗后,一般 3～6 个月内可逐渐恢复。鼓励患者麻醉清醒后大声讲几句话,了解其发音情况,一侧喉返神经损伤,大多引起声音嘶哑,此种声嘶可由健侧声带过度向患侧内收而好转,护士应认真做好安慰解释工作。

喉上神经损伤:多为结扎、切断甲状腺上动、静脉时,离开腺体上极较远,未加仔细分离,连同周围组织大束结扎时引起。若损伤外支,会使环甲肌瘫痪,引起声带松弛、音调降低,如损伤内支,则使喉部黏膜感觉丧失,患者失去喉部的反射性咳嗽,进食时,特别是饮水时,容易发生误咽、呛咳。应注意患者饮水进食情况,一般术后数天可恢复正常。

手足抽搐:手术时甲状旁腺误被切除、挫伤或其血液供应受累,都可引起甲状旁腺功能低下,血钙浓度下降使神经肌肉的应激性显著提高,引起手足抽搐。症状多在术后 1～2 天出现,多数患者症状轻且短暂,只有面部、唇部或手足部的针刺感、麻木感或强直感,经过 2～3 周后,未受损伤的甲状旁腺增生肥大、代偿,症状便可消失。预防的关键在于切除甲状腺体时,必须保留腺体背面部分的完整。适当限制肉类、乳品和蛋类等食品,因其含磷较高,影响钙的吸收。抽搐发作时,立即静脉注射 10%葡萄糖酸钙或氯化钙 10～20 mL。症状轻者指导患者口服葡萄糖酸钙或乳酸钙;症状较重或长期不能恢复者,可加服维生素 D_3。口服二氢速固醇油剂效果更好。

甲状腺危象:发病原理迄今不明,可能是甲亢时肾上腺皮质激素的合成、分泌和分解代谢加速,久之使肾上腺皮质功能减退,肾上腺皮质激素分泌不足,而手术创伤的应激可诱发危象,因此危象多发生于术前准备不够,甲亢症状未能很好控制者。临床表现为术后 12～36 小时内高热、脉快而弱(每分钟在120 次以上),大汗,烦躁不安,谵妄,甚至昏迷,常伴有呕吐、水泻。若处理不及时或不当,常很快死亡。使甲亢患者基础代谢率降至正常范围再施行手术是预防甲状腺危象的关键。对术后早期患者定期巡视,加强病情观察,一旦发生危象,立即配合治疗。①碘剂:口服复方碘化钾溶液 3～5 mL,紧急时用 10%碘化钠5～10 mL加入 10%葡萄糖 500 mL 中静脉滴注。②氢化可的松:每天 200～400 mg 分次静脉滴注。③利血平 1～2 mg,肌内注射;或普萘洛尔 5 mg,加入葡萄糖溶液 100 mL 中静脉滴注。④镇静剂:常用苯巴比妥钠,或冬眠合剂Ⅱ号半量肌内注射,6～8 小时 1 次。⑤降温:用退热药物、冬眠药物、物理降温等综合措施,尽量保持患者体温在 37 ℃左右。⑥静脉输入大量葡萄糖溶液。⑦吸氧,减轻组织的缺氧。⑧心力衰竭者,加用洋地黄制剂。⑨保持病室安静,避免强光噪声的刺激。

(5)健康教育:讲解术后并发症的表现和预防办法,共同防治。鼓励患者保持精神愉快、建立良好人际关系。说明术后继续服药的重要性。教会患者术后早期床上活动,尽可能自理,合理安排休息与睡眠,促进康复。嘱咐其定期门诊复查,出现心悸、手足震颤、抽搐等情况及时来院诊治。

二、甲状腺肿瘤

(一)概念

甲状腺肿瘤分良性和恶性两类。良性肿瘤最常见的是甲状腺腺瘤,病理上分为滤泡状和乳头状囊性腺瘤两种,腺瘤周围有完整的包膜。多见于 40 岁以下的妇女。恶性肿瘤最常见的是甲状腺癌,约占全身恶性肿瘤 1%,病理上分为乳头状腺癌、滤泡状腺癌、未分化癌和髓样癌。乳头状腺癌多见于年轻人,常为女性,滤泡状腺癌多见于中年人,未分化癌多见于老年人。在儿童时期出现的甲状腺结节 50% 为恶性,发生于男性,特别是年轻男性的单个结节,应警惕恶性的可能。判断甲状腺肿瘤是良性还是恶性关系到治疗方案及手术方式的选择。

(二)临床表现

1. 甲状腺腺瘤

大部分患者无任何不适症状,无意中或体检时发现颈部肿块。多为单发,呈圆形或椭圆形,局限在一侧腺体内,位置常靠近甲状腺峡部,质地较软但较周围甲状腺组织硬,表面光滑,边界清楚,无压痛,能随吞咽上下移动。若乳头状囊性腺瘤因囊壁血管破裂而发生囊内出血,此时肿瘤体积可在短期内迅速增大,局部出现胀痛。

2. 甲状腺癌

发病初期多无明显症状,在甲状腺组织内出现单个、固定、质硬而凸凹不平的肿块。肿块逐渐增大,吞咽时肿块上下移动度减低。晚期常压迫喉返神经、气管、食管,出现声嘶、呼吸困难或吞咽困难。如压迫颈交感神经节,可产生 Horner 综合征,颈丛浅支受侵时可有耳、枕、肩等处疼痛。局部转移常在颈部,出现硬而固定的淋巴结,远处转移多见于扁骨(颅骨、椎骨、胸骨、盆骨等)和肺。有些患者的甲状腺肿块并不明显,而以颈、肺、骨骼的转移癌为突出症状。髓样癌由于肿瘤本身可产生激素样活性物质如 5-羟色胺和降钙素,患者可出现腹泻、心悸、颜面潮红和血钙降低等症状。还可伴有其他内分泌腺体的增生。患者常因无意中发现颈部肿块,病史较短或突然,或因较长时间颈部包块突然增大,对肿块的性质不明,担心恶变和预后,害怕手术。有的年轻女性则担心手术伤口影响美观。常出现焦虑、不安、紧张、失眠等。

(三)辅助检查

1. 放射性 ^{131}I 或 ^{99m}Tc 扫描

结节的放射性密度较周围正常甲状腺组织的放射性密度增高者为热结节,与正常相等者为温结节,较正常减弱者为凉结节,完全缺如者为冷结节。甲状腺腺瘤可表现为温结节、冷结节或凉结节,其边缘较清晰,也可能略模糊。甲状腺癌均为冷结节,边缘一般较模糊。热结节常提示为高功能腺瘤,一般不癌变。进一步鉴别冷结节的良恶性可用"亲肿瘤"放射性核素(^{131}Cs、^{75}Se、^{67}Ga)做甲状腺显影。

2. B 型超声检查

测定甲状腺大小,探测结节的位置、大小、数目及其与邻近组织的关系,区别结节的囊肿性或实体性。

3. 穿刺细胞学检查

一般不需局部麻醉,细针直接刺入结节,以 2～3 个不同方向穿刺抽吸,涂片。诊断正确率可高达 80%。

(四)护理措施

甲状腺腺瘤有引起甲亢(发生率为20%)和恶变(发生率为10%)的可能,原则上应早期手术切除。一般行患侧甲状腺大部切除,如腺瘤小可行单纯腺瘤切除。各型甲状腺癌因恶性程度、转移途径有所不同,治疗原则亦各异,可行患侧全部切除、对侧腺体大部切除、加行颈淋巴结清扫术,或放射性碘治疗等,手术的范围和疗效与肿瘤的病理类型有关,注意避免损伤神经,保护甲状旁腺。

1.术前护理

热情对待患者,了解其对所患疾病的感受和认识以及对准备接受的治疗方式的想法。告知甲状腺疾病的有关知识。说明手术的必要性、手术的方法、术后恢复过程及预后情况。教导患者练习手术时体位:将软枕垫于肩部,保持头低位。必要时,剃除其耳后毛发,以便行颈淋巴结清扫术。术前晚予以镇静催眠药,使其身心处于接受手术的最佳状态。

2.术后护理

(1)体位和生命体征:监测患者回病室后,取平卧位。如有引流管,予以正确连接引流装置。监测生命体征,尤其注意患者的呼吸、脉搏变化。血压平稳后,改半卧位,便于呼吸和引流。

(2)病情观察:了解患者的发音和吞咽情况,判断有无声音嘶哑或音调降低、误咽呛咳。及时发现创面敷料潮湿情况,估计渗血量,予以更换。注意引流液的量、颜色及变化,及早发现异常并通知医师。如血肿压迫气管,立即配合床旁抢救,切口拆线、清除血肿。

(3)行颈淋巴结清扫,创面较广泛,手术创伤较大,患者疼痛不适,可给予镇静止痛药,利于休息。注意水电解质的补充。如癌肿较大,长期压迫气管,造成气管软化,术后应尤其注意其呼吸情况,床边备无菌手套和气管切开包,发现窒息的威胁,立即配合医师行气管切开。

(4)饮食:病情平稳或全麻清醒后,可饮少量清水,如无不适,鼓励多进食或经吸管吸入便于吞咽的流质饮食,克服吞咽不适的困难,逐步过渡为稀软的半流质、软饭等,说明饮食营养对于切口愈合、机体修复的重要性。

(5)功能活动:卧床期间鼓励患者床上适当活动,促进全局血液循环。头颈部在制动一段时间后,可开始逐步活动,促进切口愈合。

第三节　乳腺疾病

一、概述

(一)乳房的解剖

成年妇女乳房是两个半球形的性征器官,位于胸大肌浅面,在第2～6肋骨水平的浅筋膜浅层和深层之间。

乳房的主要结构是腺体、导管、结缔组织和脂肪。每一乳房有15～20个腺叶。每一腺叶分成很多腺小叶,腺小叶由小乳管和腺泡组成。乳管开口于乳头,在靠近开口的1/3段略膨大,是乳管内乳头状瘤的好发部位。若病变侵犯导管,可导致乳头凹陷、位置不对称或溢液。腺叶间有许多与皮肤垂直的纤维束,上连接浅筋膜浅层,下连接浅筋膜深层,称为Cooper韧带,又称乳房悬韧带,起支持与固定乳房的作用。

乳房的淋巴网甚为丰富,淋巴转移是乳癌最主要的转移途径。

(二)乳腺的生理和病理

乳腺是许多内分泌腺的靶器官,其生理活动受腺垂体激素、肾上腺皮质激素和性激素的影响,呈周期性改变,其中雌激素可促进乳腺导管发育;孕激素促进腺泡发育;催乳素促进乳汁生成及分泌;催产素促进乳汁排出。生理性的变化包括:①随月经周期的变化,月经来潮前乳房稍微变大、胀痛、有硬结感,但月经后即可恢复。②妊娠期乳房变大、腺体明显增生、乳头变大、颜色变深、乳晕颜色加深;产后腺体缩小、乳房稍微下垂。③停经后,腺体逐渐萎缩,为脂肪组织代替。乳房变小、松弛、乳头周围的腺管容易触及。

二、乳房的评估

(一)健康史

(1)月经及生育史:月经初潮和闭经年龄、婚否、生育及哺乳史。

(2)末次月经的日期:乳房检查的最佳时期是在月经后的7～10天。

(3)在月经周期中是否有乳房肿胀感或疼痛,是否触及肿块以及肿块的位置、大小、出现时间、是否固定和疼痛等。

(4)乳头是否有分泌物以及分泌物的颜色、量、气味。

(5)妊娠、哺乳状况。

(6)是否了解乳房自我检查知识,是否实施,方法是否正确。

(7)遗传因素:母系近亲如母亲、外祖母及姐妹中有无乳癌患者。

(二)乳房检查方法

乳房检查可以早期发现乳房疾病。乳房检查时间一般选择在月经后7～10天,此时乳腺最松软,乳腺组织较薄,病变较易被检出。乳房检查应在光线明亮处,受检者端坐,放松胸部,双臂下垂,使两侧乳房充分暴露,检查时注意环境的隐私性。乳腺检查一般先查健侧,后查患侧。

1.视诊

视诊主要是观察两侧乳房的大小、外形、位置。

(1)乳房大小、形状,两侧是否对称,有无局限性隆起或凹陷。

(2)正常时双侧乳头对称,指向前方。若有乳头方向改变和位置高低改变,提示有乳腺病变。注意是否有凹陷(近期出现凹陷有意义)、位置改变(一般左侧乳头稍低,平第4肋间,有肿块牵拉可两侧乳头高低不一);是否有皲裂、渗出、溢液;乳晕有无糜烂、有无湿疹样改变。

(3)乳房皮肤,注意有无红肿(首先考虑化脓性炎症、大面积发红伴充血水肿应警惕炎性乳癌)、破溃、凹陷即"酒窝征"(乳房悬韧带受癌侵犯,Cooper韧带收缩而致)、橘皮征(癌细胞侵入表浅淋巴管引起阻塞,导致淋巴水肿)、浅表静脉是否扩张(单侧乳房浅表静脉扩张为晚期乳癌或肉瘤的征象;妊娠、哺乳或颈部静脉受压时为双侧)。

2.触诊

用手指掌面而不是指尖做触诊,不要用手抓捏乳房组织,应按顺序对乳房内上、内下、外下、外上象限及中央(乳头、乳晕)区做全面检查。轻挤乳头,观察有无溢液,若有溢液,依次挤压乳晕四周,并记录溢液来自哪个乳管。

(1)乳房发现肿块时,注意肿块有无压痛及与月经关系,数目、大小、硬度、外形是否整齐,边界是否清晰,表面是否光滑,有无粘连及活动度。

(2)腋窝淋巴结有四组即锁骨下上组、胸肌组、中央组、肩胛下组。

(三)特殊检查

(1)X线检查:钼靶X线及乳腺腺管造影术。

(2)其他检查:B超、热像图及红外线扫描。

(3)乳头溢液涂片。

(4)活组织病理检查:此方法最可靠。

三、急性乳腺炎的护理

急性乳腺炎是乳房的急性化脓性感染,多见于初产妇哺乳期,有积乳、乳头破损史。一般发生在产后3～4周。

(一)病因

急性乳腺炎的发病,有以下两个方面原因:①乳汁淤积。②细菌入侵,主要为金黄色葡萄球菌,乳头破损或皲裂是感染的主要途径。预防和治疗乳腺炎要从这两个病因着手。

(二)辅助检查

血白细胞计数及中性粒细胞比例均升高。化脓时诊断性脓肿穿刺抽出脓液。

(三)治疗原则

(1)患乳停止哺乳,用吸乳器吸净乳汁;热敷或理疗。

(2)用25% $MgSO_2$ 湿敷或采用中药水调散局部外敷。

(3)应用抗生素。

(4)脓肿形成后及时切开引流。

(5)出现乳瘘时(切口出现乳汁)需终止乳汁分泌,可口服已烯雌酚,每次1～2 mg,每天3次,共2～3天;或中药炒麦芽,每天60 g,煎服,分2次服用,连服2～3天。

(四)护理

1.评估

(1)临床表现。①局部表现:初期乳房肿胀疼痛,压痛性肿块,局部皮肤可有红热。若病情进一步发展,症状可加重,并形成脓肿,压之有波动感和疼痛,局部皮肤表面有脱屑,穿刺可抽出脓液。腋窝淋巴结肿大、疼痛。②全身表现:高热、寒战、食欲缺乏、全身不适、白细胞计数明显升高。

(2)健康史:患者有无乳头发育不良造成新生儿吸吮障碍,有无乳头破损等。

(3)心理和社会状态。

2.护理诊断

主要包括:①体温过高。②疼痛。③知识缺乏。

3.护理措施

(1)预防措施。①避免乳汁淤积:养成定时哺乳、婴儿不含乳头睡觉等良好的哺乳习惯;每次哺乳时尽量让婴儿吸净;哺乳后应清洗乳头。②在妊娠后期,每天用温水擦洗乳头;用手指按摩乳头,并用70%乙醇擦拭乳头,防止乳头破损。③妊娠期应经常用肥皂水及温水清洗两侧乳头;妊娠后期每天清洗;哺乳前后应清洗乳头,并应注意婴儿口腔卫生;如有乳头破损,应停止哺乳,定期排空乳汁,局部涂抗生素软膏,待伤口愈合后再哺乳。④妊娠期应每天挤捏、提拉乳头,多数乳头内陷者可以纠正,哺乳时有利于婴儿吸吮,防止乳汁淤积。

(2)炎症的护理措施:①适当休息,注意个人卫生;给予高热量、高蛋白、高维生素、低脂肪、易消化饮食,并注意水分的补充。②用乳罩托起肿大的乳房。③消除乳汁淤积,保持乳管通畅。患乳停止哺乳,用吸乳器吸净乳汁。④监测体温、脉搏、呼吸及白细胞计数的变化;注意用药反应,高热患者可给予物理降温。全身应用抗生素。⑤初期未成脓,局部理疗或热敷促进炎症吸收,每次20～30分钟,每天3～4次。⑥脓肿形成后及时切开引流,切开引流应注意,为避免损伤乳管,乳房浅部脓肿应循乳管方向做放射状(轮辐状)切口至乳晕处止,深部或乳房后脓肿沿乳房下缘做弧形切口,乳晕下脓肿应沿乳晕边沿做弧形切口,切开后要注意分离多房脓肿的房间隔膜以利引流,切口要大,位置要低,引流条要深入放置,术后保持伤口引流通畅,及切口敷料清洁等。出现乳瘘,须回乳,停止乳汁分泌,可服用中药炒麦芽、口服己烯雌酚或肌内注射苯甲酸雌二醇。

四、乳腺良性肿瘤的护理

(一)乳腺纤维腺瘤

以18～25岁发病最多。其发生与雌激素水平过高有关,故多见于性功能旺盛时期的年轻妇女。临床特点:①患者常无自觉症状,但妊娠及哺乳期时因受雌激素刺激可迅速增大。②肿块好发于乳房外上象限,多为单发。③肿块无压痛;质坚韧,有弹性和包膜,边界清楚,光滑,活动度大;无腋窝淋巴结肿大;肿块变化与月经周期无关。应早期手术切除,并行病理检查,以明确有无恶变。

(二)乳管内乳头状瘤

多见于经产妇,好发于40～50岁,多发生在大乳管近乳头的膨大部位。临床特点:以乳头血性溢液为主要临床特点,溢液为鲜血、血清样或浆液;肿块小,常不能触及,有时乳晕区可触及较小肿块。轻压乳晕区从乳头排出血性液体,对诊断有帮助。可行乳管X线造影及溢液涂片检查。应尽早手术切除,行肿块切除或单纯乳房切除。术中快速冷冻病理检查。

(三)乳房囊性增生病

好发于25～40岁的女性,其发生与卵巢功能失调有密切关系。临床特点如下。①周期性乳房胀痛:月经来潮前发生或加重,月经过后疼痛消失或减轻,胀痛程度不一。②一侧或双侧内有大小不等、质韧、边界不清的结节性肿块,可推动,与皮肤和基底不粘连。少数有轻压痛,偶有乳头溢液。腋窝淋巴结不肿大。③B超、X线、活组织切片等检查可助诊断。一般不做手术。症状明显者可口服药物,缓解疼痛;若病变严重或疑有恶变者,做活组织切片。

五、乳腺癌的护理

(一)病因

病因尚不清楚,易患因素有:①性激素变化。②激素因素作用,初潮早于12岁,绝经晚于50岁,未婚,未哺乳,35岁以上未育者发病率高。③遗传因素,母女关系高10倍、姐妹高2～3倍。④饮食习惯,高脂饮食者发病多,肥胖人发病率高。⑤癌前期病变,如乳房囊性增生病、乳腺纤维腺瘤及乳管内乳头状瘤等与乳癌发生也有关系。⑥其他因素,如放射线、致癌药物等。

(二)病理

1.乳腺癌分型

乳腺癌分型方法较多,目前我国多采用以下方法。

(1)非浸润性癌:包括导管内癌(癌细胞未突破导管壁基膜)、小叶原位癌(癌细胞未突破末梢乳管或腺泡基膜)及乳头湿疹样乳腺癌(伴发浸润性癌者,不在此列),属早期,预后较好。

(2)早期浸润性癌:包括早期浸润性导管癌(癌细胞突破管壁基膜,开始向间质浸润)及早期浸润性小叶癌(癌细胞突破末梢乳管或腺泡基膜,开始向间质浸润,但未超过小叶范围),仍属早期,预后较好。

(3)浸润性特殊癌:包括乳头状癌、髓样癌(伴大量淋巴细胞浸润)、小管癌(高分化腺癌)、腺样囊性癌、黏液腺癌、大汗腺样癌、鳞状细胞癌、乳头湿疹样癌等。此型癌细胞一般分化程度高,预后尚好。

(4)浸润性非特殊癌:包括浸润性小叶癌、浸润性导管癌、硬癌、髓样癌(无大量淋巴细胞浸润)、单纯癌、腺癌等。此类癌是乳腺癌中最常见的类型,占70%~80%,一般分化低,预后较上述类型差。

(5)其他罕见癌:包括分泌型(幼年型)癌、富脂质型(分泌脂质)癌、纤维腺瘤癌变、乳头状瘤癌变等。

2.转移途径

(1)局部扩散:癌细胞沿导管或筋膜间隙蔓延,继而侵及 Cooper 韧带和皮肤,后期可皮肤破溃形成癌性溃疡。深部癌肿可侵及胸肌筋膜及胸肌。

(2)淋巴转移:可循乳房淋巴液的4条输出途径扩散。转移部位与乳腺癌细胞原发部位有一定关系,原发癌灶位于乳头、乳晕区及乳房外侧者,约80%发生腋窝淋巴结转移;位于乳房内侧者,约70%发生胸骨旁淋巴结转移。癌细胞也可通过逆行途径转移到对侧腋窝或腹股沟淋巴结。

(3)血运转移:乳腺癌细胞可经淋巴途径进入静脉或直接侵入血液循环而发生远处转移。一般易侵犯肺、骨骼和肝脏。血运转移除见于晚期乳腺癌患者外,亦可见于早期乳腺癌患者。

(三)临床分期

临床上根据癌肿的大小,与皮肤粘连程度及腋窝淋巴结转移情况,将病程分为以下4期。

一期:肿块直径≤3 cm,与皮肤无粘连,无腋窝淋巴结肿大。

二期:肿块直径≤5 cm,与皮肤粘连,尚能推动,同侧腋窝有可活动散在肿大淋巴结。

三期:肿块直径>5 cm,与皮肤广泛粘连或有溃疡,与深部筋膜、胸肌粘连固定,同侧腋窝肿大淋巴结融合成团,但尚能推动。

四期:癌肿广泛扩散,与皮肤或胸肌、胸壁粘连固定,同侧腋窝肿大淋巴结已融合固定,或锁骨下淋巴结肿大,或有远处转移等。

(四)护理评估

1.临床表现

(1)乳房肿块:多见于外上象限,其次是乳头、乳晕和内上象限。早期表现为无痛、单发、质硬、表面不光滑、与周围组织分界不清、不易推动。一般无自觉症状,常于洗澡、更衣或查体时发现。

(2)皮肤改变:癌肿块侵犯 Cooper 韧带,可使韧带收缩而失去弹性,导致皮肤凹陷,即所谓"酒窝征";癌细胞阻塞皮下、皮内淋巴管,可引起局部淋巴水肿,皮肤呈"橘皮样"改变(晚期多见)。晚期,癌细胞侵入皮肤,可出现多个坚硬小结节,形成卫星结节,侵入背部、对侧胸壁,可限制呼吸,称铠甲胸;有时皮肤破溃形成溃疡呈菜花状。

(3)乳头改变:乳头扁平、回缩、凹陷;若外上象限癌肿可使乳头抬高;乳头深部癌肿侵入乳管使乳头凹陷、两侧乳头不对称等。

(4)区域淋巴结肿大:常为患侧腋窝淋巴结肿大。

(5)全身症状:早期一般无全身症状,晚期患者可有恶性肿瘤转移表现,如肺转移时出现胸痛、咳嗽、咯血、气急;骨转移时出现腰背痛、病理性骨折(椎体、骨盆、股骨);肝转移时出现肝大、黄疸等。

(6)特殊乳癌表现:①炎性乳癌少见,一般发生于年轻女性,尤其是在妊娠及哺乳期,发展迅速,转移早,预后极差。表现为乳房增大,皮肤红肿热痛,似急性炎症表现,触诊整个乳房肿大发硬,无明显局限性肿块。②乳头湿疹样癌(又称 Paget 病)少见,恶性程度低,发展慢。发生在乳头区大乳管内,后发展到乳头。表现为乳头刺痒、灼痛,湿疹样变,以后出现乳头、乳晕粗糙糜烂、脱屑,如湿疹样,进而形成溃疡。病变发展则乳头内陷、破损。淋巴转移出现晚。

(7)特殊检查:主要是疾病的特有检查及必要的术前检查。

2.健康史及个人史重点评估危险因素

内容包括既往史、月经史、生育史与哺乳史、家族史、乳腺外伤史、手术史、内分泌治疗史、盆腔手术史、甲状腺疾病史等。

(五)治疗

以手术为主的综合治疗。手术术式包括乳癌标准根治术、乳癌改良根治术、乳癌扩大根治术及乳房单纯切除或部分切除术。

1.手术治疗

(1)乳癌标准根治术:切除乳腺＋癌肿周围至少 5 cm 皮肤＋乳腺周围脂肪,胸大、小肌和筋膜＋腋窝、锁骨下脂肪组织后和淋巴结,适用于一、二期的患者。

(2)乳癌改良根治术:单纯乳腺切除,同时做腋窝淋巴结清扫,保留胸肌,适用于腋窝淋巴结无转移或仅少数尚能推动淋巴结转移的患者。

(3)乳癌扩大根治术:根治术＋2～4 肋软骨及肋间肌＋胸廓内动静脉及周围淋巴结,适用于肿瘤靠内侧的早期有胸骨旁淋巴结转移的患者。

(4)乳房单纯切除或部分切除术:全部或部分切除乳房,适用于晚期或年老体弱不能耐受根治术者。

2.化疗

化疗是一种必要的全身辅助治疗,应在手术后及早应用。主要化疗反应有呕吐、静脉炎、肝功能异常、骨髓抑制等。化疗期间应定期检查肝肾功能,每次化疗前检查白细胞计数,如白细胞计数$<3\times10^9/L$,应延长用药间隔时间。

3.放疗

放疗是乳腺癌局部治疗手段之一,以防止术后复发。①术前放疗可用于局部进展期乳癌,杀灭癌肿周围的癌细胞。②术后放疗可减少腋窝淋巴结阳性患者的局部复发率,提高 5 年生存率。③一般术后2～3周进行放疗,在锁骨上胸骨旁以及腋窝等区域进行照射,可缓解症状。

4.激素治疗

对激素依赖的乳癌可进行内分泌治疗。①去势治疗:年轻妇女可采用卵巢去势治疗,包括药物、手术或 X 线照射卵巢去势。②抗雌激素治疗:适用于绝经前后妇女,常用他莫昔芬(三苯氧胺)。③雌激素治疗:适用绝经 5 年以上的患者。

(六)护理

1.护理诊断

主要包括自我形象紊乱、体液过多、上肢活动受限、知识缺乏、潜在并发症。

2.护理措施

(1)监测生命体征,尤其是扩大根治术患者注意呼吸,及时发现气胸(胸闷、呼吸困难),鼓励患者深呼吸,有效咳嗽,防止肺部并发症。

（2）引流管接负压吸引，妥善固定，保持通畅；观察引流液的量、颜色，注意有无出血。一般引流管在术后3天拔除。若出现积血积液，可在无菌操作下穿刺抽液，然后加压包扎。

（3）麻醉清醒后取半卧位，有效止痛。

（4）用弹性绷带加压包扎伤口；松紧合适；观察患侧手臂血液循环情况。如包扎过紧，可出现脉搏扪不清，皮肤发紫、发冷等；术后3天内患肢肩关节制动，防止腋窝皮瓣移动而影响伤口愈合。

（5）抬高患肢，并按摩，适当活动；保护患肢，避免意外伤害；不在患肢量血压、注射及抽血，患肢负重不宜过大，不宜用强力洗涤剂，不宜戴首饰或手表。

（6）功能锻炼：无特殊情况应早期进行功能锻炼，术后24小时内开始活动手指及腕部，可做伸指、握拳、屈腕等活动；3～5天活动患肢肘关节；7天后活动肩部，鼓励患者自己进食、梳理头发、洗脸等活动；10天左右进行手指爬墙活动、画圈、滑轮运动、手臂摇摆运动、用患侧手梳头或经头顶摸至对侧耳郭等。原则是进行上肢活动在7天以后，7天之内不要上举，10天之内不外展，上肢负重不宜过大过久。

（7）健康教育：①患肢功能锻炼。②保护伤口，避免外伤，患肢不能过多负重。③遵医嘱继续化疗及放疗。④手术后5年之内避免妊娠。⑤定期检查，每月进行健侧乳房自我检查。

六、乳腺疾病的健康教育

（一）乳房自我检查

1.视诊

脱去上衣，面对穿衣镜，两臂下垂放在身体两侧，观察两侧乳房的大小、形状，轮廓是否对称，有无局限性隆起、凹陷或橘皮样改变；乳头有无回缩、抬高及分泌物；乳晕有无湿疹。然后改换体位，双手撑腰、上举、稍微侧身，从不同角度观察上述内容。

2.触诊

平卧或侧卧触摸乳房，乳房较小者平卧，乳房较大者侧卧，肩下垫软薄枕，左手手臂置于头下，右手手指并拢，用手指掌面轻柔平按，触摸左侧乳房，切忌重按或抓捏。检查一般是从乳房内上、内下、外下、外上象限，最后触摸乳房中央（乳头、乳晕）区。注意乳头有无溢液。然后左臂放下，用右手触摸左侧腋窝淋巴结有无肿大。

用同样的方法检查另一侧。如发现肿块，应及时到医院做进一步检查，以便明确诊断。

（二）乳癌根治术后康复指导

（1）保护伤口处皮肤，患侧上肢避免搬、提重物。

（2）遵医嘱定期复查，按时放疗及化疗。

（3）继续功能锻炼，改善患肢功能。

（4）每月行乳房自我检查。

（5）术后5年内避免妊娠。

第四节　胃十二指肠损伤

一、概述

由于有肋弓保护且活动度较大，柔韧性较好，壁厚，钝挫伤时胃很少受累，只有胃膨胀时偶有发生。上腹或下胸部的穿透伤则常导致胃损伤,多伴有肝、脾、横膈及胰等损伤。胃镜检查及吞入锐利异物或吞入酸、碱等腐蚀性毒物也可引起穿孔,但很少见。十二指肠损害是由于上中腹部受到间接暴力或锐器的直接刺伤而引起的,缺乏典型的腹膜炎症状和体征,术前诊断困难,漏诊率高,多伴有腹部脏器合并伤,病死率高,术后并发症多,肠瘘发生率高。

二、护理评估

(一)健康史

详细询问患者、现场目击者或陪同人员,以了解受伤的时间、地点、环境,受伤的原因、外力的特点、大小和作用方向,坠跌高度;了解受伤前后饮食及排便情况,受伤时的体位,有无防御,伤后意识状态、症状、急救措施、运送方式;了解既往史及手术史。

(二)临床表现

(1)胃损伤若未波及胃壁全层,可无明显症状。若全层破裂,由于胃酸有很强的化学刺激性,可立即出现剧痛及腹膜刺激征。当破裂口接近贲门或食管时,可因空气进入纵隔而呈胸壁下气肿。较大的穿透性胃损伤时,可自腹壁流出食物残渣、胆汁和气体。

(2)十二指肠破裂后,因有胃液、胆汁及胰液进入腹腔,早期即可发生急性弥漫性腹膜炎,有剧烈的刀割样持续性腹痛伴恶心、呕吐,腹部检查可见有舟状腹、腹膜刺激征症状。

(三)辅助检查

1.疑有胃损伤者,应置胃管

若自胃内吸出血性液体或血性物质者可确诊。

2.腹腔穿刺术和腹腔灌洗术

腹腔穿刺抽出不凝血液、胆汁,灌洗吸出 10 mL 以上肉眼可辨的血性液体,即为阳性结果。

3.X 线检查

腹部 X 线片可显示腹膜后组织积气、肾脏轮廓清晰、腰大肌阴影模糊不清等有助于腹膜后十二指肠损伤的诊断。

4.CT 检查

可显示少量的腹膜后积气和渗至肠外的造影剂。

(四)治疗原则

抗休克和及时、正确的手术处理是治疗的两大关键。

(五)心理、社会因素

胃十二指肠外伤性损伤多数在意外情况下发生,患者出现突发外伤后易出现紧张、痛苦、悲哀、恐惧等心理变化,担心手术成功及疾病预后。

三、护理问题

(一)疼痛

与胃肠破裂、腹水、腹膜刺激征有关。

(二)组织灌注量不足

与大量失血、失液,严重创伤,有效循环血量减少有关。

(三)焦虑或恐惧

与经历意外及担心预后有关。

（四）潜在并发症

出血、感染、肠瘘、低血容量性休克。

四、护理目标

（1）患者疼痛减轻。

（2）患者血容量得以维持，各器官血供正常、功能完整。

（3）患者焦虑或恐惧减轻或消失。

（4）护士密切观察病情变化，如发现异常，及时报告医师，并配合处理。

五、护理措施

（一）一般护理

1.预防低血容量性休克

吸氧、保暖、建立静脉通道，遵医嘱输入温热生理盐水或乳酸盐林格液，抽血查全血细胞计数、血型和交叉配血。

2.密切观察病情变化

每15～30分钟应评估患者情况。评估内容包括意识状态、生命体征、肠鸣音、尿量、氧饱和度、有无呕吐、肌紧张和反跳痛等。观察胃管内引流物颜色、性质及量，若引流出血性液体，提示有胃、十二指肠破裂的可能。

3.术前准备

胃、十二指肠破裂大多需要手术处理，故患者入院后，在抢救休克的同时，尽快完成术前准备工作，如备皮、备血、插胃管及留置尿管、做好抗生素皮试等，一旦需要，可立即实施手术。

（二）心理护理

评估患者对损伤的情绪反应，鼓励他们说出自己内心的感受，帮助建立积极有效的应对措施。向患者介绍有关病情、损伤程度、手术方式及疾病预后，鼓励患者，告诉患者良好的心态、积极的配合有利于疾病早日康复。

（三）术后护理

1.体位

患者意识清楚、病情平稳，给予半坐卧位，有利于引流及呼吸。

2.禁食、胃肠减压

观察胃管内引流液颜色、性质及量，若引流出血性液体，提示有胃、十二指肠再出血的可能。十二指肠创口缝合后，胃肠减压管置于十二指肠腔内，使胃液、肠液、胰液得到充分引流，一定要妥善固定，避免脱出。一旦脱出，要在医师的指导下重新置管。

3.严密监测生命体征

术后15～30分钟监测生命体征直至患者病情平稳。注意肾功能的改变，胃十二指肠损伤后，特别有出血性休克时，肾脏会受到一定的损害，尤其是严重腹部外伤伴有重度休克者，有发生急性肾功能障碍的危险，所以，术后应密切注意尿量，争取保持每小时尿量在 50 mL 以上。

4.补液和营养支持

根据医嘱，合理补充水、电解质和维生素，必要时输新鲜血、血浆，维持水、电解质、酸碱平衡。给予肠内、外营养支持，促进合成代谢，提高机体防御能力。继续应用有效抗生素，控制腹腔内感染。

5.术后并发症的观察和护理

(1)出血:如胃管内 24 小时内引流出新鲜血液＞300 mL,提示吻合口出血,要立即配合医师给予胃管内注入凝血酶粉、冰盐水洗胃等止血措施。

(2)肠瘘:患者术后持续低热或高热不退,腹腔引流管中引流出黄绿色或褐色渣样物,有恶臭或引流出大量气休,提示肠瘘发生,要配合医师进行腹腔双套管冲洗,并做好相应护理。

(四)健康教育

(1)讲解术后饮食注意事项,当患者胃肠功能恢复,一般 3～5 天后开始恢复饮食,由流质逐步恢复至半流质、普食,进食高蛋白、高能量、易消化饮食,增强抵抗力,促进愈合。

(2)行全胃切除或胃大部分切除术的患者,因胃肠吸收功能下降,要及时补充微量元素和维生素等营养素,预防贫血、腹泻等并发症。

(3)避免工作过于劳累,注意劳逸结合。讲明饮酒、抽烟对胃、十二指肠疾病的危害性。

(4)避免长期大量服用非甾体抗炎药,如布洛芬等,以免引起胃肠道黏膜损伤。

第五节　脾脏破裂

一、概述

脾脏是一个血供丰富而质脆的实质性器官,脾脏是腹部脏器中最容易受损伤的器官,发生率几乎占各种腹部损伤的 40%。它被与其包膜相连的诸韧带固定在左上腹的后方,尽管有下胸壁、腹壁和膈肌的保护,但外伤暴力很容易使其破裂引起内出血。以真性破裂多见,约占 85%。根据不同的病因,脾破裂分成两大类:①外伤性破裂,占绝大多数,都有明确的外伤史,裂伤部位以脾脏的外侧凸面为多,也可在内侧脾门处,主要取决于暴力作用的方向和部位。②自发性破裂,极少见,且主要发生在病理性肿大(门静脉高压症、血吸虫病、淋巴瘤等)的脾脏。如仔细追询病史,多数仍有一定的诱因,如剧烈咳嗽、打喷嚏或突然改变体位等。

二、护理评估

(一)健康史

了解患者腹部损伤的时间、地点及致伤源、伤情、就诊前的急救措施、受伤至就诊之间的病情变化,如果患者神志不清,应询问目击人员。患者一般有上腹火器伤、锐器伤或交通事故、工伤等外伤史或病理性(门静脉高压症、血吸虫病、淋巴瘤等)的脾脏肿大病史。

(二)临床表现

脾脏破裂的临床表现以内出血及腹膜刺激征为特征,并常与出血量和出血速度密切相关。出血量大而速度快者很快就出现低血容量性休克,伤情十分危急;出血量少而慢者症状轻微,除左上腹轻度疼痛外,无其他明显体征,不易诊断。随着时间的推移,出血量越来越大,才出现休克前期的表现,继而发生休克。由于血液对腹膜的刺激而有腹痛,起始在左上腹,慢慢涉及全腹,但仍以左上腹最为明显,同时有腹部压痛、反跳痛和腹肌紧张。

(三)诊断及辅助检查

创伤性脾脏破裂的诊断主要依赖:①损伤病史或病理性脾大病史。②临床有内出血的表现。

③腹腔诊断性穿刺抽出不凝固血液。④对诊断确有困难、伤情允许的病例,采用腹腔灌洗、B型超声、核素扫描、CT或选择性腹腔动脉造影等帮助明确诊断。B型超声检查是一种常用检查,可明确脾脏破裂程度。⑤实验室检查发现红细胞、血红蛋白和血细胞比容进行性降低,提示有内出血。

(四)治疗原则

随着对脾功能认识的深化,在坚持"抢救生命第一,保留脾脏第二"的原则下,尽量保留脾脏的原则已被绝大多数外科医师接受。彻底查明伤情后尽可能保留脾脏,方法有生物胶黏合止血、物理凝固止血、单纯缝合修补、部分脾切除等,必要时行全脾切除术。

(五)心理、社会因素

导致脾脏破裂的原因均是意外,患者痛苦大、病情重,且在创伤、失血之后,处于紧张状态,患者常有恐惧、急躁、焦虑,甚至绝望,又担心手术能否成功,对手术产生恐惧心理。

三、护理问题

(一)体液不足

这与损伤致腹腔内出血、失血有关。

(二)组织灌注量减少

这与导致休克的因素依然存在有关。

(三)疼痛

这与脾部分破裂、腹腔内积血有关。

(四)焦虑或恐惧

这与意外创伤的刺激、出血及担心预后有关。

(五)潜在并发症

出血。

四、护理目标

(1)患者体液平衡能得到维持,不发生失血性休克。

(2)患者神志清楚,四肢温暖、红润,生命体征平稳。

(3)患者腹痛缓解。

(4)患者焦虑或恐惧程度缓解。

(5)护士要密切观察病情变化,如发现异常,及时报告医师,并配合处理。

五、护理措施

(一)一般护理

1.严密观察监护患者病情变化

把患者的脉率、血压、神志、血氧饱和度(SaO_2)及腹部体征作为常规监测项目,建立治疗时的数据,为动态监测患者生命体征提供依据。

2.补充血容量

建立两条静脉通路,快速输入平衡盐液、血浆或代用品,扩充血容量,维持水、电解质及酸碱平衡,改善休克状态。

3.保持呼吸道通畅

及时吸氧,改善因失血而导致的机体缺氧状态,改善有效通气量,并注意清除口腔中异物、义齿,防止误吸,保持呼吸道通畅。

4.密切观察患者尿量变化

怀疑脾脏破裂患者应常规留置导尿管,观察单位时间的尿量,如尿量>30 mL/h,说明患者休克已纠正或处于代偿期。如尿量<30 mL/h甚至无尿,则提示患者已进入休克或肾衰竭期。

5.术前准备

观察中如发现继续出血(48小时内输血超过1 200 mL)或有其他脏器损伤,应立即做好药物皮试、备血、腹部常规备皮等术前准备。

(二)心理护理

对患者要耐心做好心理安抚,让患者知道手术的目的、意义及手术效果,消除紧张恐惧心理,还要尽快通知家属并取得其同意和配合,使患者和家属都有充分的思想准备,积极主动配合抢救和治疗。

(三)术后护理

1.体位

术后应去枕平卧,头偏向一侧,防止呕吐物吸入气管,如清醒后血压平稳,病情允许可采取半卧位,以利于腹腔引流。患者不得过早起床活动。一般需卧床休息10~14天。以B超或CT检查为依据,观察脾脏愈合程度,确定能否起床活动。

2.密切观察生命体征变化

按时测血压、脉搏、呼吸、体温,观察再出血倾向。部分脾切除患者,体温持续2~3周在38~40 ℃,化验检查白细胞计数不高,称为"脾热"。对"脾热"的患者,按高热护理及时给予物理降温,并补充水和电解质。

3.管道护理

保持大静脉留置管输液通畅,保持无菌,定期消毒。保持胃管、导尿管及腹腔引流管通畅,妥善固定,防止脱落,注意引流物的量及性状的变化。若引流管引流出大量的新鲜血性液体,提示活动性出血,及时报告医师处理。

4.改善机体状况,给予营养支持

术后保证患者有足够的休息和睡眠,禁食期间补充水、电解质,避免酸碱平衡失调,肠功能恢复后方可进食。应给予高热量、高蛋白、高维生素饮食,静脉滴注复方氨基酸、血浆等,保证机体需要,促进伤口愈合,减少并发症。

(四)健康教育

(1)患者住院2~3周后出院,出院时复查CT或B超,嘱患者每月复查1次,直至脾损伤愈合,脾脏恢复原形态。

(2)嘱患者若出现头晕、口干、腹痛等不适,均应停止活动并平卧,及时到医院检查治疗。

(3)继续注意休息,脾损伤未愈合前避免体力劳动,避免剧烈运动,如弯腰、下蹲、骑摩托车等。注意保护腹部,避免外力冲撞。

(4)避免增加腹压,保持排便通畅,避免剧烈咳嗽。

(5)脾切除术后,患者免疫力低下,注意保暖,预防感冒,避免进入拥挤的公共场所。坚持锻炼身体,提高机体免疫力。

第六节　小肠破裂

一、概述

小肠是消化管中最长的一段肌性管道,也是消化与吸收营养物质的重要场所。人类小肠全长 3～9 m,但个体差异较大。小肠可分为十二指肠、空肠和回肠三部分,十二指肠属上消化道,空肠及其以下肠段属下消化道。

各种外力的作用所致的小肠穿孔称为小肠破裂。小肠破裂在战时和平时均较常见,多见于交通事故、工矿事故、生活事故如坠落、挤压、刀伤和火器伤。小肠可因穿透性与闭合性损伤造成肠管破裂或肠系膜撕裂。小肠占满整个腹部,又无骨骼保护,因此易于受到损伤。由于小肠壁厚,血运丰富,故无论是穿孔修补或肠段切除吻合术,其成功率均较高,发生肠瘘的概率少。

二、护理评估

(一)健康史

了解患者腹部损伤的时间、地点及致伤源、伤情、就诊前的急救措施、受伤至就诊之间的病情变化,如果患者神志不清,应询问目击人员。

(二)临床表现

小肠破裂后在早期即产生明显的腹膜炎的体征,这是因为肠管破裂肠内容物溢出至腹腔所致。症状以腹痛为主,程度轻重不同,可伴有恶心及呕吐,腹部检查肠鸣音消失,腹膜刺激征明显。

小肠损伤初期一般均有轻重不等的休克症状。休克的深度除与损伤程度有关外,主要取决于内出血的多少,表现为面色苍白、烦躁不安、脉搏细速、血压下降、皮肤发冷等。若为多发性小肠损伤或肠系膜撕裂大出血,可迅速发生休克并进行性恶化。

(三)辅助检查

1.实验室检查

白细胞计数升高说明腹腔炎症;血红蛋白含量取决于内出血的程度,内出血少时变化不大。

2.X 线检查

X 线透视或摄片,检查有无气腹征与肠麻痹的征象,因为一般情况下小肠内气体很少,且损伤后伤口很快被封闭,不但膈下游离气体少见,且使一部分患者早期症状隐匿。因此,气腹征阳性有诊断价值,但阴性结果也不能排除小肠破裂。

3.腹部 B 超检查

对小肠及肠系膜血肿、腹水均有重要的诊断价值。

4.CT 或磁共振检查

对小肠损伤有一定诊断价值,而且可对其他脏器进行检查,有时可能发现一些未曾预料的损伤,有助于减少漏诊。

5.腹腔穿刺

有胆汁或混浊的液体,说明肠破裂,穿刺液中白细胞计数、淀粉酶含量均升高。

(四)治疗原则

小肠破裂一旦确诊,应立即进行手术治疗。手术方式以简单修补为主。肠管损伤严重时,则应做部分小肠切除吻合术。

（五）心理、社会因素

小肠损伤大多在意外情况下发生，加之伤口、出血及内脏脱出的视觉刺激和对预后的担忧，患者多表现为紧张、焦虑、恐惧。应了解其患病后的心理反应，对本病的认知程度和心理承受能力，家属及亲友对其支持情况、经济承受能力等。

三、护理问题

（一）有体液不足的危险

这与创伤致腹腔内出血、体液过量丢失、渗出及呕吐有关。

（二）焦虑、恐惧

这与意外创伤的刺激、疼痛、出血、内脏脱出的视觉刺激及担心疾病的预后等有关。

（三）体温过高

这与腹腔内感染毒素吸收和伤口感染等因素有关。

（四）疼痛

这与小肠破裂或手术有关。

（五）潜在并发症

腹腔感染、肠瘘和失血性休克。

（六）营养失调，低于机体需要量

这与消化道的吸收面积减少有关。

四、护理目标

（1）患者体液平衡得到维持，生命体征稳定。

（2）患者情绪稳定，焦虑或恐惧减轻，主动配合医护工作。

（3）患者体温维持正常。

（4）患者主诉疼痛有所缓解。

（5）护士密切观察病情变化，如发现异常，及时报告医师，并配合处理。

（6）患者体重不下降。

五、护理措施

（一）一般护理

1.伤口处理

对开放性腹部损伤者，妥善处理伤口，及时止血和包扎固定。若有肠管脱出，可用消毒或清洁器皿覆盖保护后再包扎，以免肠管受压、缺血而坏死。

2.病情观察

密切观察生命体征的变化，每15分钟测定脉搏、呼吸、血压1次。重视患者的主诉，若主诉心悸、脉快、出冷汗等，及时报告医师。不注射止痛药（诊断明确者除外），以免掩盖伤情。不随意搬动伤者，以免加重病情。

3.腹部检查

每30分钟检查1次腹部体征，注意腹膜刺激征的程度和范围变化。

4.禁食和灌肠

禁食和灌肠可避免肠内容物进一步溢出，造成腹腔感染或加重病情。

5.补充液体和营养

注意纠正水、电解质及酸碱平衡失调,保证输液通畅,对伴有休克或重症腹膜炎的患者可进行中心静脉补液,这不仅可以保证及时大量的液体输入,而且有利于中心静脉压的监测,根据患者具体情况,适量补给全血、血浆或人血清蛋白,尽可能补给足够的热量和蛋白质、氨基酸及维生素等。

(二)心理护理

关心患者,加强交流,讲解相关病情、治疗方式及预后,使患者了解自己的病情,消除患者的焦虑和恐惧,保持良好的心理状态,并与其一起制订合适的应对机制,鼓励患者,增加治疗的信心。

(三)术后护理

1.妥善安置患者

麻醉清醒后取半卧位,有利于腹腔炎症的局限,改善呼吸状态。了解手术的过程,查看手术的部位,对引流管、输液管、胃管及氧气管等进行妥善固定,做好护理记录。

2.监测病情

观察患者血压、脉搏、呼吸、体温的变化。注意腹部体征的变化。适当应用止痛药,减轻患者的不适。若切口疼痛明显,应检查切口,排除感染。

3.引流管的护理

腹腔引流管保持通畅,准确记录引流液的性状及量。腹腔引流液应为少量血性液体,若为绿色或褐色渣样物,应警惕腹腔内感染或肠瘘的发生。

4.饮食

继续禁食、胃肠减压,待肠功能逐渐恢复、肛门排气后,方可拔除胃肠减压管。拔除胃管当天可进清流质,第 2 天进流质,第 3 天进半流质,逐渐过渡到普食。

5.营养支持

维持水、电解质和酸碱平衡,增加营养。维生素主要是在小肠被吸收,小肠部分切除后,要及时补充维生素 C、维生素 D、维生素 K 和复合维生素 B 等维生素和微量元素钙、镁等,可经静脉、肌内注射或口服进行补充,预防贫血,促进伤口愈合。

(四)健康教育

(1)注意饮食卫生,避免暴饮暴食,进易消化食物,少食刺激性食物,避免腹部受凉和饭后剧烈活动,保持排便通畅。

(2)注意适当休息,加强锻炼,增加营养,特别是回肠切除的患者要长期定时补充维生素 B_{12} 等营养素。

(3)定期门诊随访。若有腹痛、腹胀、停止排便及伤口红、肿、热、痛等不适,应及时就诊。

(4)加强社会宣传,增进劳动保护、安全生产、安全行车、遵守交通规则等知识,避免损伤等意外的发生。

(5)普及各种急救知识,在发生意外损伤时,能进行简单的自救或急救。

(6)无论腹部损伤的轻重,都应经专业医务人员检查,以免贻误诊治。

第七节　肠梗阻

肠腔内容物不能正常运行或通过肠道发生障碍时,称为肠梗阻,是外科常见的急腹症之一。

一、疾病概要

(一)病因和分类

1.按梗阻发生的原因分类

(1)机械性肠梗阻:最常见,是由各种原因引起的肠腔变窄、肠内容物通过障碍。主要原因:①肠腔堵塞,如寄生虫、粪块、异物等。②肠管受压,如粘连带压迫、肠扭转、嵌顿性疝等。③肠壁病变,如先天性肠道闭锁、狭窄、肿瘤等。

(2)动力性肠梗阻:较机械性肠梗阻少见。肠管本身无病变,梗阻原因是神经反射和毒素刺激引起肠壁功能紊乱,致肠内容物不能正常运行。可分为:①麻痹性肠梗阻,常见于急性弥散性腹膜炎、腹部大手术、腹膜后血肿或感染等。②痉挛性肠梗阻,由于肠壁肌肉异常收缩所致,常见于急性肠炎或慢性铅中毒。

(3)血运性肠梗阻:较少见。由于肠系膜血管栓塞或血栓形成,使肠管血运障碍,继而发生肠麻痹,肠内容物不能通过。

2.按肠管血运有无障碍分类

(1)单纯性肠梗阻:无肠管血运障碍。

(2)绞窄性肠梗阻:有肠管血运障碍。

3.按梗阻发生的部位分类

高位性肠梗阻(空肠上段)和低位性肠梗阻(回肠末段和结肠)。

4.按梗阻的程度分类

完全性肠梗阻(肠内容物完全不能通过)和不完全性肠梗阻(肠内容物部分可通过)。

5.按梗阻病情的缓急分类

急性肠梗阻和慢性肠梗阻。

(二)病理生理

1.肠管局部的病理生理变化

(1)肠蠕动增强:单纯性机械性肠梗阻,梗阻以上的肠蠕动增强,以克服肠内容物通过障碍。

(2)肠管膨胀:肠腔内积气、积液所致。

(3)肠壁充血水肿、血运障碍,严重时可导致坏死和穿孔。

2.全身性病理生理变化

(1)体液丢失和电解质、酸碱平衡失调。

(2)全身性感染和毒血症,甚至发生感染中毒性休克。

(3)呼吸和循环功能障碍。

(三)临床表现

1.症状

(1)腹痛:单纯性机械性肠梗阻的特点是阵发性腹部绞痛;绞窄性肠梗阻表现为持续性剧烈腹痛

伴阵发性加剧;麻痹性肠梗阻呈持续性胀痛。

(2)呕吐:早期常为反射性,呕吐胃内容物,随后因梗阻部位不同,呕吐的性质各异。高位肠梗阻呕吐出现早且频繁,呕吐物主要为胃液、十二指肠液、胆汁;低位肠梗阻呕吐出现晚,呕吐物常为粪样物;若呕吐物为血性或棕褐色,常提示肠管有血运障碍;麻痹性肠梗阻呕吐多为溢出性。

(3)腹胀:高位肠梗阻一般腹胀不明显;低位肠梗阻及麻痹性肠梗阻则腹胀明显。

(4)停止肛门排气排便:完全性肠梗阻时,患者多停止排气、排便,但在梗阻早期,梗阻以下肠管内尚存的气体或粪便仍可排出。

2.体征

(1)腹部:视诊,单纯性机械性肠梗阻可见腹胀、肠型和异常蠕动波,肠扭转时腹胀多不对称;触诊,单纯性肠梗阻可有轻度压痛但无腹膜刺激征,绞窄性肠梗阻可有固定压痛和腹膜刺激征;叩诊,绞窄性肠梗阻时腹腔有渗液,可有移动性浊音;听诊,机械性肠梗阻肠鸣音亢进,可闻及气过水声或金属音,麻痹性肠梗阻肠鸣音减弱或消失。

(2)全身:单纯性肠梗阻早期多无明显全身性改变,梗阻晚期可有口唇干燥、眼窝凹陷、皮肤弹性差、尿少等脱水征。严重脱水或绞窄性肠梗阻时,可出现脉搏细速、血压下降、面色苍白、四肢发冷等中毒和休克征象。

3.辅助检查

(1)实验室检查:肠梗阻晚期,血红蛋白计数和血细胞比容升高,并有水、电解质及酸碱平衡失调。绞窄性肠梗阻时,白细胞计数和中性粒细胞比例明显升高。

(2)X线检查:一般在肠梗阻发生4～6小时后,立位或侧卧位X线片可见肠胀气及多个液气平面。

(四)治疗原则

1.一般治疗

(1)禁食。

(2)胃肠减压:是治疗肠梗阻的重要措施之一。通过胃肠减压,吸出胃肠道内的气体和液体,从而减轻腹胀、降低肠腔内压力,改善肠壁血运,减少肠腔内的细菌和毒素。

(3)纠正水、电解质及酸碱平衡失调。

(4)防治感染和中毒。

(5)其他:对症治疗。

2.解除梗阻

解除梗阻分为非手术治疗和手术治疗两大类。

(五)常见肠梗阻

1.粘连性肠梗阻

粘连性肠梗阻是肠粘连或肠管被粘连带压迫所致的肠梗阻,较为常见。主要是由于腹部手术、炎症、创伤、出血、异物等所致。以小肠梗阻为多见,多为单纯性不完全性梗阻。粘连性肠梗阻多采取非手术治疗,如无效或发生绞窄性肠梗阻时应及时手术治疗。

2.肠扭转

肠扭转指一段肠管沿其系膜长轴旋转而形成的闭袢性肠梗阻,常发生于小肠,其次是乙状结肠。
①小肠扭转:多见于青壮年,常在饱餐后立即进行剧烈活动时发病。表现为突发腹部绞痛,呈持续性

伴阵发性加剧,呕吐频繁,腹胀不明显。②乙状结肠扭转:多见于老年人,常有便秘习惯,表现为腹部绞痛,明显腹胀,呕吐不明显。肠扭转是较严重的机械性肠梗阻,可在短时间内发生肠绞窄、坏死,一经诊断,应行急症手术治疗。

3.肠套叠

肠套叠指一段肠管套入与其相连的肠管内,以回结肠型(回肠末端套入结肠)最多见。肠套叠多见于2岁以下婴幼儿。典型表现为阵发性腹痛、果酱样血便和腊肠样肿块(多位于右上腹),右下腹触诊有空虚感。X线空气或钡剂灌肠检查显示空气或钡剂在结肠内受阻,梗阻端的钡剂影像呈"杯口状"或"弹簧状"阴影。早期肠套叠可试行空气灌肠复位,无效者或病期超过48小时,怀疑有肠坏死或肠穿孔者,应行手术治疗。

4.蛔虫性肠梗阻

由于蛔虫聚集成团并刺激肠管痉挛致肠腔堵塞,多见于2～10岁儿童,驱虫不当常为诱因。主要表现为阵发性脐部周围腹痛,伴呕吐,腹胀不明显。部分患者腹部可触及变形、变位的条索状团块。少数患者可并发肠扭转或肠壁坏死穿孔,蛔虫进入腹腔引起腹膜炎。单纯性蛔虫堵塞多采用非手术治疗,包括解痉止痛、禁食、酌情胃肠减压、输液、口服植物油驱虫等,若无效或并发肠扭转、腹膜炎时,应行手术取虫。

二、护理诊断/问题

(一)疼痛

疼痛与肠内容物不能正常运行或通过障碍有关。

(二)体液不足

体液不足与呕吐、禁食、胃肠减压、肠腔积液有关。

(三)潜在并发症

肠坏死、腹腔感染、休克。

三、护理措施

(一)非手术治疗的护理

(1)饮食:禁食,梗阻缓解12小时后可进少量流质,忌甜食和牛奶;48小时后可进半流质。

(2)胃肠减压,做好相关护理。

(3)体位:生命体征稳定者可取半卧位。

(4)解痉挛、止痛:若无肠绞窄或肠麻痹,可用阿托品解除痉挛、缓解疼痛,禁用吗啡类止痛药,以免掩盖病情。

(5)输液:纠正水、电解质和酸碱失衡,记录24小时出入液量。

(6)防治感染和中毒:遵照医嘱应用抗生素。

(7)严密观察病情变化:出现下列情况时应考虑有绞窄性肠梗阻的可能,应及早采取手术治疗。①腹痛发作急骤,为持续性剧烈疼痛,或在阵发性加重之间仍有持续性腹痛,肠鸣音可不亢进。②早期出现休克。③呕吐早、剧烈而频繁。④腹胀不对称,腹部有局部隆起或触及有压痛的包块。⑤明显的腹膜刺激征,体温升高、脉快、白细胞计数和中性粒细胞比例增高。⑥呕吐物、胃肠减压抽出液、肛门排出物为血性或腹腔穿刺抽出血性液体。⑦腹部X线检查可见孤立、固定的肠袢。⑧经积极非手术治疗后症状、体征无明显改善者。

（二）手术前后的护理

1.术前准备

除上述非手术护理措施外，按腹部外科常规行术前准备。

2.术后护理

（1）病情观察，观察患者生命体征、腹部症状和体征的变化，伤口敷料及引流情况，及早发现术后并发症。

（2）卧位，麻醉清醒、血压平稳后取半卧位。

（3）禁食、胃肠减压，待排气后，逐步恢复饮食。

（4）防止感染，遵照医嘱应用抗生素。

（5）鼓励患者早期活动。

第八节　急性阑尾炎

急性阑尾炎是外科最常见的急腹症之一，多发生于青年人，男性发病率高于女性。

一、病因、病理

（一）病因

1.阑尾管腔梗阻

阑尾管腔梗阻是引起急性阑尾炎最常见的病因。阑尾管腔细长，开口较小，容易被食物残渣、粪石、蛔虫等阻塞而引起管腔梗阻。

2.细菌入侵

阑尾内存在大量大肠埃希菌和厌氧菌，当阑尾管腔阻塞后，细菌繁殖并产生毒素，损伤黏膜上皮，细菌经溃疡面侵入阑尾引起感染。

3.胃肠道疾病的影响

急性肠炎、血吸虫病等可直接蔓延至阑尾或引起阑尾管壁肌肉痉挛，使管壁血运障碍而致炎症。

（二）病理

根据急性阑尾炎发病过程的病理解剖学变化，可分为急性单纯性阑尾炎、急性化脓性阑尾炎、坏疽性及穿孔性阑尾炎、阑尾周围脓肿4种病理类型。

急性阑尾炎的转归取决于机体的抵抗力和治疗是否及时，可有炎症消退、炎症局限化、炎症扩散3种转归。

二、临床表现

（一）症状

1.腹痛

典型症状是转移性右下腹痛。因初期炎症仅限于阑尾黏膜或黏膜下层，由内脏神经反射引起上腹或脐部周围疼痛，范围较弥散。当炎症波及浆膜层和壁腹膜时，刺激了躯体神经，疼痛固定于右下腹。单纯性阑尾炎的腹痛程度较轻，化脓性及坏疽性阑尾炎的腹痛程度较重。当阑尾穿孔时，腹痛可减轻,因阑尾管腔内的压力骤减,但随着腹膜炎的出现,腹痛可继续加重。

2.胃肠道症状

早期可有轻度恶心、呕吐,部分患者可发生腹泻或便秘。盆腔阑尾炎时,炎症刺激直肠和膀胱,引起里急后重和排尿痛。

3.全身症状

早期有乏力、头痛,炎症发展时,可出现脉快、发热等,体温多在38 ℃内。坏疽性阑尾炎时,出现寒战、体温明显升高。若发生门静脉炎,可出现寒战、高热和轻度黄疸。

(二)体征

1.右下腹固定压痛

右下腹固定压痛是急性阑尾炎最重要的体征。腹部压痛点常位于麦氏点。

2.反跳痛和腹肌紧张

提示阑尾已化脓、坏死或即将穿孔。

三、辅助检查

(1)腰大肌试验:若为阳性,提示阑尾位于盲肠后位贴近腰大肌。

(2)结肠充气试验:若为阳性,表示阑尾已有急性炎症。

(3)闭孔内肌试验:若为阳性,提示阑尾位置靠近闭孔内肌。

(4)直肠指诊:直肠右前方有触痛者,提示盆腔位置阑尾炎。若触及痛性肿块,提示盆腔脓肿。

四、治疗原则

急性阑尾炎诊断明确后应尽早行阑尾切除术。部分急性单纯性阑尾炎,可经非手术治疗而获得痊愈;阑尾周围脓肿,先行非手术治疗,待肿块缩小局限、体温正常,3个月后再行阑尾切除术。

五、护理诊断/问题

(1)疼痛:与阑尾炎症、手术创伤有关。

(2)体温过高:与化脓性感染有关。

(3)潜在并发症:急性腹膜炎、感染性休克、腹腔脓肿、门静脉炎。

(4)潜在术后并发症:腹腔出血、切口感染、腹腔脓肿、粘连性肠梗阻。

六、护理措施

(一)非手术治疗的护理

(1)取半卧位。

(2)饮食和输液:流质饮食或禁食,禁食期间做好静脉输液的护理。

(3)控制感染:应用抗生素。

(4)严密观察病情:观察患者的生命体征、精神状态、腹部症状和体征、白细胞计数及中性粒细胞比例的变化。

(二)术后护理

(1)体位:血压平稳后取半卧位。

(2)饮食:术后1~2天胃肠蠕动恢复、肛门排气后可进流质,如无不适可改半流质,术后3~4天可进软质普食。

(3)早期活动:轻症患者术后当天麻醉反应消失后,即可下床活动,以促进肠蠕动的恢复,防止肠粘连的发生。重症患者应在床上多翻身、活动四肢,待病情稳定后,及早下床活动。

(4)并发症的观察和护理。①腹腔内出血:常发生在术后 24 小时内,表现为腹痛、腹胀、面色苍白、脉搏细速、血压下降等内出血表现或腹腔引流管有血性液体引出。应嘱患者立即平卧,快速静脉输液、输血,并做好紧急手术止血的准备。②切口感染:是术后最常见的并发症,表现为术后 2～3 天体温升高,切口胀痛、红肿、压痛等。可给予抗生素、理疗等,如已化脓应拆线引流脓液。③腹腔脓肿:多见于化脓性或坏疽性阑尾炎术后。表现为术后5～7 天体温升高或下降后又升高,有腹痛、腹胀、腹部压痛、腹肌紧张或腹部包块,常发生于盆腔、膈下、肠间隙等处,可出现直肠膀胱刺激症状及全身中毒症状。④粘连性肠梗阻:常为不完全性肠梗阻,以非手术治疗为主,完全性肠梗阻者应手术治疗。⑤粪瘘:少见,一般经非手术治疗后粪瘘可自行闭合。

七、特殊类型阑尾炎

(一)小儿急性阑尾炎

小儿大网膜发育不全,难以包裹发炎的阑尾。其临床特点:①病情发展快且重,早期出现高热、呕吐等胃肠道症状。②右下腹体征不明显。③小儿阑尾管壁薄,极易发生穿孔,并发症和病死率较高。处理原则:及早手术。

(二)妊娠期急性阑尾炎

较常见,发病多在妊娠前 6 个月。临床特点:①妊娠期盲肠和阑尾被增大的子宫推压上移,压痛点也随之上移。②腹膜刺激征不明显。③大网膜不易包裹炎症的阑尾,炎症易扩散。④炎症刺激子宫收缩,易引起流产或早产,威胁母子安全。处理原则:及早手术。

(三)老年人急性阑尾炎

老年人对疼痛反应迟钝,防御功能减退,其临床特点为:①主诉不强烈,体征不典型,易延误诊断和治疗。②阑尾动脉多硬化,易致阑尾缺血坏死或穿孔。③常伴有心血管病、糖尿病等,使病情复杂严重。处理原则:及早手术。

第九节　急性化脓性腹膜炎

一、概念

急性化脓性腹膜炎是指由化脓性细菌,包括需氧菌和厌氧菌或两者混合所引起的腹膜腔急性感染。急性化脓性腹膜炎累及整个腹腔称为急性弥散性腹膜炎,腹膜腔炎症仅局限于病灶局部称为局限性腹膜炎,并可形成脓肿。根据腹腔内有无病变又分为原发性腹膜炎和继发性腹膜炎。腹腔内无原发病灶,而是血源性引起的,称为原发性腹膜炎,占 2%。继发于腹腔内空腔脏器穿孔、损伤破裂、炎症扩散和手术污染等所引起的腹膜炎,称之为继发性腹膜炎,是急性化脓性腹膜炎中最常见的一种,占 98%。

二、临床表现

(一)腹痛

腹痛是最主要的症状,一般都很剧烈,不能忍受,且呈持续性,当患者深呼吸、咳嗽、转动体位时加重,故患者多不愿意改变体位。疼痛先以原发病灶处最明显,随炎症扩散可波及全腹。

(二)恶心、呕吐

恶心、呕吐为早期出现的胃肠道症状。腹膜受到刺激,引起反射性恶心,呕吐,呕吐物为胃内容物。当出现麻痹性肠梗阻时,可吐出黄绿色胆汁,甚至粪质样内容物。

(三)全身症状

随着炎症发展,患者出现高热、大汗、口干、脉速、呼吸浅快等全身中毒症状,后期出现眼窝凹陷、四肢发冷、呼吸急促、脉搏细弱、血压下降、严重缺水、代谢性酸中毒及感染性休克的表现。但年老体衰或病情晚期者体温不一定升高,如脉搏加快,体温反而下降,提示病情恶化。

(四)腹部体征

腹胀明显,腹式呼吸减弱或消失。腹部有压痛、反跳痛、肌紧张,是腹膜炎的重要体征,称为腹膜刺激征。腹肌呈"木板样"多为胃十二指肠穿孔的临床表现,而老年、幼儿或极度虚弱的患者腹肌紧张可不明显,易被忽视。胃十二指肠穿孔时,腹腔可有游离气体,叩诊肝浊音界缩小或消失。腹腔内有较多积液时,移动性浊音呈阳性。

三、辅助检查

(一)血液检查

白细胞计数及中性粒细胞比例升高,可出现中毒性颗粒。病情危重或机体反应低下时,白细胞计数可不增高。

(二)腹部 X 线检查

立位平片,可见膈下游离气体;卧位片,在腹膜炎有肠麻痹时可见肠袢普遍胀气,肠间隙增宽及腹膜外脂肪线模糊以至消失。

(三)直肠指检

有无直肠前壁触痛、饱满,可判断有无盆腔感染或盆腔脓肿形成。

(四)B 超检查

B 超检查可帮助判断腹腔病变部位。

(五)腹腔穿刺

可根据抽出液性状、气味、混浊度做细菌培养、涂片,以及淀粉酶测定来帮助诊断及确定病变部位和性质。

四、护理措施

急性腹膜炎的治疗分为非手术和手术两种方法。非手术疗法主要适用于原发性腹膜炎;急性腹膜炎原因不明,病情不重,全身情况较好;炎症已有局限化趋势,症状有所好转。手术疗法主要适用于腹腔内病变严重;腹膜炎重或腹膜炎原因不明,无局限趋势;患者一般情况差,腹水多,肠麻痹重或中毒症状明显,甚至出现休克者;经短期(一般不超过 8～12 小时)非手术治疗症状及体征不缓解反而加重者。其治疗原则是处理原发病灶,消除引起腹膜炎的病因,清理或引流腹腔,促使腹腔脓性渗出液尽早局限、吸收。

(一)术前护理

(1)病情观察:定时监测体温、脉搏、呼吸、血压,准确记录 24 小时出入量。观察腹部体征变化,对休克患者应监测中心静脉压及血气分析数值。

(2)禁食:尤其是胃肠道穿孔者,可减少胃肠道内容物继续溢入腹腔。

（3）胃肠减压：可减轻胃肠道内积气、积液，减少胃肠内容物继续溢入腹腔，有利于减轻腹膜的疼痛刺激，减少毒素吸收，降低肠壁张力，改善肠壁血液供给，利于炎症局限，并促进胃肠道蠕动恢复。

（4）保持水、电解质平衡：腹膜炎时，腹腔内有大量液体渗出，加之呕吐，患者不仅丧失水、电解质，也丧失了大量的血浆，应根据患者的临床表现和血生化测定、中心静脉压等监测，输入适量的晶体液和胶体液，纠正水、电解质和酸碱失衡，保持尿量每小时 30 mL 以上。

（5）抗感染：继发性腹膜炎常为混合感染，因此需针对性地、大剂量联合应用抗生素。

（6）对诊断不明确者，应严禁使用止痛剂，以免掩盖病情，贻误诊断和治疗。

（7）积极做好手术准备，做好患者及家属的工作，解除思想顾虑，积极配合治疗。

（二）术后护理

（1）定时监测体温、脉搏、呼吸、血压及尿量的变化。

（2）患者血压平稳后，应取半卧位，以利于腹腔引流，减轻腹胀，改善呼吸。

（3）补液与营养：由于术前大量体液丧失，患者术后又需禁食，故要注意水、电解质平衡，酸碱平衡和营养的补充。

（4）继续胃肠减压：腹膜炎患者虽经手术治疗，但腹膜的炎症尚未清除，肠蠕动尚未恢复，故应禁食，同时采用有效的胃肠减压，直至肠蠕动恢复，肛门排气后，方可拔除胃管，开始进食。

（5）引流的护理：妥善固定引流管，避免受压、扭曲，保持通畅，观察并记录引流量、颜色、气味等。如需用负压吸引者应注意负压大小，如用双套管引流者，常需用抗生素盐水冲洗，冲洗时应注意无菌操作，记录冲洗量和引流量及性状。冲洗时注意保持床铺的干燥。

（6）应用抗生素以减轻和防治腹腔残余感染。

（7）为了减少患者的不适，酌情使用止痛剂。

（8）鼓励患者早期活动，防止肠粘连。

（9）观察有无腹腔残余脓肿，如患者体温持续不退或下降后又有升高，白细胞计数升高，全身有中毒症状，以及腹部局部体征的变化，大便次数增多等提示有残余脓肿，应及时报告医师处理。

（三）健康教育

（1）术后肠功能恢复后的饮食要根据不同疾病具体计划，先吃流质饮食，再过渡到半流质饮食。应指导和鼓励患者吃易消化、高蛋白、高热量、高维生素饮食。

（2）向患者解释术后半卧位的意义。在病情允许的情况下，应鼓励患者尽早下床活动。

（3）出院后如突然出现腹痛加重，应及时到医院就诊。

第十节　腹外疝

一、疾病概述

（一）概念

体内某个脏器或组织离开其正常解剖部位，通过先天或后天形成的薄弱点、缺损或孔隙进入另一部位，成为疝。疝多发生于腹部，腹部疝分为腹内疝和腹外疝。腹内疝是由脏器或组织进入腹腔内的间隙囊内形成，如网膜孔疝。腹外疝是腹腔内的脏器或组织连同壁腹膜，经腹壁薄弱点或孔隙，向体表突出所形成。常见的有腹股沟疝、股疝、脐疝、切口疝等。临床上以腹外疝多见。

(二)相关病理生理

典型的腹外疝由疝环、疝囊、疝内容物和疝外被盖等组成。

1.疝环

疝环也称为疝门,是疝突出体表的门户,也是腹壁薄弱点或缺损所在。各类疝多以疝门而命名,如腹股沟疝、股疝、脐疝、切口疝等。

2.疝囊

疝囊是壁腹膜经疝门向外突出形成的囊袋。一般分为疝囊颈、疝囊体、疝囊底3部分。疝囊颈是疝囊与腹腔的连接部,其位置相当于疝环,常是疝囊比较狭窄的部分,也是疝内容物脱出和回纳的必经之处,因疝内容物进出反复摩擦刺激易产生瘢痕而增厚,若疝囊颈狭小易使疝内容物在此处受到嵌闭和狭窄,如股疝和脐疝等。

3.疝内容物

疝内容物是进入疝囊的腹内脏器和组织,以小肠多见,大网膜次之。比较少见的还可有盲肠、阑尾、乙状结肠、横结肠、膀胱等。卵巢及输卵管进入则罕见。

4.疝外被盖

疝外被盖是指疝囊以外的腹壁各层组织,一般为筋膜、皮下组织及皮肤。

(三)病因与诱因

1.基本病因

腹壁强度降低是腹外疝发病的基本病因。腹壁强度降低有先天性和后天性两种情况。

(1)先天性因素:最常见的是在胚胎发育过程中某些组织穿过腹壁的部位,如精索或子宫圆韧带穿过腹股沟管、腹内股动静脉穿过股管、脐血管穿过脐环等处;其他如腹白线发育不全等。

(2)后天性因素:见于手术切口愈合不良、外伤、感染造成的腹壁缺损,腹壁神经损伤、年老、久病、肥胖等所致肌萎缩等。

2.诱发因素

腹内压力增高易诱发腹外疝。引起腹内压力增高的常见原因有慢性咳嗽、慢性便秘、排尿困难(如前列腺增生症、膀胱结石)、腹水、妊娠、搬运重物、婴儿经常啼哭等。正常人因腹壁压力强度正常,虽时有腹内压增高的情况,但不致发生疝。

(四)临床表现

腹外疝有易复性、难复性、嵌顿性和绞窄性等临床类型,其临床表现各异。

1.易复性疝

最常见,疝内容物很容易回纳入腹腔,称为易复性疝。在患者站立、行走、咳嗽等导致腹内压增高时肿块突出,平卧、休息或用手将疝内容物向腹腔推送时可回纳入腹腔。除疝块巨大者可有行走不便和下坠感,或伴腹部隐痛外,一般无不适。

2.难复性疝

疝内容物不能或不能完全回纳入腹腔内,但并不引起严重症状者,称为难复性疝。此类疝内容物大多数为大网膜,滑动性疝也属难复性疝的一种。患者常有轻微不适、坠胀、便秘或腹痛等。

3.嵌顿性疝

疝环较小而腹内压突然增高时,较多的疝内容物强行扩张疝环挤入疝囊,随后由于疝囊颈的弹性回缩,使疝内容物不能回纳,称为嵌顿性疝。此时疝内容物尚未发生血运障碍。多发生于股疝、腹股沟斜疝等。患者可有腹部或包块部疼痛,若嵌顿为肠管可有腹痛、恶心呕吐、肛门停止排便排气等。

4.绞窄性疝

嵌顿若不能及时解除,嵌闭的疝内容物持续受压,出现血液回流受阻而充血、水肿、渗出,并逐渐影响动脉血供,成为绞窄性疝。发生绞窄后,包块局部出现红、肿、痛、热,甚至形成脓肿,全身有畏寒、发热、脱水、腹膜炎、休克等症状。

(五)辅助检查

1.透光试验

用透光试验检查肿块,因疝块不透光,故腹股沟斜疝呈阴性,而鞘膜积液多为透光(阳性),可以此鉴别。但幼儿的疝块,因组织菲薄,常能透光,勿与鞘膜积液混淆。

2.实验室检查

疝内容物继发感染时,血常规检查提示白细胞计数和中性粒细胞比例升高;粪便检查显示隐血试验阳性或见白细胞。

3.影像学检查

疝嵌顿或绞窄时 X 线检查可见肠梗阻征象。

(六)治疗原则

除少数特殊情况外,腹股沟疝一般均应尽快施行手术治疗。腹股沟疝早期手术效果好、复发率低;若历时过久,疝块逐渐增大后,加重腹壁的损伤而影响劳动力,也使术后复发率增高;而斜疝又常可发生嵌顿或绞窄而威胁患者的生命。股疝因极易嵌顿、绞窄,确诊后应及时手术治疗。对于嵌顿性或绞窄性股疝,则应紧急手术。

1.非手术治疗

(1)棉线束带法或绷带压深环法:适用于 1 岁以下婴幼儿。因为婴幼儿腹肌可随躯体生长逐渐强壮,疝有自行消失的可能。可采用棉线束带或绷带压住腹股沟深环,防止疝块突出。

(2)医用疝带的使用:此方法适用于年老体弱或伴有其他严重疾病而禁忌手术者,可用疝带压迫阻止疝内容物外突。但长期使用疝带可使疝囊颈增厚,增加疝嵌顿的发病率,易与疝内容物粘连,形成难复性疝和嵌顿性疝。

(3)嵌顿性疝的复位:复位方法是将患者取头低足高位,注射吗啡或哌替啶以止痛、镇静并放松腹肌,后用手持续缓慢地将疝块推向腹腔,同时用左手轻轻按摩浅环和深环以协助疝内容物回纳。复位方法应轻柔,切忌粗暴,以防损伤肠管,手法复位后必须严密观察腹部体征,若有腹膜炎或肠梗阻的表现,应尽早手术探查。

2.手术治疗

手术是治疗腹外疝的有效方法,但术前必须处理慢性咳嗽、便秘、排尿困难、腹水、妊娠等腹内压增高因素,以免术后复发。常用的手术方式有以下几种。

(1)疝囊高位结扎术:暴露疝囊颈,予以高位结扎或是贯穿缝合,然后切去疝囊。单纯性疝囊高位结扎适用于婴幼儿或儿童,以及绞窄性斜疝因肠坏死而局部严重感染者。

(2)无张力疝修补术:将疝囊内翻入腹腔,无须高位结扎,而用合成纤维网片填充疝环的缺损,再用一个合成纤维片缝合于后壁,替代传统的张力缝合。传统的疝修补术是将不同层次的组织强行缝合在一起,可引起较大张力,局部有牵拉感、疼痛,不利于愈合。现代疝手术强调在无张力情况下,利用人工高分子修补材料进行缝合修补,具有创伤小、术后疼痛轻、无须制动、复发率低等优点。

(3)经腹腔镜疝修补术:其基本原理是从腹腔内部用网片加强腹壁缺损或用钉(缝线)使内环缩小,可同时检查双侧腹股沟疝和股疝,有助于发现亚临床的对侧疝并同时予以修补。该术式具有创伤小、痛苦少、恢复快、美观等特点,但对技术设备要求高,需全身麻醉,手术费用高,目前临床应用较少。

(4)嵌顿性疝和绞窄性疝的手术处理:手术处理嵌顿或绞窄性疝时,关键在于准确判断肠管活力。若肠管坏死,应行肠切除术,不做疝修补,以防感染使修补失败;若嵌顿的肠袢较多,应警惕有无逆行性嵌顿,术中必须把腹腔内有关肠管牵出检查,以防隐匿于腹腔内坏死的中间肠袢被遗漏。

二、护理评估

(一)一般评估

1.生命体征(T、P、R、BP)

发生感染时可出现发热、脉搏细速、血压下降等征象。

2.患者主诉

突出于腹腔的疝块是否可回纳,有无压痛和坠胀感,有无肠梗阻和腹膜刺激征等。

3.相关记录

疝块的部位、大小、质地等;有无腹内压增高的因素等。

(二)身体评估

1.视诊

腹壁有无肿块。

2.触诊

疝块的部位、大小、质地、有无压痛,能否回纳,有无压痛、反跳痛、腹肌紧张等腹膜刺激征。

3.叩诊

无特殊。

4.听诊

无特殊。

(三)心理-社会评估

了解患者有无因疝块长期反复突出影响工作和生活并感到焦虑不安,对手术治疗有无思想顾虑。了解家庭经济承受能力,患者及家属对预防腹内压升高等相关知识的掌握程度。

(四)辅助检查阳性结果评估

了解阴囊透光试验是否阳性,血常规检查有无白细胞计数及中性粒细胞比例的升高,粪便潜血试验是否阳性等,腹部X线检查有无肠梗阻等。

(五)治疗效果的评估

1.非手术治疗评估要点

(1)有无病情变化:观察患者疼痛性状及病情有无变化,若出现明显腹痛,伴疝块突然增大、发硬且触痛明显、不能回纳腹腔,应高度警惕嵌顿性疝发生的可能。

(2)有无引起腹内压升高的因素:患者是否戒烟,是否注意保暖防感冒,有无慢性咳嗽、腹水、便秘、排尿困难、妊娠等引起腹内压增高的因素。

(3)棉线束带或绷带压深环的患者:注意观察局部皮肤的血运情况;棉束带是否过松或过紧,过松达不到治疗作用,过紧则使患儿感到不适而哭闹;束带有无被粪尿污染等应及时更换,防止发生皮炎。

(4)使用医用疝带的患者:患者是否正确佩戴疝带,以防因疝带压迫错位而起不到效果;长期戴疝带的患者是否因疝带压迫有不舒适感而产生厌烦情绪,应详细说明戴疝带的作用,使其能配合治疗。

(5)行手法复位的患者:手法复位后24小时内严密观察患者的生命体征,尤其脉搏、血压的变化,注意观察腹部情况,注意有无腹膜炎或肠梗阻的表现。

2.手术治疗评估要点

(1)有无引起腹内压升高的因素:患者是否注意保暖防感冒,是否保持大小便通畅,有无慢性咳嗽、便秘、尿潴留等引起腹内压增高的因素。

(2)术中有无损伤肠管或膀胱:患者是否有急性腹膜炎或排尿困难、血尿、尿外渗等表现,应怀疑术中可能有肠管或膀胱损伤。

(3)局部切口的愈合情况:注意观察有无伤口渗血;有无发生切口感染,注意观察体温和脉搏的变化,切口有无红、肿、疼痛,阴囊部有无出血、血肿。术后48小时后,患者如仍有发热,并有切口处疼痛,则可能为切口感染。

(4)有无发生阴囊血肿:注意观察阴囊部有无水肿、出血、血肿。术后24小时内,阴囊肿胀,呈暗紫色,穿刺有陈旧血液,则可能为阴囊血肿。

三、护理诊断/问题

(一)疼痛

疼痛与疝块嵌顿或绞窄、手术创伤有关。

(二)知识缺乏

缺乏腹外疝成因、预防腹内压增高及促进术后康复的知识。

(三)有感染的危险

感染与手术、术中使用人工合成材料有关。

(四)潜在并发症

1.切口感染

与术中无菌操作不严,止血不彻底,或全身抵抗力弱等有关。

2.阴囊水肿

与阴囊比较松弛、位置低,容易引起渗血、渗液的积聚有关。

四、护理措施

(一)休息与活动

术后当天取平卧位,膝下垫一软枕,使髋关节微屈,以降低腹股沟区切口张力和减少腹腔内压力,利于切口愈合和减轻切口疼痛,第2天可改为半卧位。术后卧床期间鼓励床上翻身及活动肢体。传统疝修补术后3~5天患者可离床活动,采用无张力疝修补术的患者一般术后第2天即可下床活动,年老体弱、复发性疝、绞窄性疝、巨大疝等患者可适当推迟下床活动的时间。

(二)饮食护理

术后6~12小时,若无恶心、呕吐,可进流质,次日可进软食或普食,应多食粗纤维食物,利于排便。行肠切除、肠吻合术者应待肠功能恢复后方可进食。

(三)避免腹内压增高

术后注意保暖,防止受凉、咳嗽。若有咳嗽,教患者用手掌按压伤口处后再咳嗽。保持大小便通畅,及时处理便秘,避免用力排便。术后有尿潴留者应及时处理。

(四)预防阴囊水肿

术后可用丁字带托起阴囊,防止渗血、渗液积聚阴囊。

(五)预防切口感染

术后切口一般不需加沙袋压迫,有切口血肿时应予适当加压。术后遵医嘱使用抗菌药物,并注意保持伤口敷料干燥、清洁,不被粪尿污染,发现敷料脱落或污染应及时更换。

(六)健康教育

1.活动指导

患者出院后生活要规律,避免过度紧张和劳累,应逐渐增加活动量,3个月内应避免重体力劳动或提举重物等。

2.饮食指导

调整饮食习惯,多饮水,多进食高纤维食物,养成定时大便习惯,保持排便通畅。

3.防止复发

减少和消除引起腹外疝复发的因素,并注意避免增加腹内压的动作,如剧烈咳嗽、用力排便等。防止感冒,若有咳嗽应尽早治疗。

4.定期随访

若疝复发,应及早诊治。

五、护理效果评估

(1)患者自述疼痛减轻,舒适感增强。

(2)患者能正确描述形成腹外疝的原因,预防腹内压升高及促进术后康复的有关知识。

(3)患者伤口愈合良好,使用人工合成材料无排斥、感染现象。

(4)患者未发生阴囊水肿、切口感染;若发生,得到及时发现和处理。

第十一节 胃 癌

一、概述

胃癌是我国最常见的恶性肿瘤之一。据 Parkin 等最新报道,2002 年全世界约有 934 000 例胃癌新发病例,其中每年因胃癌导致死亡的病例达 700 000 例。胃癌的流行病学有明显的地理差别,日本、中国、智利、远东、欧洲和俄罗斯为高发地区,而美国、澳大利亚、丹麦和新西兰发病率最低。2/3 的胃癌患者在发展中国家,其中中国占 42%。在我国,西北地区和东南沿海地区发病率较高,广西、广东、贵州发病率低。

(一)病因

1.亚硝基化合物

亚硝酸盐主要来自食物中的硝酸盐,特别是在大量使用氮肥后的蔬菜中,硝酸盐的含量极高。

硝酸盐进入胃中经硝酸盐还原酶阳性菌将其还原成亚硝酸盐。亚硝酸盐的含量与胃内硝酸盐还原酶阳性菌的数量呈正相关。据报道,低胃酸患者中胃癌的发生率比正常胃酸者高出 4.7 倍,这与胃内亚硝胺类化合物合成增多有关。

2.幽门螺杆菌

幽门螺杆菌为带有鞭毛的革兰氏阴性菌,在胃黏膜生长。幽门螺杆菌在发达国家人群中感染率低于发展中国家 30%～40%,在儿童期即可受到感染,如我国广东 1～5 岁儿童中,最高感染率可达31%。幽门螺杆菌是胃黏膜肠上皮化生和异型性增生及癌变前期的主要危险因素。在正常胃黏膜中很少分离到幽门螺杆菌,而随胃黏膜病变加重,幽门螺杆菌感染率增高。

3.遗传因素

胃癌在少数家族中显示有聚集性。在胃癌患者调查中,一级亲属患胃癌比例明显高于二级、三级亲属。血型与胃癌存在一定关系,A 型血人群患胃癌的比例高于一般人群。

4.饮食因素

高浓度食盐可使胃黏膜屏障损伤,造成黏膜细胞水肿,腺体丢失。摄入亚硝基化合物的同时摄入高盐可增加胃癌诱发率,诱发时间也较短,有促进胃癌发生的作用。新鲜蔬菜、水果有预防胃癌的保护性作用。含有巯基类的新鲜蔬菜,如大蒜、大葱、韭菜、洋葱和蒜苗等也具有降低胃癌危险的作用。

5.其他因素

吸烟为胃癌的危险因素,吸烟量越大,患胃癌的危险性越高。烟雾中含有多种致癌物质,可溶于口腔唾液进入胃内。此外,吸烟者口腔中硫氰酸含量增高,可使经血液进入口腔的硝酸盐还原成亚硝酸盐。

6.慢性疾患

慢性萎缩性胃炎以胃黏膜腺体萎缩、减少为主要特征,常伴有不同程度的肠上皮化生。

(二)病理分型

1.大体形态

胃癌因生长方式的不同,致使其大体形态各异。向胃腔内生长者,呈蕈伞样外观;有的沿胃壁向深层浸润很明显,呈弥漫性生长。Borrmann 分类主要根据肿瘤的外生性和内生性部分的相对比例来划分类型,侵至固有层以下的进展期胃癌分为 4 个类型。

(1)Ⅰ型息肉样型:肿瘤主要向胃腔内生长,隆起明显,呈息肉状,基底较宽,境界较清楚,可有小的糜烂,在进展期胃癌中占 3%～5%。

(2)Ⅱ型局限溃疡型:肿瘤有较大溃疡形成,边缘隆起明显,境界比较清楚,向周围浸润不明显。占 30%～40%。

(3)Ⅲ型浸润溃疡型:肿瘤有较大溃疡形成,边缘部分隆起,部分被浸润破坏,境界不清,向周围浸润较明显,癌组织在黏膜下的浸润范围超过肉眼所见的肿瘤边界。占半数左右。

(4)Ⅳ型弥漫浸润型:呈弥漫性浸润生长,触摸时难以界定肿瘤边界。由于癌细胞的弥漫浸润及纤维组织增生,可导致胃壁增厚、僵硬,形成"皮革胃"。

2.组织学分型

国内目前多采用世界卫生组织 1990 年的国际分类法,分为腺癌(乳头状腺癌、管状腺癌、黏液腺癌、印戒细胞癌)及其他组织学类型(腺鳞癌、鳞癌、肝样腺癌、壁细胞样腺癌、绒毛膜上皮癌、未分化癌)。有研究显示,在全部胃癌中,高、中分化腺癌占 47%,低分化腺癌及印戒细胞癌占 56.3%。

3.活检组织的病理诊断

胃癌活检病理诊断的准确率不可能达到 100%。肿瘤的生长浸润方式(如主要在黏膜下浸润生长)、肿瘤所在部位(如穹隆部取材困难)、标本取材不当(如主要取到变形坏死组织)及病理漏诊(将高分化腺癌诊断为重度异型增生或漏掉小的癌灶)都可能致假阴性。

胃癌的前体可分为两个类别:癌前状态和癌前病变。癌前状态是一种临床状态,由此可导致胃癌的发病率较正常人群增高;癌前病变是经过病理检查诊断的特定组织学改变,在此基础上可逐渐演变发展成胃癌。

(三)临床表现

1.症状

早期胃癌无特异性症状,甚至毫无症状。随着肿瘤的进展,影响胃的功能时才出现较明显的症状,但这种症状也并非胃癌所特有,常与胃炎、溃疡病等慢性胃部疾患相似。常见症状如下。

(1)胃部疼痛:这是胃癌最常见的症状,即使是早期胃癌患者,除了少部分无症状的患者外,大部分均有胃部疼痛的症状。起初仅感上腹部不适,或有胀痛、沉重感,常被认为是胃炎、胃溃疡等,给予相应的治疗,症状也可暂时缓解。胃窦部胃癌可引起十二指肠功能改变,出现节律性疼痛,易被忽视,直至疼痛加重甚至黑便才引起重视,此时往往已是疾病的中晚期,治疗效果不佳。

(2)食欲减退、消瘦、乏力:这也是一组常见又不特异的胃恶性肿瘤症状,有可能是胃癌的首发症状。很多患者在饱餐后出现饱胀、嗳气而自动限制饮食,体重逐渐减轻。

(3)恶心、呕吐:早期可仅有进食后饱胀和轻度恶心感,常因肿瘤引起梗阻或胃功能紊乱所致。贲门部肿瘤开始可出现进食不顺利感,以后随病情进展而发生吞咽困难及食物反流。胃窦部癌引起幽门梗阻时可呕吐有腐败气味的隔夜饮食。

(4)出血和黑便:早期胃癌有出血黑便者约 20%。小量出血时仅有大便隐血阳性,当出血量较大时可有呕血及黑便。凡无胃病史的老年人出现黑便时必须警惕有胃癌的可能。

(5)其他患者可因为胃酸缺乏、胃排空加快而出现腹泻或便秘及下腹部不适。胃癌血行转移多发生于晚期,以转移至肝、肺最为多见。在腹腔种植转移中,女性患者易转移至卵巢,称为 Krukenberg 瘤。

2.体征

一般胃癌尤其是早期胃癌常无明显体征,可有上腹部深压痛,有时伴有轻度肌抵触感。上腹部肿块、直肠前触及肿物、脐部肿块、锁骨上淋巴结肿大等均是胃癌晚期或已出现转移的体征。

(四)诊断

胃癌的诊断和治疗需要多学科专家(肿瘤放射科专家、肿瘤外科专家、肿瘤内科专家、营养学专家及内镜专家)共同参与。

1.胃癌的 X 线检查法

X 线检查法主要用于观察胃腔在钡剂充盈下的自然伸展状态,胃的大体形态与位置的变化,胃壁的柔软度及获得病变的隆起高度等,有充盈法、黏膜法、压迫法、双对比法和薄层法。

2.胃癌的 CT 诊断

(1)胃壁增厚:癌肿沿胃壁浸润造成胃壁增厚,增厚的胃壁可为局限性或弥漫性,根据癌肿浸润深度不同,浆膜面可光滑或不光滑,但黏膜面均显示不同程度的凹凸不平是胃癌的特点之一。

(2)腔内肿块:癌肿向胃腔内生长,形成突起在胃腔内的肿块。肿块可为孤立的隆起,也可为增厚胃壁胃腔内明显突出的一部分。肿块的表面不光滑,可呈分叶、结节或菜花状,表面可伴有溃疡。

(3)溃疡:CT图像可以更好地显示胃癌腔内形成的溃疡。溃疡所形成的凹陷的边缘不规则,底部多不光滑,周边的胃壁增厚较明显,并向胃腔内突出。

(4)环堤:环堤为环绕癌性溃疡周围的堤状隆起。环堤的外缘可锐利或不清楚。

(5)胃腔狭窄:CT表现为胃壁增厚基础上的胃腔狭窄,狭窄的胃腔边缘较为僵硬并不规则,多呈非对称性向心狭窄,伴环形周围非对称性胃壁增厚。

(6)黏膜皱襞改变:黏膜皱襞在CT横断面图像上,表现为类似小山嵴状的黏膜面突起,连续层面显示嵴状隆起间距和形态出现变化,间距的逐渐变窄、融合、消失标志着黏膜皱襞的集中、中断和破坏等改变。

(7)对于女性患者需要进行盆腔CT扫描。

3.胃癌的内镜诊断

(1)早期胃癌:癌组织浸润深度仅限于黏膜层或黏膜下层,而不论有无淋巴结转移,也不论癌灶面积。符合以上条件癌灶面积5.1~10 mm为小胃癌;<5 mm为微小胃癌。原位癌指癌灶仅限于腺管内,未突破腺管基底膜。

(2)进展期胃癌:癌组织已侵入胃壁肌层、浆膜层或浆膜外,不论癌灶大小或有无转移均称为进展期胃癌。

4.胃癌的超声诊断

水充盈胃腔法及超声显像液的应用,可显示胃壁蠕动状况。在X线及内镜的定位下,可以显示肿瘤的大小、形态、内部结构、生长方式、癌变范围。

5.胃癌的实验室检查

对胃癌较早诊断有意义的检查是大便隐血试验。

(五)治疗原则

经术前分期性检查,包括纤维内镜、腹部CT、女性患者盆腔CT或B超、胸部X线等,根据检查结果,可考虑如下治疗原则:

(1)无远处转移的患者,临床评价为可手术切除的,首选手术治疗。对有高危因素如低分化腺癌、有脉管瘤栓、年轻(年龄<35岁)患者应行术后含5-FU方案的化疗或同步化放疗。任何有淋巴结转移及局部晚期的患者,均应在术后进行化放疗。

(2)无远处转移的患者,临床评价为不可手术切除的,可行放疗同时5-FU增敏。治疗结束后评价疗效,如肿瘤完全或大部分缓解,可观察,或合适的患者行手术切除;如肿瘤残存或出现远处转移,考虑全身化疗,不能耐受化疗的给予最好的支持治疗。

(3)有远处转移的患者,考虑全身化疗为主,或参加临床试验。不能耐受化疗的,给予最好的支持治疗。

(六)治疗疗法

1.外科手术

手术方式分为内镜下黏膜切除术、腹腔镜下胃改良切除术、胃癌的根治性切除术、联合脏器切除术和姑息性手术。

2.化疗

迄今为止,胃癌的治疗仍以手术治疗为主,但是多数患者仅通过手术难以治愈。化疗在胃癌的治疗中占有重要地位,分为以下3种。

(1)术后辅助化疗:由于单纯的手术治疗疗效欠佳,也由于不少有效的化疗药物或联合化疗方案对胃癌的有效率常可达40%。因此,希望应用术后辅助化疗处理根治术后可能存在的转移灶,以达到防止复发、提高疗效的目的。有效的化疗药物仍以5-FU(或卡培他滨)+甲酰四氢叶酸(LV)为主。

(2)术前新辅助化疗:一般用于局部分期较晚的病例。该类患者不论能否手术切除,都有较高的局部复发率。术前化疗的目的是降低期别,便于切除及减少术后复发。常用的联合化疗方案有FUP方案(顺铂+5-FU),紫杉醇+顺铂+5-FU方案,FOLFOX4方案(奥沙利铂+5-FU+亚叶酸钙)。

(3)晚期或转移性胃癌的化疗:晚期胃癌不可治愈,但是化疗对有症状的患者有姑息性治疗效果。有几种单药对晚期胃癌有肯定的疗效,这些药物包括5-FU、丝裂霉素、依托泊苷和顺铂。有几种新药及其联合方案对胃癌有治疗活性,包括紫杉醇、多西他赛、伊立替康、表阿霉素、奥沙利铂、口服依托泊苷和优福定(尿嘧啶和替加氟的复合物)。近年来,常用的化疗方案有:FAM(5-FU、阿霉素、丝裂霉素)、ECF(表阿霉素、顺铂、5-FU)、DCF(多西他赛、顺铂、5-FU)等。

(4)腹腔内化疗:由于绝大多数胃癌手术失败的病例均因腹膜或区域淋巴结等的腹腔内复发,现已知在浆膜有浸润的胃癌常可在腹腔内找到游离的癌细胞,甚至报告浸润性胃癌的腹腔内游离的癌细胞阳性率可达75%。对病期较晚已切除的胃癌,在术中进行腹腔温热灌注化疗,有可能提高疗效。

3.放疗

放疗包括术前、术后或姑息性放疗,是胃癌治疗中的一部分。外照射与5-FU联合应用于局部无法切除的胃癌的姑息治疗时,可以提高生存率。使用三维适形放疗和非常规照射野照射可以精确地对高危靶区进行照射且剂量分布更加均匀。

4.最佳支持治疗

目的是预防、降低和减轻患者的痛苦并改善其生活质量,是晚期及转移性胃癌患者完整治疗中的一部分。缓解晚期胃癌患者症状的治疗包括内镜下放置自扩性金属支架(SEMS)缓解食管梗阻症状,手术或外照射或内镜治疗可能对出血患者有效。疼痛控制可使用放疗或镇痛剂。

胃癌的预后取决于诊断时的肿瘤分期情况。国内胃癌根治术后的5年生存率在30%。约有50%的患者在诊断时胃癌已经超过了局部范围,70%～80%的胃癌切除标本中可以发现局部淋巴结转移。因此,晚期胃癌在临床更为常见。局部晚期和转移性胃食管癌的不良预后因素包括:体力状况(PS)评分不良(≥2),肝转移,腹腔转移和碱性磷酸酶≥100 U/L。

二、护理

(一)术前护理

1.心理支持

缓解患者的焦虑或恐惧,以增强患者对手术治疗的信心,使其积极配合治疗和护理。

2.营养支持护理

胃癌患者往往由于食欲减退、摄入不足、消耗增加和恶心呕吐等原因导致不同程度的营养不良。为了改善患者的营养状态,提高其对手术的耐受性,对能进食者应根据患者的饮食习惯给予高蛋白、高热量、高维生素、低脂肪、易消化的饮食;对不能进食者遵医嘱予以静脉输液、静脉营养支持。

3.特殊准备

胃癌伴有幽门梗阻者术前3天起每晚用300～500 mL温生理盐水洗胃,以减轻胃黏膜水肿和炎症,有利于术后吻合口愈合;如癌组织侵犯大肠则要做好肠道准备:术前 3 天口服肠道不易吸收的抗生素,清洁肠道。

(二)术后护理

1.病情观察

严密观察生命体征的变化,观察伤口情况、胃肠减压及腹腔引流情况等。准确记录24 小时出入水量。

2.体位

全麻清醒前去枕平卧,头偏向一侧,以免呕吐时发生误吸。麻醉清醒后若血压平稳取低半卧位,有利于呼吸和循环;减少切口张力,减轻疼痛与不适;有利于腹腔渗出液集聚于盆腔,便于引流。

3.引流管理护理

维持有效的胃肠减压和腹腔引流,观察引流液颜色、性状及量的变化。

4.营养支持护理

(1)肠外营养支持:由于禁食、胃肠减压及手术的消耗,术后需及时输液补充水、电解质和营养素,必要时输清蛋白或全血,以改善患者的营养状况促进术后恢复。

(2)早期肠内营养支持:早期肠内营养支持可改善患者的营养状况,维护肠道屏障结构和功能,促进肠道功能恢复,增强机体的免疫功能,促进伤口和肠吻合口的愈合。一般经鼻肠管或空肠造瘘管输注实施。护理上应注意:根据患者的个体情况,制订合理的营养支持方案;保持喂养管的功能状态,妥善固定,保持通畅,每次输注营养液前后用生理盐水或温开水 20～30 mL 冲管,持续输注过程中每 4～6 小时冲管 1 次;控制营养液的温度、浓度、输注速度和输注量,逐步过渡;观察有无恶心、呕吐、腹痛、腹胀、腹泻及水、电解质失衡等并发症的发生。

(3)饮食护理:术后禁饮食,肠蠕动恢复后可拔除胃管,拔管当天可饮少量水或米汤;第 2 天进半量流质,每次 50～80 mL;第 3 天进全量流质,每次 100～150 mL,若无腹痛、腹胀等不适,第 4 天可进半流质饮食;第 10～14 天可进软食。注意少量多餐,避免生、冷、硬及刺激性饮食,少食易产气食物。

5.活动

鼓励患者早期活动,定时做深呼吸,进行有效咳嗽和排痰。一般术后第 1 天即可协助患者坐起并做轻微的床上活动,第 2 天协助下床、床边活动,应根据患者的个体差异决定活动量。

6.并发症的观察和护理

(1)术后出血:胃手术后可有暗红色或咖啡色液体自胃管引出,一般 24 小时内不超过 300 mL,并且颜色逐渐转清。若短时内从胃管或腹腔引流管内引出大量鲜红色液体,持续不止,应警惕术后出血,应及时报告医师,遵医嘱给予止血、输血等处理,必要时做好紧急术前准备。

(2)感染:术前做好呼吸道准备,术后做好口腔护理,防止误吸,鼓励患者定时深呼吸,进行有效咳嗽和排痰等,以防止肺部感染;保持切口敷料干燥,注意无菌操作,保持尿管、腹腔引流管通畅,防止切口、腹腔及泌尿系等部位感染。

(3)吻合口漏或十二指肠残端破裂:密切观察生命体征和腹腔引流情况,如术后数天腹腔引流量不减、伴有黄绿色胆汁或呈脓性、带臭味,伴腹痛,体温再次上升,则应警惕其发生。及时报告医师,遵医嘱给予抗感染、纠正水电解质紊乱和酸碱平衡失调、肠内外营养支持等护理,保护好瘘口周围皮肤。

(4)消化道梗阻:如患者在术后短期内再次出现恶心、呕吐、腹胀,甚至腹痛和停止排便排气等症状,则应警惕是否有消化道梗阻的发生,遵医嘱予以禁食、胃肠减压、输液及营养支持等治疗。

(三)饮食护理

1.放疗期间的饮食护理

放疗后1~2小时,患者可能出现恶心、呕吐等不良反应,告知患者是由于射线致使胃黏膜充血水肿所致。指导患者放疗前避免进食,以减轻可能发生的消化道反应。鼓励患者进食富含维生素B_{12}和含铁、含钙丰富的食物。

2.化疗期间的饮食护理

常出现的不良反应表现有恶心、畏食、腹痛、腹泻等。食欲减退时,可选用易消化、新鲜、芳香的食品;消化不良时,可选择粥作为主食,也可以吃助消化、开胃的食品。化疗前0.5~1小时和化疗后4~6小时给予镇吐剂,会有助于减轻恶心、呕吐。

(四)倾倒综合征的护理

由于胃大部切除术后失去对胃排空的控制,导致胃排空过速所产生的一系列综合征。根据进食后症状出现的时间可分为早期与晚期两种。

1.早期倾倒综合征

多发生在进食后半小时内,患者以循环系统和胃肠道症状为主要表现。应指导患者通过饮食调整来缓解症状,避免过浓、过甜、过咸的流质食物,宜进低碳水化合物、高蛋白饮食,餐时限制饮水喝汤,进餐后平卧10~20分钟。术后半年到1年内逐渐自愈,极少数症状严重而持久的患者需手术治疗。

2.晚期倾倒综合征

餐后2~4小时患者出现头晕、心慌、出冷汗、脉搏细弱甚至虚脱等表现。主要因进食后,胃排空过快,含糖食物迅速进入小肠而刺激胰岛素大量释放,继之发生反应性低血糖,故晚期倾倒综合征又被称为低血糖综合征。指导患者出现症状时稍进饮食,尤其糖类即可缓解。

(五)腹腔灌注热化疗的护理

腹腔化疗前常规检查血常规、肝肾功能、心电图;有腹水引流者充分补液,以防引流过程中或引流后发生低血容量性反应;指导患者排空膀胱,避免穿刺时误伤膀胱。灌注化疗药物前确认导管在腹腔内,防止化疗药物渗漏到皮下组织;灌注过程观察患者反应,每15~20分钟改变体位,使药物均匀的与腹腔组织和脏器接触。

(六)静脉化疗的护理

观察药物特殊不良反应。

1.氟尿嘧啶

观察有无心绞痛、心律失常,如有发生应立即停药,出现腹泻甚至血性腹泻时应立即停药,通知医师及时处理。静脉推注或静脉滴注可引起血栓性静脉炎,需经外周穿刺中心静脉导管术(PICC)或中心静脉导管(CVC)输入。

2.紫杉醇

可出现变态反应,多数为Ⅰ型变态反应,表现为支气管痉挛性呼吸困难、荨麻疹和低血压。大多数发生在用药10分钟以内。为防止发生变态反应,应在静脉滴注紫杉醇之前12小时、6小时给予地塞米松10~20 mg口服。紫杉醇可发生神经系统毒性,多数为周围神经病变,表现为轻度麻木及感觉异常,可发生以闪光暗点为特征的视神经障碍。

3.奥沙利铂

有神经系统毒性,一般为蓄积的、可逆的周围神经毒性,停药后症状逐渐缓解。主要表现为手足末梢麻木感,甚至疼痛,影响到感觉、运动功能,遇冷加重。偶尔出现咽部异样感,甚至呼吸困难,可通过吸氧、地塞米松推注等缓解,必要时使用肾上腺素皮下注射;注射前应用还原型谷胱甘肽及每天口服 B 族维生素可能有减轻症状的作用。大约 3/4 患者的神经毒性在治疗结束 13 周后可逆转。在治疗期间应指导患者注意保暖。奥沙利铂只能用注射用水或 5% 葡萄糖稀释,不能用生理盐水或其他含氯的溶液稀释。每瓶 50 mg 加入稀释液 10～20 mL,在原包装内可于 2～8 ℃冰箱中保存 4～48 小时。加入 5% 葡萄糖 250～500 mL 稀释后的溶液应尽快滴注,在室温中只能保存 4～6 小时。禁止和碱性液体或碱性药物配伍输注,避免药物接触铝制品,否则会产生黑色沉淀物和气体。

(七)胃癌患者放疗的护理

(1)告知患者在模拟定位和治疗前 3 小时不要饱食。可使用口服或静脉造影剂进行 CT 模拟定位。

(2)胃的周围有对射线敏感的肾、肝、脾、小肠等器官,放疗前,技术人员应精确摆位,最好使用固定装置,以保证摆位的可重复性。指导患者采用仰卧位进行模拟定位和治疗。

(3)放疗中使用定制的挡块来减少正常组织不必要的照射剂量,包括肝脏(60% 肝脏＜30 Gy)、肾脏(至少一侧肾脏的 2/3＜20 Gy)、脊髓(＜45 Gy)、心脏(1/3 心脏＜50 Gy,尽量降低肺和左心室的剂量,并使左心室的剂量降到最低)。指导患者稳定体位,以避免射线对周围组织和器官的损伤。放疗中需要暴露受照部位,需注意为患者肩部及上肢保暖,防止受凉。

(4)放射性胃炎的护理:遵医嘱预防性使用止吐剂和保护胃黏膜的药物。食欲减退、恶心、呕吐及腹痛常发生于放疗后数天,对症处理即可缓解,一般患者可以耐受不影响放疗进行。

(5)放射性小肠炎的护理:多发生于放疗中或放疗后,可表现为高位不完全性肠梗阻。由于肠黏膜细胞早期更新受到抑制,以后小动脉壁肿胀、闭塞,引起肠壁缺血,黏膜糜烂。晚期肠壁引起纤维化,肠腔狭窄或穿孔,腹腔内形成脓肿、瘘管和肠粘连等。主要护理措施为遵医嘱给予解痉剂及止痛剂,给予易消化、清淡饮食。

(6)其他并发症的护理:胃癌放疗还可出现穿孔、出血与放射性胰腺炎,放疗期间应注意观察有无剧烈腹痛、腹胀、恶心、呕吐、呕血等表现。

三、健康指导

(一)注意饮食习惯

长期不良的饮食习惯很容易引起慢性胃病、胃溃疡,甚至发生胃癌。经常吃过热的食物可破坏口腔和食管的黏膜,可导致细胞癌变。吃饭快,食物咀嚼不细易对消化道黏膜造成机械性损伤,产生慢性炎症,吃团块的食物易对贲门产生较强的机械刺激,久之会损伤甚至癌变。养成定时定量、细嚼慢咽的饮食习惯,避免进食生硬、过冷、过烫、过辣及油腻食物,戒烟、酒。少食含纤维较多的蔬菜、水果(橘子)或黏聚成团的食物(如糖葫芦、黏糕、糯米饭、柿饼),易发生肠梗阻。避免过浓、过甜、过咸的流质食物。宜进低碳水化合物、高蛋白饮食,餐时限制饮水喝汤。进餐后平卧 10～20 分钟,以预防倾倒综合征。维生素 C 具有较强阻断亚硝基化合物的能力,β-胡萝卜素具有抗氧化能力,可以在小肠转化成维生素 A,维持细胞生长和分化。可鼓励患者进食富含维生素 C 和 β-胡萝卜素的食品。

(二)积极治疗胃病和幽门螺杆菌

长期慢性胃炎和长期不愈的溃疡均要考虑幽门螺杆菌的感染,要积极治疗。

(三)避免高盐饮食

食盐中的氯离子能损伤胃黏膜细胞,破坏胃黏膜和黏膜保护层,使胃黏膜易受到致癌物质攻击,要减少食物中盐的摄入量。

(四)避免进食污染食物

煎、烤、炸的食物含有大量致癌物质。我国胃癌高发区居民有食用储存的霉变食物的习惯,其胃液中真菌检出率明显高于低发区。

(五)多食牛奶、奶制品和富含蛋白质的食物

良好的饮食构成有助于减少胃癌发生的危险性。食物应多样化和避免偏食,在满足热量需要和丰富副食供应的基础上,增加蛋白质的摄入水平。

(六)经常食用富含维生素的新鲜蔬菜和水果

每天增加蔬菜和水果的摄入量可降低人类恶性肿瘤发生的危险性。蔬菜和水果含有防癌的抗氧化剂,食用黄绿色蔬菜可以明显降低胃癌的发生率。

(七)戒烟与戒酒

饮酒加吸烟,两者有致癌的协同作用,患胃癌的危险更大。

(八)告知患者用药禁忌

告知患者慎用阿司匹林、保泰松、肾上腺皮质激素类药物,因其可引起胃黏膜损伤。

(九)密切监视血清

监视血清维生素 B_{12}、铁和钙水平,尤其是术后患者可口服补充铁剂,同时应用酸性饮料如橙汁,可以维持血清铁水平。

(十)如出现下列情况随时就诊

上腹部不适、疼痛、恶心、呕吐、呕血、黑便、体重减轻、疲乏无力、食欲减退等。

第十二节　大肠癌

一、概述

(一)病因

大肠癌的流行病学研究显示,社会发展、生活方式改变及膳食结构与大肠癌有密切的关系。

1.饮食因素

高脂、高蛋白、低纤维素饮食使患大肠癌的概率升高。大肠癌高发的美国人饮食中脂肪含量占总热量的41.8%,以饱和脂肪酸为主;日本人大肠癌发病较美国人低1倍左右,其饮食中脂肪含量占总热量的12.2%,以不饱和脂肪酸为主。大量的流行病学分析表明,过多的摄入脂肪与能量可明显增加患大肠癌的危险性。油煎炸食品中可能含有作用于结肠的致癌物;腌渍食品在制作过程中产生的致癌物使患大肠癌的危险性增高。

2.遗传因素

遗传性家族性息肉病和大肠癌的发病密切相关。有大肠癌家族史者,死于大肠癌的风险比正常人高4倍。

3.疾病因素

患慢性溃疡性结肠炎超过10年者,发生大肠癌的危险性较一般人群高4～20倍。出血性溃疡性结直肠炎突变风险更大,病程超过 10 年者,有 50％发展为癌。

4.其他因素

胆囊切除后的患者,大肠癌特别是右半结肠癌发生率明显增加。输尿管乙状结肠吻合术后,患者大肠癌发生率比一般人群高 100～500 倍,多数发生于手术后 20 年左右,肿瘤多生长在吻合口附近。

(二)病理分型

大肠癌发病部位的发病率依次为直肠、乙状结肠、盲肠、升结肠、降结肠及横结肠。

1.大肠癌的大体类型

(1)隆起型:表现为肿瘤的主体向肠腔内突出。肿瘤可呈结节状、息肉状或菜花状隆起,境界清楚,有蒂或广基。

(2)溃疡型:是最常见的大体类型。肿瘤中央形成较深溃疡,溃疡底部深达或超过肌层。根据溃疡外形可分为 2 种亚型:局限溃疡型和浸润溃疡型。

(3)浸润型:此型肿瘤以向肠壁各层呈浸润性生长为特点。病灶处肠壁增厚,表面黏膜皱襞增粗、不规则或消失变平。

(4)胶样型:当肿瘤组织形成大量黏液时,肿瘤剖面可呈半透明之胶状,称胶样型。此类型见于黏液腺癌。

上述 4 种大体类型中,以溃疡型最为常见。各种类型与肿瘤发生的部位有一定关系。右半结肠癌以隆起型及局限溃疡型多见,左半结肠癌以浸润型多见,且常导致肠管的环形狭窄。

2.组织学分型

大肠癌的组织学分型国内外较为统一。我国参照 WHO 的大肠癌分型原则并结合国内的经验提出以下分型原则。

(1)来源于腺上皮的恶性肿瘤。①乳头状腺癌:肿瘤组织全部或大部分呈乳头状结构。在大肠癌的发生率为 0.8％～18.2％,平均为 6.7％。②管状腺癌:这是大肠癌中最常见的组织学类型,占全部大肠癌的 66.9％～82.1％。根据癌细胞及腺管结构的分化及异型程度又分为高分化腺癌、中分化腺癌和低分化腺癌。③黏液腺癌:此型癌肿以癌细胞分泌大量黏液并形成"黏液湖"为特征。④印戒细胞癌:肿瘤由弥漫成片的印戒细胞构成,不形成腺管状结构。⑤未分化癌:癌细胞弥漫成片或呈团块状浸润性,未分化癌在大肠癌中占 2％～3％。⑥腺鳞癌:此类肿瘤细胞中的腺癌与鳞癌成分混杂存在。⑦鳞状细胞癌:大肠癌中以鳞状细胞癌为主要成分者,非常罕见。腺鳞癌和鳞癌在大肠癌中所占的比例均少于 1％。

(2)类癌:类癌起源于神经嵴来源的神经内分泌细胞,在大肠癌中所占比例<2％。

(三)临床表现

1.肿瘤出血引起的症状

(1)便血:肿瘤表面与粪便摩擦后出血。低位大肠癌由于粪便干结,故便血较为常见。直肠癌便血最为多见,左半结肠癌其次,右半结肠的大便尚处于半流体状,故出血量相对较少,混于粪便后色泽改变,有时呈果酱状。

(2)贫血:长期的失血超过机体代偿功能时可发生贫血。

2.肿瘤阻塞引起的症状

肿瘤部位因肠蠕动增加而引起腹痛,肠管狭窄时可出现肠鸣、腹痛、腹胀、便秘、排便困难等。直肠病灶可引起大便变细、变形,进一步发展可导致部分甚至完全性肠梗阻。左半结肠肠腔相对较小,以肠梗阻症状多见;右半结肠癌临床特点是贫血、腹部包块、消瘦乏力,肠梗阻症状不明显。

3.肿瘤继发炎症引起的症状

肿瘤本身可分泌黏液,当肿瘤继发炎症后,不仅使粪便中黏液增加,还可出现排便次数增多及腹痛,肿瘤部位越低,症状越明显。

4.其他症状

40%结肠癌患者在确诊时已可触及肿块。当腹部肿块伴有腹痛时,尤其是肿块压痛明显时,可能为肿瘤穿破肠壁全层引起肠周继发感染或穿孔后引起局限性脓肿或急腹症。直肠癌侵及肛管时可出现肛门疼痛,排便时加剧,易被误认为肛裂。

5.肿瘤转移引起的症状

直肠癌盆腔有广泛浸润时,可引起腰骶部坠胀感、坐骨神经痛、阴道出血或血尿等症状。癌肿侵及浆膜层,癌细胞可脱落进入腹腔,种植于腹膜面、膀胱直肠窝等部位,直肠指诊可触及种植结节。左锁骨上淋巴结转移为肿瘤晚期表现。

6.肿瘤穿孔

肿瘤穿孔后,肠腔与腹腔相通,引起弥漫性腹膜炎。癌肿穿透入邻近空腔脏器可形成肠瘘,如横结肠癌穿透入胃、小肠,引起高位小肠结肠瘘,呕吐物可出现粪便样物;直肠癌或乙状结肠癌穿透入膀胱,可引起直肠膀胱瘘、直肠阴道瘘。

(四)诊断

1.直肠指诊

直肠指诊是诊断直肠癌最主要和最直接的方法,简单易行,可发现距肛门 7~8 cm 之内的直肠肿物,如嘱患者屏气增加腹压,则可触及更高的部位。检查时先用示指按住肛门后壁,使肛门括约肌松弛,嘱患者做深呼吸同时缓慢推进示指,检查时了解肛门有无狭窄,有肿块时注意肿块部位、大小、活动度、硬度、黏膜是否光滑、有无溃疡、有无压痛、是否固定于骶骨或盆骨。了解肿块与肛门的距离有助于选择手术方式。

2.内镜检查

凡有便血或大便习惯改变,经直肠指诊无异常者,应常规进行乙状结肠镜或纤维结肠镜检查。乙状结肠镜可检查距肛缘 25 cm 以内的全部直肠及部分乙状结肠。距离肛缘 25 cm 以上的结肠癌,纤维结肠镜为最可靠的检查方法。可观察病灶部位、大小、形态、肠腔狭窄的程度等,并可在直视下取活组织进行病理学检查。纤维结肠镜检查是对大肠内病变诊断最有效、最安全、最可靠的检查方法,绝大部分早期大肠癌可由内镜检查发现。

3.实验室检查

(1)大便隐血试验可作为高危人群的初筛方法及普查手段,持续阳性者应做进一步检查。

(2)癌胚抗原(CEA)测定:不具有特异性的诊断价值,具有一定的假阳性和假阴性,因此不适合作为普查或早期诊断,但对估计预后、监测疗效和复发有帮助。

(3)血红蛋白:凡原因不明的贫血,血红蛋白低于 100 g/L 者应建议做钡剂灌肠检查或纤维结肠镜检查。

4.双重对比造影

相对传统钡剂灌肠 X 线检查,气钡双重对比造影技术大大提高了早期大肠癌和小腺瘤的发现率和诊断准确率。

5.CT检查

由于粪便的存在和大肠的不完全性扩张,CT检查对结肠黏膜表面异常和<1 cm的病灶难以发现,因此不能作为早期诊断的方法,但CT检查对诊断结肠癌的分期有重要意义。

6.超声检查

相比常规超声,肠内超声能更正确的诊断出肿瘤所侵犯的部位及大小。

7.磁共振成像检查

磁共振成像对结直肠癌术后发现盆腔肿块有很高的敏感性,但缺乏特异性。

(五)治疗

手术切除是治疗大肠癌的主要方法,同时辅以化疗、放疗等综合治疗。

1.放疗

(1)直肠癌的放疗:主要用于直肠癌的综合治疗,按进行的先后顺序可分为术前、术中、术后放疗。①直肠癌的术前放疗:对于局部晚期直肠癌,术前放疗能缩小肿瘤体积,减轻肠壁及周围组织的肿瘤浸润,使原来手术困难的直肠癌降期为可能切除,从而提高手术切除率;术前放疗既可杀灭已转移淋巴结内的癌灶,又可通过降低肿瘤细胞活性和闭塞癌组织周围脉管而达到降低淋巴结转移率、降低局部复发率的目的;术前放疗最重要的进展是低位直肠癌术前放疗+保肛手术,可以提高患者生存质量。②直肠癌的术中放疗:为了提高肿瘤组织的照射剂量和减少正常组织的照射不良反应,手术中暴露肿瘤及受累组织,保护小肠等敏感器官,根据照射组织的厚度选择适当能量的电子线,予一次性照射(10~25 Gy)肿瘤残留灶及瘤床。③直肠癌的术后放疗:直肠癌的术后局部复发率取决于肠壁浸润深度、直肠周围组织及盆腔淋巴结受累程度等因素,术后放疗可减少直肠癌局部复发率。

(2)结肠癌的放疗:①放射剂量为45~50 Gy,分25~28次照射。②对于距离切缘较近或切缘阳性者给予追加剂量。③小肠的照射剂量应限制在45 Gy之内。④以5-FU为基础的化疗与放疗同步给予可进一步提高疗效。

2.化疗

化疗是大肠癌综合治疗的重要手段之一,可分为晚期大肠癌的化疗、新辅助化疗和术后辅助化疗。

(1)晚期大肠癌的化疗。

单一用药:①卡培他滨(capecitabine),又称希罗达(Xeloda)。卡培他滨作为一种高选择性的口服的氟尿嘧啶药物,既无静脉注射带来的不便,又有较高的抗肿瘤活性和良好的耐受性,有可能逐渐取代5-FU用于单药或联合化疗之中。主要的限制性毒性是腹泻和中性粒细胞减少及手足综合征。②持续静脉输注5-FU,5-FU是治疗结直肠癌最主要的药物。过去40年来,5-FU单独用药的有效率在20%。5-FU长时间的静脉输注可使毒性下降,药物剂量得以增加,持续5-FU输注的疗效要显著高于5-FU一次性推注。③5-FU与亚叶酸钙(calcium folinate,CF),CF可以促进5-FU的活性代谢产物(5-氟尿嘧啶脱氧核苷酸)与胸苷酸合成酶共价形成三元复合物,从而加强5-FU的抗癌作用。④伊立替康、奥沙利铂也是晚期大肠癌常用的单用化疗药物。

联合化疗:尽管目前出现许多新的对结直肠癌有效的化疗药物,但是单药治疗的效果仍不尽人意,为了提高疗效,常采用多种细胞毒药物联合应用。5-FU+CF+伊立替康(CPT-11),此方案已被FDA批准用于晚期大肠癌的一线治疗;其他常用方案还有卡培他滨+CPT-11,5-FU+CF+奥沙利铂(L-OHP)。

化疗药物与单克隆抗体联合应用：①阿瓦斯汀，即贝伐珠单抗，是一种重组的人类单克隆 IgG_1 抗体，通过抑制人类血管内皮生长因子 VEGF 的生物学活性而起作用。②西妥昔单抗是针对 EGFR 的单克隆抗体，与其具有高度的亲和力。上述两种靶向治疗药物主要与化疗联合应用治疗晚期大肠癌，可明显提高化疗的效果。

（2）奥沙利铂和伊立替康为主的新辅助化疗药物可增加根治性肝转移切除患者的生存率，术前化疗有效可增加手术成功的机会。

（3）大肠癌的术后辅助化疗有 5-FU＋LV，FOLFOX 系列的双周方案，卡培他滨口服 14 天、休 7 天的 3 周方案。

大肠癌患者术后总的 5 年生存率在 50％左右。病变限于黏膜下层，根治术后 5 年生存率可达 90％，如有淋巴结转移，则在 30％以下。术前 CEA 测定可提示患者预后，CEA 升高者复发率高，预后较 CEA 不升高者为差。术前 CEA 增高者，根治术后 1～4 个月内应恢复正常，仍持高不下者可能残存肿瘤。95％肝转移者 CEA 升高。

二、护理

（一）术前护理要点

（1）心理护理：指导患者及家属通过各种途径了解疾病的治疗护理进展，以提高战胜疾病的信心和勇气。对需行造口手术者可通过图片、模型、实物等向患者及家属介绍造口的目的、功能、术后可能出现的情况及应对方法，同时争取社会、家庭的积极配合，从多方面给患者以关怀和心理支持。

（2）营养支持：指导患者摄入高蛋白、高热量、高维生素、易消化的少渣饮食；遵医嘱纠正水电解质紊乱、酸碱失衡以及静脉营养支持，改善患者的营养状况，提高手术耐受力。

（3）充分的肠道准备：肠道准备的方法包括控制饮食、药物使用、清洁肠道三方面。具体措施为：术前 3 天进少渣半流质饮食，术前 2 天起进流质饮食；术前 3 天口服肠道不易吸收抗生素；术前 2～3 天给予缓泻药物，术前晚及术晨行清洁灌肠。也可采用等渗电解质液口服行全肠道灌洗、口服甘露醇清洁肠道等方法。

（4）术前阴道冲洗：为减少女性患者术中污染、术后感染，尤其是癌肿侵犯阴道后壁时，术前 3 天每晚行阴道冲洗。

（5）手术日晨留置尿管。

（二）术后护理要点

（1）病情观察：严密观察生命体征的变化，观察伤口情况、胃肠减压及腹腔引流情况等。准确记录 24 小时出入水量。

（2）体位：全麻清醒前去枕平卧，头偏向一侧，以免呕吐时发生误吸。麻醉清醒后若血压平稳取半卧位，有利于呼吸和循环；减少切口张力，减轻疼痛与不适；有利于腹腔渗出液集聚于盆腔，便于引流。

（3）维持有效的胃肠减压和腹腔引流，观察引流液颜色、性状及量的变化。

（4）饮食护理：早期禁食、胃肠减压，经静脉输液及营养支持。非造口患者肛门排气、拔除胃管后开始进流质饮食，术后 1 周进少渣半流质饮食，2 周可进少渣软食；造口患者造口开放后进食易消化的饮食，注意饮食的清洁卫生，避免可产生刺激性气味或胀气的食物及可致便秘的食物。

（5）保持会阴部清洁：对会阴部切口，可于术后 4～7 天行 0.02％高锰酸钾液温水坐浴。

（6）做好留置尿管的护理。

(三)患者沟通

帮助患者正视并参与造口的护理。

(四)指导患者正确使用人工造口袋

(1)结肠造口开放时间一般于术后 2～3 天,根据患者情况及造口大小选择适宜的肛门袋。

(2)及时清洁造口分泌物、渗液和保护造口周围皮肤,敷料避免感染。观察造口周围皮肤有无湿疹、充血、水疱、破溃等。

(3)当造口袋内充满 1/3 的排泄物时,需及时更换清洗,涂氧化锌软膏保护局部皮肤,防止糜烂。更换时防止排泄物污染伤口。

(4)造口底盘与造口黏膜之间保持适当缝隙(1～2 mm),缝隙过大粪便刺激皮肤引起发炎,缝隙过小底盘边缘与黏膜摩擦将会导致不适甚至出血。

(5)若使用造口辅助产品应当在使用前认真阅读产品说明书,如使用防漏膏应当按压底盘15～20 分钟。

(6)撕离造口袋时注意保护皮肤,由上向下撕离,粘贴造口袋时由下向上。

(五)泌尿系统损伤感染的预防及护理

直肠癌患者术后常有永久性或暂时性神经源性膀胱。可术前留置导尿,进行排尿训练。多数患者能在术后 4 周逐渐恢复正常排尿功能。

(六)预防造口狭窄

观察患者是否有腹痛、腹胀、恶心、呕吐、停止排气、排便等肠梗阻症状。永久性造口患者,造口术后2～3 个月内每 1～2 周扩张造口 1 次。

(七)靶向治疗的护理

1.使用西妥昔单抗(爱必妥)的护理

西妥昔单抗注射液必须低温保存(2～8 ℃),禁止冷冻,物理和化学的稳定性在室温(20～25 ℃)为8 小时,开启后立即使用。滴注前后使用无菌生理盐水冲洗输液管,给药期间必须使用 0.2 μm 或0.22 μm 微孔径过滤器进行过滤,联合其他化疗时,必须在本品滴注结束 1 小时之后开始。开始滴注的前 10 分钟滴速应控制在 15 滴/分左右,观察患者无异常反应后再逐渐加快滴速,最大输液速率为5 mL/min。使用前应进行过敏试验,静脉注射 20 mg 并观察 10 分钟以上,结果呈阳性的患者慎用,因部分变态反应发生于后续用药阶段,因此阴性结果并不能完全排除严重变态反应的发生,故应在心电监护下用药。严重变态反应发生率为 3%,致死率为 2%～3%。其中 90% 发生于第 1 次使用时,以突发性气道梗阻、荨麻疹和低血压为特征。发生轻至中度输液反应时,可减慢输液速度或服用抗组胺药物;若发生严重的输液反应需立即停止输液,静脉注射肾上腺素、糖皮质激素、抗组胺药物并给予支气管扩张剂及输氧等处理。

2.使用阿瓦斯汀(Avastin,通用名贝伐珠单抗)的护理

(1)贝伐珠单抗首次给药约在 90 分钟的时间中连续静脉滴注,若第一次无不良反应,那么第二次的输注时间可以减少到 60 分钟。如果 60 分钟的输注也耐受良好,那么以后所有的输注时间都可以减少到约 30 分钟。如果患者在接受 60 分钟的输注时出现不良反应,那么以后输注都应该在90 分钟时间内完成;如果患者在接受 30 分钟的输注时出现不良反应,那么以后输注都应该在60 分钟时间内完成。滴完后用 0.9% 氯化钠溶液冲洗输液管道。建议使用 PICC 输注。

(2)贝伐珠单抗与其他化疗药物联用可能增加肿瘤患者出现胃肠道穿孔的风险。这些在胃壁、

小肠和大肠中出现的穿孔可能会致死。在贝伐珠单抗治疗过程中,护士应指导患者进易消化饮食,观察有无突发剧烈腹痛等表现。

(3)出血:有两种情况的出血,一种为少量出血,以鼻出血常见;另一种为严重的致命性的肺出血。

(4)高血压:半数的患者舒张压升高超过 14.6 kPa(110 mmHg)。

(5)肾病综合征:表现为蛋白尿。

(6)充血性心力衰竭。

(7)其他:输液反应、衰弱、疼痛、腹泻、白细胞计数减少等。此外,至少术后 28 天才能开始贝伐珠单抗治疗,术前 28 天内不能应用贝伐珠单抗。有严重心血管和免疫性疾病的患者慎用。

(八)静脉化疗的护理

(1)腹泻为伊立替康的限制性毒性。一旦患者出现第 1 次稀便,应积极补液并立即给予适当的抗腹泻治疗。用药前皮下注射阿托品 0.25～1 mg 能预防或减轻早期腹泻,晚期腹泻(用药 24 小时后可使用洛哌丁胺治疗)。出现严重腹泻者,应推迟至下周期给药并减量。

(2)奥沙利铂:迟发型外周神经毒性,此为奥沙利铂特征性毒性反应,表现为手足末梢麻木感,甚至疼痛,影响到感觉、运动功能。注射前应用还原型谷胱甘肽及每天口服 B 族维生素可能有减轻症状的作用,应避免冷刺激。建议患者戴手套,穿袜子;保持室温在 22～24 ℃;减少金属物品的放置;床栏上铺床单;避免用冷水洗手洗脸;向患者不断强调保暖和避免冷刺激的重要性。

咽喉部异常感觉主要表现为呼吸困难、吞咽困难、喉痉挛。一旦出现症状,立即给氧;遵医嘱给予镇静剂、抗组胺药及支气管扩张剂;稳定患者情绪;保暖;化疗前指导患者避免进食冷食,温水刷牙、漱口,水果用热水加温后食用。

(3)卡培他滨:临床使用卡培他滨的患者约半数会发生不同程度的手足综合征,NCI 将手足综合征分为 3 度。Ⅰ度,麻木、瘙痒、无痛性红斑和肿胀;Ⅱ度,疼痛性红斑和肿胀;Ⅲ度,潮湿性蜕皮、溃疡、水疱和重度疼痛。发生手足综合征者遵医嘱给予维生素 B_6 静脉滴注,各级手足综合征的处理如下:Ⅰ度手足综合征时指导患者保持受累皮肤湿润,防寒防冻,避免接触冷水;穿软暖合适的鞋袜、手套,鞋袜不宜过紧,以防摩擦伤;避免剧烈运动;避免接触洗衣粉、肥皂等化学洗涤剂。Ⅱ度手足综合征时指导患者睡觉时用枕头适当垫高上、下肢体,促进肢体静脉回流。Ⅲ度手足综合征时指导患者不要搔抓局部皮肤及撕去脱屑,给予柔软纱布保护;避免涂刺激性药物及酒精、碘酒;局部皮肤出现水疱后要避免水疱破裂,水疱已破裂者给予清洁换药处理,直至创面痊愈;指导患者外出时避免阳光照射。

(九)放疗的护理

(1)放射性直肠炎的护理:早期为放射性黏膜炎,表现为大便次数增加、腹痛、腹泻,严重者可有血便。遵医嘱给予止泻剂,指导患者进食无刺激性、易消化饮食。后期可有肠纤维化、肠粘连、肠营养吸收不良,较严重的会出现肠穿孔。

(2)放射性膀胱炎的护理:放射性膀胱炎表现为尿频、尿急、尿痛等膀胱刺激征,指导患者多饮水,并告诉患者膀胱功能在放疗结束后可以恢复正常。

(3)指导盆腔放疗后骨盆疼痛者遵医嘱检查骨质密度。如放疗后发生盆骨疼痛,指导患者活动时避免盆骨沉重,动作缓慢,以防止发生病理性骨折。

(4)盆腔放疗者可能出现勃起障碍和性交痛,应做好配偶的思想工作,如症状不能缓解则请泌尿科或妇产科医师会诊。

三、健康指导

(一)做好大肠癌的三级预防

在肿瘤发生之前,消除或减少大肠黏膜对致癌物质的暴露,抑制或阻断上皮细胞的癌变过程。积极预防和治疗各种结肠癌的癌前病变,如结直肠息肉、腺瘤、溃疡性结肠炎等;多食高纤维的新鲜蔬菜、水果等。对结肠癌的高危人群进行筛查,一发现无症状的癌前病变,实现早期诊断、早期治疗,提高生存率,降低人群病死率的目的。

(二)永久性结肠造口患者健康指导

(1)造口术后 2～3 个月内每 1～2 周扩张造口 1 次。若发现腹痛、腹胀、排便困难等造口狭窄表现及时就诊。

(2)有条件者参加造口患者协会,学习、交流经验和体会,使患者重拾信心。

(3)指导患者学会结肠造口自我护理方法:让患者观看护理全过程 1～2 次,之后让患者逐步参与到造口护理中,直至患者能够完全自我护理。指导患者选择自己不过敏的造口袋,使用前用生理盐水彻底清洁造口及周围皮肤。

(4)定时反复刺激以养成良好的排便习惯:应用定时结肠灌洗及造口栓,能定时排便、减少异味及降低对造口周围皮肤的刺激。待患者完全掌握后再独立操作。造口栓隐蔽性好,可提高患者在社交活动及性生活中的生活质量。

(5)适当掌握活动强度,6 周内不要提举超过 6 kg 的重物,进行中等强度的锻炼(如散步),增加耐受力,避免过度增加腹压,防止人工肛门结肠黏膜脱出。

(6)气味的处理:气味较大时,可使用带有碳片的造口袋或在造口袋内放入适量清新剂。

(三)大肠癌随诊

治疗结束后每 3 个月体检 1 次,共 2 年;然后每 6 个月 1 次,总共 5 年。监测 CEA,每 3～6 个月 1 次,共 2 年;然后每 6 个月 1 次,总共 5 年。3 年内每年行腹、盆腔 CT 检查。术后 1 年内行肠镜检查,以后根据需要进行。

第四章

肝胆外科疾病患者的护理

第一节　肝脓肿

一、细菌性肝脓肿

当全身性细菌感染，特别是腹腔内感染时，细菌侵入肝脏，如果患者抵抗力弱，可发生细菌性肝脓肿。细菌可以从下列途径进入肝脏。①胆道：细菌沿着胆管上行，是引起细菌性肝脓肿的主要原因，包括胆石、胆囊炎、胆道蛔虫、其他原因所致胆管狭窄与阻塞等。②肝动脉：体内任何部位的化脓性病变，如败血症、化脓性骨髓炎、痈、疖等，细菌可经肝动脉进入肝脏。③门静脉：已较少见，如坏疽性阑尾炎、细菌性痢疾等，细菌可经门静脉入肝。④肝开放性损伤：细菌可直接经伤口进入肝，引起感染而形成脓肿。细菌性肝脓肿的致病菌多为大肠埃希菌、金黄色葡萄球菌、厌氧链球菌等。肝脓肿可以是单个脓肿，也可以是多个小脓肿，数个小脓肿可以融合成为一个大脓肿。

(一)护理评估

1.健康史

注意询问有无胆道感染和胆道疾病、全身其他部位的化脓性感染特别是肠道的化脓性感染、肝脏外伤病史。是否有肝脓肿病史，是否进行过系统治疗。

2.身体状况

通常继发于某种感染性先驱疾病，起病急，主要症状为骤起寒战、高热、肝区疼痛和肝大。体温可高达39～40 ℃，多表现为弛张热，伴有大汗、恶心、呕吐、食欲不振。肝区疼痛多为持续性钝痛或胀痛，有时可伴有右肩牵涉痛，右下胸及肝区叩击痛，增大的肝有压痛。肝前下缘比较表浅的脓肿，可有右上腹肌紧张和局部明显触痛。巨大的肝脓肿可使右季肋区呈饱满状态，甚至可见局限性隆起，局部皮肤可出现凹陷性水肿。严重时或并发胆道梗阻者，可出现黄疸。

3.心理-社会状况

细菌性肝脓肿起病急剧，症状重，如果治疗不彻底容易反复发作转为慢性，并且细菌性肝脓肿极易引起严重的全身性感染，导致感染性休克，患者产生焦虑。

4.辅助检查

(1)血液检查：化验检查白细胞计数及中性粒细胞增多，有时出现贫血。肝功能检查可出现不同程度的损害和低蛋白血症。

(2)X线胸腹部检查：右叶脓肿可见右膈肌升高，运动受限；肝影增大或局限性隆起；有时伴有反应性胸膜炎或胸腔积液。

(3)B超检查：在肝内可显示液平段，可明确其部位和大小，阳性诊断率在96%以上，为首选的检查方法。必要时可作CT检查。

(4)诊断性穿刺:抽出脓液即可证实本病。

(5)细菌培养:脓液细菌培养有助于明确致病菌,选择敏感的抗生素,并与阿米巴性肝脓肿相鉴别。

5.治疗要点

(1)全身支持疗法:给予充分营养,纠正水和电解质及酸碱平衡失调,必要时少量多次输血和血浆以纠正低蛋白血症,增强机体抵抗力。

(2)抗生素治疗:应使用大剂量抗生素。由于肝脓肿的致病菌以大肠埃希菌、金黄色葡萄球菌和厌氧性细菌最为常见,在未确定病原菌之前,可首选对此类细菌有效的抗生素,然后根据细菌培养和抗生素敏感试验结果选用有效的抗生素。

(3)经皮肝穿刺脓肿置管引流术:适用于单个较大的脓肿。在B型超声引导下进行穿刺。

(4)手术治疗:对于较大的单个脓肿、胆源性肝脓肿、慢性肝脓肿等,应施行经腹切开引流。病程长的慢性局限性厚壁脓肿,也可行肝叶切除或部分肝切除术。多发性小脓肿不宜行手术治疗,但对其中较大的脓肿,也可行切开引流。

(二)护理诊断及合作性问题

1.营养失调

营养失调,低于机体需要量,与高代谢消耗或慢性消耗病程有关。

2.体温过高

其与感染有关。

3.急性疼痛

其与感染及脓肿内压力过高有关。

4.潜在并发症

急性腹膜炎、上消化道出血、感染性休克。

(三)护理目标

患者能维持适当营养,维持体温正常,疼痛减轻;无急性腹膜炎休克等并发症发生。

(四)护理措施

1.术前护理

(1)病情观察,配合抢救中毒性休克。

(2)高热护理:保持病室空气新鲜、通风、温湿度合适,物理降温。衣着适量,及时更换汗湿衣。

(3)维持适当营养:对于非手术治疗和术前的患者,给予高蛋白、高热量饮食,纠正水、电解质平衡失调和低蛋白血症。

(4)遵医嘱正确应用抗生素。

2.术后护理

(1)经皮肝穿刺脓肿置管引流术的术后护理:术前做术区皮肤准备,协助医师进行穿刺部位的准确定位。术后向医师询问术中情况及术后有无特殊观察和护理要求。患者返回病室后,观察引流管固定是否牢固、引流液的性状、引流管道是否密闭。术后第二天或数天开始进行脓腔冲洗,冲洗液选用等渗盐水(或遵医嘱加用抗生素)。冲洗时速度缓慢,压力不宜过高,估算注入液与引出液的量。每次冲洗结束后,可遵医嘱向脓腔内注入抗生素。待到引流出或冲洗出的液体变清澈,B型超声检查脓腔直径<2 cm即可拔管。

(2)切开引流术的术后护理:切开引流术术后护理遵循腹部手术术后护理的一般要求。除此之外,每天用生理盐水冲洗脓腔,记录引流液量,<10 mL或脓腔容积<15 mL,即考虑拔除引流管,改用凡士林纱布引流,适时换药,直至脓腔闭合。

3.健康指导

为了预防肝脓肿疾病的发生,应教育人们积极预防和治疗胆道疾病,及时处理身体其他部位的化脓性感染。告知患者应用抗生素和放置引流管的目的和注意事项,取得患者的信任和配合。术后患者应加强营养和提高抵抗力,定期复查。

(五)护理评价

患者是否能维持适当营养,体温是否正常;疼痛是否减轻,有无急性腹膜炎、上消化道出血、感染性休克等并发症发生。

二、阿米巴性肝脓肿

阿米巴性肝脓肿是阿米巴肠病的并发症,阿米巴原虫从结肠溃疡处经门静脉血液或淋巴管侵入肝内并发脓肿。常见于肝右叶顶部,多数为单发性。原虫产生溶组织酶,导致肝细胞坏死、液化组织和血液、渗液组成脓肿。

(一)护理评估

1.健康史

注意询问有无阿米巴痢疾病史。

2.身体状况

阿米巴性肝脓肿有着跟细菌性肝脓肿相似的表现,两者的区别详见表4-1。

表 4-1　细菌性肝脓肿与阿米巴性肝脓肿的鉴别

鉴别要点	细菌性肝脓肿	阿米巴性肝脓肿
病史	继发于胆道感染或其他化脓性疾病	继发于阿米巴痢疾后
症状	病情急骤严重,全身中毒症状明显,有寒战、高热	起病较缓慢,病程较长,可有高热,或不规则发热、盗汗
血液化验	白细胞计数及中性粒细胞可明显增加,血液细菌培养可阳性	白细胞计数可增加,如无继发细菌感染,血液细菌培养阴性。血清学阿米巴抗体检查阳性
粪便检查	无特殊表现	部分患者可找到阿米巴滋养体或结肠溃疡面(乙状结肠镜检)黏液或刮取涂片可找阿米巴滋养体或包囊
脓液	多为黄白色脓液,涂片和培养可发现细菌	大多为棕褐色脓液,无臭味,镜检有时可找到阿米巴滋养体。若无混合感染,涂片和培养无细菌
诊断性治疗	抗阿米巴药物治疗无效	抗阿米巴药物治疗有好转
脓肿	较小,常为多发性	较大,多为单发,多见于肝右叶

3.心理-社会状况

由于病程长,忍受较重的痛苦,担忧预后或经济拮据等原因,患者常有焦虑、悲伤或恐惧反应。

4.辅助检查

基本同细菌性肝脓肿。

5.治疗要点

阿米巴性肝脓肿以非手术治疗为主。应用抗阿米巴药物,加强支持疗法纠正低蛋白、贫血等,无效者穿刺置管闭式引流或手术切开引流,多可获得良好的疗效。

（二）护理诊断及合作性问题

（1）营养失调：低于机体需要量，与高代谢消耗或慢性消耗病程有关。

（2）急性疼痛：与脓肿内压力过高有关。

（3）潜在并发症：合并细菌感染。

（三）护理措施

1.非手术疗法和术前护理

（1）加强支持疗法：给予高蛋白、高热量和高维生素饮食，必要时少量多次输新鲜血、补充丙种球蛋白，从而增强抵抗力。

（2）正确使用抗阿米巴药物，注意观察药物的不良反应。

2.术后护理

除继续做好非手术疗法护理外，重点做好引流的护理。宜用无菌水封瓶闭式引流，每天更换消毒瓶，接口处保持无菌，防止继发细菌感染。如继发细菌感染需使用抗生素。

第二节　原发性肝癌

原发性肝癌是指由肝细胞或肝内胆管上皮细胞发生的恶性肿瘤，是我国常见的恶性肿瘤之一，病死率较高，在恶性肿瘤死亡排位中占第 2 位。近年来，发病率有上升趋势，肝癌的 5 年生存率很低，预后凶险。原发性肝癌的发病率有较高的地区分布性，本病多见于中年男性，男女性别之比在肝癌高发区中为 3∶4，低发区则为 1∶2。高发区的发病年龄高峰为 40～49 岁。

一、病因及发病机制

病因及发病机制尚不清楚，根据高发区的流行病学调查结果表明，下列因素与肝癌的发病关系密切。

（一）病毒性肝炎

在我国，乙型肝炎是原发性肝癌发生的最重要病因，原发性肝癌患者中 1/3 曾有慢性肝炎病史。肝癌患者血清中乙型肝炎标志物高达 90% 以上。近年来，丙型肝炎与肝癌关系也逐渐引起关注。

（二）肝硬化

原发性肝癌合并肝硬化者占 50%～90%，乙型肝炎病毒持续感染与肝细胞癌有密切关系。其过程可能是乙型肝炎病毒引起肝细胞损害继而发生增生或不典型增生，从而对致癌物质敏感。在多病因参与的发病过程中可能有多种基因发生改变，最后导致癌变。

（三）黄曲霉毒素

在肝癌高发区，尤其南方以玉米为主粮的地方调查提示，肝癌流行可能与黄曲霉毒素对粮食的污染有关，其代谢产物黄曲霉毒素 B_1 有强烈致癌作用。

（四）饮水污染

江苏启东的流行病学调查结果发现，饮用池塘水者与饮用井水者的肝癌发病率和病死率有明显差异，可能与池塘水的蓝绿藻产生的微囊藻毒素污染饮用水源有关。

(五)遗传因素

在高发区肝癌有时出现家族聚集现象,尤以共同生活并有血缘关系者的肝癌罹患率高,可能与肝炎病毒垂直传播有关。

(六)其他

饮酒,亚硝胺,农药,某些微量元素如铜、锌、钼等含量异常,肝吸虫等因素也被认为与肝癌有关。吸烟和肝癌的关系还待进一步明确。

二、临床表现

(一)症状

肝癌起病隐匿,早期缺乏典型症状,多在肝病随访中或体检普查中,应用血清甲胎蛋白(AFP)及B超检查偶然发现肝癌,此时患者既无症状,体格检查亦缺乏肿瘤本身的体征,此期称之为亚临床肝癌。一旦出现症状而来就诊者其病程大多已进入中晚期。不同阶段的肝癌,其临床表现有明显差异。

1.肝区疼痛

肝区疼痛最常见,半数以上患者呈间歇性或持续性的钝痛或胀痛,是由肿块生长迅速、使肝包膜绷紧牵拉所致。当肿瘤侵犯膈肌时,疼痛可向右肩或右背部放射。向右后生长的肿瘤可致右腰疼痛。突然出现剧烈腹痛和腹膜刺激征提示癌结节包膜下出血或向腹腔破溃。

2.消化道症状

食欲不振、恶心、呕吐、腹泻、消化不良等,缺乏特异性。

3.全身症状

低热、发热与癌肿坏死物质吸收有关。此外还有乏力、消瘦、贫血、全身衰弱等,少数患者晚期呈恶病质,这是由于癌症所致的能量消耗和代谢障碍所致。

4.转移灶症状

如肺转移可出现咳嗽、咯血;胸膜转移可引起胸痛和血性胸腔积液;癌栓栓塞肺动脉,引起肺梗死,可突然出现严重呼吸困难和胸痛;癌栓栓塞下肢静脉,可出现下肢严重水肿;骨转移和脊柱转移,可引起局部压痛或神经受压症状;颅内转移可出现相应的神经定位症状和体征。

5.伴癌综合征

癌肿本身代谢异常,癌组织对机体发生影响而引起的内分泌或代谢异常的一组综合征称之为伴癌综合征。如自发性低血糖症、红细胞增多症,其他罕见的有高脂血症、高钙血症、类癌综合征等。

(二)体征

1.肝大

进行性肝大是常见的特征性体征之一。肝质地坚硬,表面及边缘不光滑,有大小不等结节,伴不同程度的压痛。如癌肿突出于右肋弓下或剑突下,上腹可出现局部隆起或饱满。

2.脾大

脾大多见于合并肝硬化门静脉高压患者,因门静脉或脾静脉有癌栓或癌肿压迫门静脉。

3.腹水

因合并肝硬化门静脉高压、门静脉或肝静脉癌栓,当癌肿表面破溃时可引起血性腹水。

4.黄疸

当癌肿浸润、破坏肝细胞时,可引起肝细胞性黄疸;当癌肿侵犯肝内胆管或压迫胆管时,可出现阻塞性黄疸。

5.转移灶相应体征

锁骨上淋巴结肿大、胸腔积液的体征、截瘫、偏瘫等。

(三)并发症

并发症包括肝性脑病、上消化道出血、肝癌结节破裂出血、血性胸腹水、继发感染。上述并发症可由肝癌本身或并存的肝硬化引起,常为致死的原因。

三、辅助检查

(一)血清甲胎蛋白(AFP)测定

AFP是目前诊断肝细胞肝癌最特异性的标志物,是体检普查的项目之一。肝癌患者AFP阳性率70%~90%,诊断标准为:①AFP>500 $\mu g/L$ 持续4周;②AFP在>200 $\mu g/L$ 的中等水平持续8周;③AFP由低浓度升高后不下降。

(二)影像学检查

(1)超声检查是目前肝癌筛查的首选检查之一,有助于了解占位性病变的血供。

(2)CT检查在反映肝癌的大小、形态、部位、数目等方面有突出的优点,被认为是补充超声显像检查的非侵入性诊断的首选方法。

(3)肝动脉造影是肝癌诊断的重要补充方法,对直径2 cm以下的小肝癌的诊断较有价值。

(4)MRI检查优点是除显示如CT检查那样的横断面外,还能显示矢状位、冠状位以及任意切面。

(三)肝组织活检或细胞学检查

在超声或CT引导下活检或细针穿刺行组织学或细胞学检查,是目前确诊直径2 cm以下小肝癌的有效方法。缺点是易引起近边缘的肝癌破裂,有促进转移的危险。在非侵入性操作未能确诊时考虑使用。

四、诊断要点

有慢性肝炎病史,原因不明的肝区不适或疼痛,或原有肝病症状加重伴有全身不适、明显的食欲不振和消瘦、乏力、发热;肝进行性肿大、压痛、质地坚硬、表面和边缘不光滑。对高危人群血清AFP的检测及影像学检查。对既无症状也无体征的亚临床肝癌的诊断主要靠血清AFP的检测联合影像学检查。

五、治疗要点

早期治疗是改善肝癌预后的最主要的因素,而治疗方案的选择取决于肝癌的临床分期及患者的体质。

(一)手术治疗

首选的治疗方法,是影响肝癌预后的最主要因素,是提高生存率的关键。

(二)局部治疗

1.肝动脉化疗栓塞治疗(TACE)

TACE为原发性肝癌非手术的首选方案,效果较好,应反复多次治疗。机制为:先栓塞肿瘤远端血供,再栓塞肿瘤近端肝动脉,使肿瘤难以建立侧支循环,最终引起病灶缺血性坏死,并在动脉内灌注化疗药物。常用栓塞剂有明胶海绵和碘化油。

2.无水酒精注射疗法(PEI)

PEI是肿瘤直径<3 cm,结节数在3个以内,伴肝硬化不能手术患者的首选治疗方法。在B超

引导下经皮肝穿刺入肿瘤内注入无水乙醇,促使肿瘤细胞脱水变性、凝固坏死。

3.物理疗法

局部高温疗法,如微波组织凝固技术、射频消融、高功率聚焦超声治疗、激光等。

(三)其他治疗方法

1.放疗

在肝癌治疗中仍有一定地位。适用于肿瘤较局限,但不能手术者,常与其他治疗方法组成综合治疗。

2.化疗

常用多柔比星(阿霉素,ADM)及其衍生物、顺铂(CDDP)、氟尿嘧啶(5-FU)、丝裂霉素(MMC)和甲氨蝶呤(MTX)等。主张联合用药,单一用药疗效较差。

3.生物治疗

常用干扰素、白细胞介素、淋巴固子激活杀伤细胞(LAK)、肿瘤浸润性淋巴细胞(TIL)等,作为辅助治疗之一。

4.中医中药治疗

用于晚期肝癌患者和肝功能严重失代偿无法耐受其他治疗者,可作为辅助治疗之一。

5.综合治疗

根据患者的具体情况,选择一种或多种治疗方法联合使用,为中、晚期患者的主要治疗方法。

六、常用护理诊断

(一)疼痛:肝区痛

肝区痛与肿瘤迅速增大、牵拉肝包膜有关。

(二)预感性悲哀

预感性悲哀与获知疾病预后有关。

(三)营养失调:低于机体需要量

营养失调与肝功能严重损害、摄入量不足有关。

七、护理措施

(一)一般护理

1.休息与体位

给患者创造安静舒适的休息环境,减少各种不良刺激。协助并指导患者取舒适卧位。为患者创造安静、舒适环境,提高患者对疼痛的耐受性。

2.饮食护理

鼓励进食,给予高蛋白、适量热量、高维生素、易消化饮食,如出现肝性脑病,禁食蛋白质。伴腹水患者,限制水钠摄入。如出现恶心、呕吐现象,做好口腔护理。在化疗过程中患者往往胃肠道反应明显,可根据其口味适当调整饮食。

3.皮肤护理

晚期肝癌患者极度消瘦,严重营养不良,因为疼痛影响,常拒绝体位变动。因此,要加强翻身,皮肤按摩,如出现压疮,做好相应处理。

(二)病情观察

监测生命体征,观察有无肝区疼痛、发热、腹水、黄疸、呕血、便血、24 小时尿量等,以及实验室各项血液生化和免疫学指标。观察有无转移征象。

(三)疼痛护理

晚期癌症患者大部分有中度至重度的疼痛,多为顽固性的剧痛,严重影响生存质量。通过询问病史、观察或运用评估工具来判断疼痛的部位、性质、程度。

1.三阶梯疗法

目前临床普遍推行WTO推荐的三阶梯疗法,其原则如下。①按阶梯给药:依药效的强弱顺序递增使用;②无创性给药:可选择口服给药、直肠栓剂或透皮贴剂给药等方式;③按时给药,而不是按需给药;④剂量个体化。按此疗法多数患者能满意止痛。

(1)第一阶梯:轻度癌痛,可用非阿片类镇痛药,如阿司匹林等。

(2)第二阶梯:中度癌痛及第一阶梯治疗效果不理想时,可选用弱阿片类药,如可卡因。

(3)第三阶梯:重度癌痛及第二阶梯治疗效果不理想者,选用强阿片类药,如吗啡。多采用口服缓释或控释剂型。

癌痛的治疗中提倡联合用药的方法,加用一些辅助药以协同主药的疗效,减少其用量与不良反应,常用辅助药物有:①弱安定药,如地西泮和艾司唑仑等;②强安定药,如氯丙嗪和氟哌利多等;③抗抑郁药,如阿米替林。

向患者说明接受治疗的效果及帮助患者正确用药,对于已掌握的规律性疼痛,在疼痛发生前使用镇痛剂。疼痛减轻或停止时应及时停药。观察止痛疗效及不良反应。

2.其他方法

(1)放松止痛法:通过全身松弛可以阻断或减轻疼痛反应。

(2)心理暗示疗法:可结合各种癌症的治疗方法,暗示患者进行自身调节,告诉患者配合治疗就一定能战胜疾病。

(3)物理止痛法:可通过刺激疼痛周围皮肤或相对应的健侧达到止痛目的。

(4)转移止痛法:让患者取舒适体位,通过回忆、冥想、听音乐、看书报等方法转移注意力,减轻疼痛反应。

(四)肝动脉栓塞化疗护理

肝动脉栓塞化疗是肝癌非手术治疗的首选方法,已在临床上广泛应用,是一种创伤性的非手术治疗。

1.术前护理

(1)向患者和家属解释治疗的必要性、方法、效果。

(2)评估患者的身体状况,必要时先给予支持治疗。

(3)做好各种检查,如血常规、出凝血时间、肝肾功能、心电图、影像学检查等;检查股动脉和足背动脉搏动的强度。

(4)做好碘过敏试验和普鲁卡因过敏试验,如碘过敏试验阳性可用非离子型造影剂。

(5)术前6小时禁食、禁饮。

(6)术前0.5小时可给予镇静剂,并测量血压。

2.术中护理

(1)准备好各种抢救用品和药物。

(2)护士应尽量陪伴在患者的身边,安慰及观察患者。

（3）注射造影剂时，应严格控制注射速度，注射完毕后应密切观察患者有无恶心、心悸、胸闷、皮疹等过敏症状，观察血压的变化。

（4）注射化疗药物后应观察患者有无恶心、呕吐，一旦出现应帮助患者头偏向一侧，备污物盘，指导患者做深呼吸，如使用的化疗药物胃肠道反应很明显，可在注入化疗药物前给予止吐药。

（5）观察患者有无腹痛，如出现轻微腹痛，可向患者解释腹痛的原因，安慰患者，转移注意力；如疼痛较剧，患者不能耐受，可给予止痛药。

3.术后护理

（1）预防穿刺部位出血：拔管后应压迫股动脉穿刺点 15 分钟，绷带包扎后，用沙袋（1～2 kg）压迫6～8 小时；保持穿刺侧肢体平伸 24 小时；术后 8 小时内，应每隔 1 小时观察穿刺部位有无出血和渗血，保持敷料的清洁干燥；一旦发现出血，应立即压迫止血，重新包扎，沙袋压迫；如为穿刺点大血肿，可用无菌注射器抽吸，24 小时后可热敷，促进其吸收。

（2）观察有无血栓形成：应检查两侧足背动脉的搏动是否对称，患者有无肢体麻木、胀痛、皮肤温度降低等，出现上述症状与体征，应立即报告医师及时采取溶栓措施。

（3）观察有无栓塞后综合征：发热、恶心、呕吐、腹痛。如体温超过 39 ℃，可物理降温，必要时用退热药。术中或术后用止吐药，可有效地预防和减轻恶心、呕吐的症状，鼓励患者进食，尽可能满足患者对食物的要求。腹痛是因肿瘤组织坏死、局部组织水肿而引起的，可逐渐缓解，如疼痛剧烈，可使用药物止痛。

（4）密切观察化疗后反应，及时检查肝、肾功能和血常规，及时治疗和抢救。补充足够的液体，鼓励患者多饮水、多排尿，必要时应用利尿剂。

（五）心理护理

肝癌患者的 5 个阶段的心理反应往往比其他癌症患者更为明显。要充分认识患者的心理反应，对部分出现过激行为，如绝望甚至自杀的患者，要给予正确的心理疏导；同时建立良好的护患关系，减轻患者恐惧。对于晚期患者，特别要维护其尊严，并做好临终护理。

（六）健康教育

1.疾病知识指导

原发性肝癌应以预防为主。临床证明，肝炎-肝硬化-肝癌的关系密切。因此，患病毒性肝炎的患者应及时正确治疗，防止转变为肝硬化，非乙型肝炎病毒携带者应注射乙型肝炎疫苗。加强锻炼，增强体质，注意保暖。

2.生活指导

禁食含有黄曲霉素的霉变食物，特别是发霉的花生和玉米，禁饮酒。肝癌伴有肝硬化者，特别是伴食管-胃底静脉曲张的患者，应避免粗糙饮食。

3.用药指导

在化疗过程中，应向患者做好解释工作，消除紧张心理，并介绍药物性质、毒副反应，使患者心中有数。①药物反应较重者，宜安排在睡前或饭后用药，以免影响进食。呕吐严重者应少食多餐，辅以针刺足三里、合谷、曲池等穴，对减轻胃肠道反应有一定作用。②注意防止皮肤破损，观察皮肤有无瘀斑、出血点，有无牙龈出血、鼻出血、血尿及便血等症状。③鼓励患者多饮水或强迫排尿，使尿液稀释。遵医嘱适量地服用碳酸氢钠以碱化尿液。④常选用1∶5 000 高锰酸钾溶液坐浴，预防会阴部感染。

4.自我监测指导

出现右上腹不适、疼痛或包块者应尽早到医院检查。肝癌的疗效取决于早发现、早治疗，一旦确诊应尽早治疗,以手术为主的综合治疗可明显延长患者生命。观察肿瘤有无并发症和有无远处转移的表现,应警惕肝癌结节破裂、肝性脑病、消化道出血和感染等。手术后的癌肿患者应观察有无复发,定期复诊。化疗患者应定期检查肝肾功能、心电图、血象、血浆药物浓度等,及时了解脏器功能和有无药物蓄积。

第三节　胆囊炎

胆囊炎是最常见的胆囊疾病,常与胆石症同时存在。女性多于男性。胆囊炎分为急性和慢性两种。

一、临床表现

急性胆囊炎可出现右上腹撑胀疼痛,体位改变和呼吸时疼痛加剧,右肩或后背部放射性疼痛,高热,寒战,并可有恶心、呕吐。慢性胆囊炎常出现消化不良,上腹不适或钝疼,可有恶心、腹胀及嗳气,进食油腻食物后加剧。

胆囊炎并发胆石症者发生结石嵌顿时,可引起穿孔,导致腹膜炎,疼痛加重,甚至出现中毒性休克或衰竭。胆囊炎胆石症可加重或诱发冠心病,引起心肌缺血性改变。专家认为:胆囊结石是诱发胆囊癌的重要因素之一。胆囊炎胆石症常可引起胰腺炎,由胆管疾病引起的急性胰腺炎约占50%。

二、治疗原则

(1)无症状的胆囊结石根据结石大小数目,胆囊壁病变确定是否手术及手术时机。应择期行胆囊切除术,有条件医院应用腹腔镜行胆囊切除术。

(2)有症状的胆囊结石用开放法或腹腔镜方法。

(3)胆囊结石伴有并发症时,如急性、胆囊积液或积脓,急性胆石性胰腺炎胆管结石或胆管炎,应即刻行胆囊切除术。

三、护理措施

(一)术前护理

(1)按一般外科术前常规护理。

(2)低脂饮食。

(3)急性期应给予静脉输液,以纠正电解质紊乱,输血或血浆,以改善全身情况。

(4)患者如有中毒性休克表现,应先补足血容量,用升压药等纠正休克,待病情好转后手术治疗。

(5)黄疸严重者,有皮肤瘙痒,做好皮肤护理,防止瘙痒时皮肤破损,出现皮肤感染,同时注意黄疸患者由于胆管内胆盐缺乏,维生素 K 吸收障碍,容易引起凝血功能障碍,术前应注射维生素 K。出现高热者,按高热护理常规护理。

(6)协助医师做好各项检查,如肝功能、心电图、凝血酶原时间测定、超声波、胆囊造影等,肝功能损害严重者应给予保肝治疗。

(7)需做胆总管与胆管吻合术时,应做胆管准备。

(8)手术前一天晚餐禁食,术晨按医嘱留置胃管,抽尽胃液。

(二)术后护理

(1)按一般外科手术后护理常规及麻醉后护理常规护理。

(2)血压平稳后改为半坐卧位,以利于引流。

(3)禁食期间,给予静脉输液。维持水、电解质平衡。

(4)停留胃管,保持胃管通畅,观察引流液性质并记录量,术后2~3天肠蠕动恢复正常,可拔除胃管,进食流质,以后逐渐改为低脂半流质饮食,注意患者进食后反应。

(5)注意腹部伤口渗液,若渗液多时应及时更换敷料。

(6)停留T管引流,保持胆管引流管通畅,并记录24小时引流量及性质。

(7)引流管停留时间长,引流量多者,要注意患者饮食及消化功能,食欲差者,可口服去氧胆酸、胰酶片或中药。

(8)胆总管内有残存结石或泥沙样结石,术后两周可行T管冲洗。

(9)防止T管脱落,除手术时要固定牢靠外,应将T管用别针固定于腹带上。

(10)防止逆行感染。T管引流所接的消毒引流瓶(袋)每周更换2次,更换引流袋要在无菌操作下进行。腹壁引流伤口每天更换敷料一次。

(11)注意水、电解质平衡,注意有无低钾、低钠症状出现,注意黄疸消退情况。

(12)拔T管指征及注意事项:一般术后10~14天,患者无发热、无腹痛、大便颜色正常,黄疸消退,胆汁引流量逐天减少至50 mL以下,胆汁颜色正常,呈金黄色、澄清时,用低浓度的胆影葡胺作T管造影,以了解胆管远端是否通畅,如通畅可试行钳夹T管或提高T管距离腋后线10~20 mL,如有上腹胀痛、发热、黄疸加深等情况出现,说明胆管下端仍有梗阻,应即开放引流管,继续引流,如钳夹T管48小时后无任何不适,方可拔管。拔管后1~2天可有少量胆汁溢出,应及时更换敷料,如有大量胆汁外溢应报告医师处理。拔管后还应观察患者食欲以及腹胀、腹痛、黄疸、体温和大便情况。

第四节　胆囊结石

一、概述

胆囊结石是指原发于胆囊的结石,是胆石症中最多的一种疾病。近年来随着卫生条件的改善及饮食结构的变化,胆囊结石的发病率呈升高趋势,已高于胆管结石。胆囊结石以女性多见,男女之比为1:3~1:4;其以胆固醇结石或以胆固醇为主要成分的混合性结石为主。少数结石可经胆囊管排入胆总管,大多数存留于胆囊内,且结石越聚越大,可呈多颗小米粒状,在胆囊内可存在数百粒小结石,也可呈单个巨大结石;有些终身无症状而在尸检中发现(静止性胆囊结石),大多数反复发作腹痛症状,一般小结石容易嵌入胆囊管发生阻塞引起胆绞痛症状,发生急性胆囊炎。

二、诊断

(一)症状

1.胆绞痛

胆绞痛是胆囊结石并发急性胆囊炎时的典型表现,多在进油腻食物后胆囊收缩,结合移位并嵌顿于胆囊颈部,胆囊压力升高后强力收缩而发生绞痛。小结石通过胆囊管或胆总管时可发生典型的胆绞痛,疼痛位于右上腹,呈阵发性,可向右肩背部放射,伴恶心、呕吐,呕吐物为胃内容物,吐后症状并不减轻。存留在胆囊内的大结石堵塞胆囊腔时并不引起典型的胆绞痛,故胆绞痛常反映结石在胆管内的移动。急性发作特别是坏疽性胆囊炎时还可出现高热、畏寒等显著的感染症状,严重病例由于炎性渗出或胆囊穿孔可引起局限性腹膜炎,从而出现腹膜刺激症状。胆囊结石一般无黄疸,但30%的患者因伴有胆管炎或肿大的胆囊压迫胆管,肝细胞损害时也可有一过性黄疸。

2.胃肠道症状

大多数慢性胆囊炎患者有不同程度的胃肠道功能紊乱,表现为右上腹隐痛不适、厌油、进食后上腹饱胀感,常被误认为"胃病"。有近半数的患者早期无症状,称为静止性胆囊结石,此类患者在长期随访中仍有部分出现腹痛等症状。

(二)体征

1.一般情况

无症状期间患者大多一般情况良好,少数急性胆囊炎患者在发作期可有黄疸,症状重时可有感染中毒症状。

2.腹部情况

如无急性发作,患者腹部常无明显异常体征,部分患者右上腹可有深压痛;急性胆囊炎患者可有右上腹饱满、呼吸运动受限、右上腹触痛及肌紧张等局限性腹膜炎体征,Murphy 征阳性。有1/3~1/2的急性胆囊炎患者,在右上腹可扪及肿大的胆囊或由胆囊与大网膜粘连形成的炎性肿块。

(三)检查

1.化验检查

胆囊结石合并急性胆囊炎有血液白细胞计数升高,少数患者丙氨酸氨基转移酶(ALT)也升高。

2.B超检查

B超检查简单易行,价格低廉,且不受胆囊大小、功能、胆管梗阻或结石含钙多少的影响,诊断正确率可达96%以上,是首选的检查手段。典型声像特征是胆囊腔内有强回声光团并伴声影,改变体位时光团可移动。

3.胆囊造影

能显示胆囊的大小及形态并了解胆囊收缩功能,但易受胃肠道功能、肝功能及胆囊管梗阻的影响,应用很少。

4.X线检查

腹部 X 线片对胆囊结石的显示率为 10%~15%。

5.十二指肠引流

有无胆汁可确定是否有胆囊管梗阻,胆汁中出现胆固醇结晶提示结石存在,但此项检查目前已很少用。

6.CT、MRI、ERCP、PTC 检查

在 B 超检查不能确诊或者怀疑有肝内胆管、肝外胆管结石或胆囊结石术后多年复发又疑有胆管结石者,可酌情选用其中某一项或几项诊断方法。

(四)诊断要点

1.症状

20%~40%的胆囊结石可终生无症状,称"静止性胆囊结石"。有症状的胆囊结石的主要临床表

现:进食后,特别是进油腻食物后,出现上腹部或右上腹部隐痛不适、饱胀,伴嗳气、呃逆等。

2.胆绞痛

胆囊结石的典型表现,疼痛位于上腹部或右上腹部,呈阵发性,可向肩胛部和背部放射,多伴恶心、呕吐。

3.Mirizzi 综合征

持续嵌顿和压迫胆囊壶腹部和颈部的较大结石,可引起肝总管狭窄或胆囊管瘘,以及反复发作的胆囊炎、胆管炎及梗阻性黄疸,称 Mirizzi 综合征。

4.Murphy 征

右上腹部局限性压痛、肌紧张,阳性。

5.B 超检查

胆囊暗区有一个或多个强回声光团,并伴声影。

(五)鉴别诊断

1.肾绞痛

胆绞痛需与肾绞痛相鉴别,后者疼痛部位在腰部,疼痛向外生殖器放射,伴有血尿,可有尿路刺激症状。

2.胆囊非结石性疾病

胆囊良、恶性肿瘤、胆囊息肉样病变等,B 超、CT 等影像学检查可提供鉴别线索。

3.胆总管结石

可表现为高热、黄疸、腹痛,超声等影像学检查可以鉴别,但有时胆囊结石可与胆总管结石并存。

4.消化性溃疡性穿孔

多有溃疡病史,腹痛发作突然并很快波及全腹,腹壁呈板状强直,腹部 X 线片可见膈下游离气体。较小的十二指肠穿孔,或穿孔后很快被网膜包裹,形成一个局限性炎性病灶时,易与急性胆囊炎混淆。

5.内科疾患

一些内科疾病如肾盂肾炎、右侧胸膜炎、肺炎等,亦可发生右上腹疼痛症状,若注意分析不难获得正确的诊断。

三、治疗

(一)一般治疗

饮食宜清淡,防止急性发作,对无症状的胆囊结石应定期 B 超随诊;伴急性炎症者宜进食,注意维持水、电解质平衡,并静脉应用抗生素。

(二)药物治疗

溶石疗法。服用鹅去氧胆酸或熊去氧胆酸对胆固醇结石有一定溶解效果,主要用于胆固醇结石。但此种药物有肝毒性,服药时间长,反应大,价格贵,停药后结石易复发。其适应证为:胆囊结石直径在 2 cm 以下;结石为含钙少的 X 线能够透过的结石;胆囊管通畅;患者的肝脏功能正常,无明显的慢性腹泻史。目前多主张采取熊去氧胆酸单用或与鹅去氧胆酸合用,不主张单用鹅去氧胆酸。鹅去氧胆酸总量为 15 mg/(kg·d),分次口服。熊去氧胆酸为 8~10 mg/(kg·d),分餐后或晚餐后 2 次口服。疗程 1~2 年。

(三)手术治疗

对于无症状的静止胆囊结石,一般认为无须施行手术切除胆囊。但有下列情况时,应进行手术治疗:①胆囊造影胆囊不显影;②结石直径超过2 cm;③并发糖尿病且在糖尿病已控制时;④老年人或有心肺功能障碍者。

腹腔镜胆囊切除术适于无上腹创伤及手术史者,无急性胆管炎、胰腺炎和腹膜炎及腹腔脓肿的患者。对并发胆总管结石的患者应同时行胆总管探查术。

1.术前准备

择期胆囊切除术后引起死亡的最常见原因是心血管疾病。这强调了详细询问病史发现心绞痛和仔细进行心电图检查注意有无心肌缺血或以往心肌梗死证据的重要性。此外还应寻找脑血管疾病特别是一过性缺血发作的症状。若病史阳性或有问题时应做非侵入性颈动脉血流检查。此时对择期胆囊切除术应当延期,按照指征在冠状动脉架桥或颈动脉重新恢复血管流通后施行。除心血管病外,引起择期胆囊切除术后第2位的死亡原因是肝胆疾病,主要是肝硬化。除术中出血外,还可发生肝功能衰竭和败血症。自从在特别挑选的患者中应用预防性措施以来,择期胆囊切除术后感染中毒性并发症的发生率已有显著下降。慢性胆囊炎患者胆汁内的细菌滋生率占10%~15%;而在急性胆囊炎消退期患者中则高达50%。细菌菌种为肠道菌如大肠埃希菌、产气克雷白杆菌和粪链球菌,其次也可见到产气荚膜杆菌、类杆菌和变形杆菌等。胆管内细菌的发生率随年龄而增长,故主张年龄在60岁以上、曾有过急性胆囊炎发作刚恢复的患者,术前应预防性使用抗生素。

2.手术治疗

对有症状胆石症已成定论的治疗是腹腔镜胆囊切除术。虽然此技术的常规应用时间尚短,但是其结果十分突出,以致仅在不能施行腹腔镜手术或手术不安全时,才选用开腹胆囊切除术,包括无法安全地进入腹腔完成气腹,或者由于腹内粘连,或者解剖异常不能安全地暴露胆囊等。外科医师在遇到胆囊和胆管解剖不清及遇到止血或胆汁渗漏而不能满意地控制时,应当及时中转开腹。目前,中转开腹率在5%以下。

(四)其他治疗

体外震波碎石适用于胆囊内胆固醇结石,直径不超过3 cm,且胆囊具收缩功能。治疗后部分患者可发生急性胆囊炎或结石碎片进入胆总管而引起胆绞痛和急性胆管炎,此外碎石后仍不能防止结石的复发。因并发症多,疗效差,现已基本不用。

四、护理措施

(一)术前护理

1.饮食

指导患者选用低脂肪、高蛋白质、高糖饮食。因为脂肪饮食可促进胆囊收缩排出胆汁,加剧疼痛。

2.术前用药

严重的胆石症发作性疼痛可使用镇痛剂和解痉剂,但应避免使用吗啡,因吗啡有收缩胆总管的作用,可加重病情。

3.病情观察

应注意观察胆石症急性发作患者的体温、脉搏、呼吸、血压、尿量及腹痛情况,及时发现有无感染性休克征兆。注意患者皮肤有无黄染及粪便颜色变化,以确定有无胆管梗阻。

(二)术后护理

(1)症状观察及护理。定时监测患者生命体征的变化,注意有无血压下降、体温升高及尿量减少等全身中毒症状,及时补充液体,保持出入量平衡。

(2)T管护理。胆总管切开放置T管的目的是为了引流胆汁,使胆管减压。①T管应妥善固定,防止扭曲、脱落;②保持T管无菌,每天更换引流袋,下地活动时引流袋应低于胆囊水平,避免胆汁回流;③观察并记录每天胆汁引流量、颜色及性质,防止胆汁淤积引起感染;④拔管:如果T管引流通畅,胆汁色淡黄、清澄、无沉渣且无腹痛无发热等症状,术后10~14天可夹闭管道。开始每天夹闭2~3小时,无不适可逐渐延长时间,直至全天夹管。在此过程中要观察患者有无体温增高、腹痛、恶心、呕吐及黄疸等。经T管造影显示胆管通畅后,再引流2~3天,以及时排出造影剂。经观察无特殊反应,可拔除T管。

(3)健康指导。进少油腻、高维生素、低脂饮食。烹调方式以蒸煮为宜,少吃油炸类的食物。

(4)适当体育锻炼,提高机体抵抗力。

第五节 胆道肿瘤

一、疾病概述

(一)概念

胆道肿瘤包括胆囊和胆管的肿瘤。胆管良性肿瘤不常见。胆管癌发病率存在地区、性别和人群差异。在世界上大部分地区,胆管癌的发病率是比较低的。

1.胆囊息肉样病变

胆囊息肉样病变是指来源于胆囊壁,并向胆囊腔内突出或隆起的局限性息肉样病变的总称。良性多见。形态多样,有球形或半球形,带蒂或基底较宽。

2.胆囊癌

胆囊癌是指发生在胆囊的癌性病变,以胆囊体和底部多见。发病率不高。但在胆管系统恶性肿瘤中却是较常见的一种,约占肝外胆管癌的25%。发病年龄在50岁以上者占82%,其中女性发病率为男性的3~4倍。胆囊癌是为数很少的女性发病率高于男性的一种恶性肿瘤。我国胆囊癌的发生率在消化系统肿瘤中占第6位。

3.胆管癌

胆管癌包括肝内胆管细胞癌、肝门胆管癌和胆总管癌3种,肝门胆管癌和胆总管癌又合称为肝外胆管癌,男女发病率无差异,50岁以上多见。肝外胆管癌发病率低于胆囊癌。我国是胆管癌发病率低的国家。由于胆管癌的预后甚差,故是一个值得重视的问题。女性胆管癌发病率增长速度在所有恶性肿瘤中名列前茅,而男性的增长速度仅次于前列腺癌和肾癌,位居第3。

(二)相关病理生理

1.胆囊息肉样病变

胆囊息肉样病变在病理上分为肿瘤性息肉和非肿瘤性息肉。肿瘤性息肉包括腺瘤、腺癌、血管瘤、脂肪瘤、平滑肌瘤、神经纤维瘤等;非肿瘤性息肉包括胆固醇息肉、炎性息肉、腺肌性增生等。由于术前难以确诊病变性质,故统称为胆囊息肉样病变。

2.胆囊癌

有 40% 以上的胆囊癌患者合并有胆囊结石,同时胆囊结石患者中有 1.5%～6.3% 发生胆囊癌,多发生在胆囊体部和底部。癌细胞浸润可使胆囊壁呈弥漫性增厚,乳头状癌突出于囊腔可阻塞胆囊颈和胆囊管而引起胆囊积液。以腺癌多见,约占胆囊癌的 85%,其次是未分化癌、鳞状细胞癌、腺鳞癌等。病理上分为肿块型和浸润型,前者表现为胆囊腔内大小不等的息肉样病变,后者表现为胆囊壁增厚与肝牢固粘连。转移方式主要为直接浸润肝实质及邻近组织器官,如十二指肠、胰腺、肝总管和肝门胆管。也可通过淋巴结转移,通常先累及胆囊周围和门静脉及胆总管淋巴结,然后转移至胰头部、肠系膜上动脉、肝动脉周围淋巴结以及腹主动脉旁淋巴结。血行转移少见。

3.胆管癌

胆管癌较少见。国外资料报道尸检发现率为 0.012%～0.85%,在胆管手术中的发现率为 0.03%～1.8%。男性略多于女性(男：女＝1.3：1),发病年龄在 17～90 岁之间,平均发病年龄约 60 岁。大多数胆管癌为腺癌,约占 95%,分化好;少数为低分化癌、未分化癌、乳头状癌或鳞癌。胆管癌生长缓慢,主要沿胆管壁向上、下浸润生长。肿瘤多为小病灶,呈扁平纤维样硬化、同心圆生长,引起胆管梗阻,并直接浸润相邻组织。沿肝内、外胆管及其淋巴分布和流向转移,并沿肝十二指肠韧带内神经鞘浸润是其转移的特点。亦可经腹腔种植或血行转移。

(三)危险因素

胆道肿瘤的病因尚不十分明确,但与下列因素密切相关。

1.胆石症

胆石症是迄今所知与胆管癌尤其是胆囊癌关系最密切的危险因素。在胆囊未切除的胆石症患者随访的队列研究中发现,随访 20 年后胆囊癌的累计发病率约为 1%;与非胆石症者比较,胆石症者胆囊癌的相对危险度为 3,有 20 年以上胆囊症状者的相对危险度更高达 6 倍。约 85% 的胆囊癌患者合并有胆囊结石,可能与胆囊黏膜受结石长期物理性刺激、慢性炎症及细菌代谢产物中的致癌物质等因素的作用而导致细胞异常增生有关。

2.炎症与感染

胆管癌患者常有慢性胆囊炎病史,尤其是萎缩性胆囊炎患者患癌的危险性很高。手术史,先天畸形如胰管和胆管的异常联合与胆囊癌和肝外胆管癌有关,患癌的危险性增高 20 倍。

3.遗传因素

研究中发现,一级亲属中有胆石症史者不仅胆石症危险性增高,胆囊癌和肝外胆管癌的危险性也升高。

4.其他危险因素

测定肥胖程度的体质指数(BMI)与胆囊癌危险性之间有紧密的联系性,尤其是女性胆囊癌。肥胖也与男、女性肝外胆管癌危险性升高有关。有些研究发现妊娠次数与胆石症及胆囊癌间有正相关,也曾报道月经生育史与胆管癌有联系。吸烟、饮酒与胆管癌的关系尚不明确,有待进一步研究。

近年的流行病学调查显示,胆囊癌发病与萎缩性胆囊炎、胆囊息肉样病变有一定的关系,胆囊空肠吻合术后、完全钙化的瓷化胆囊和溃疡性结肠炎等亦可能成为致癌因素。胆管癌与胆管结石、原发性硬化性胆管炎、先天性胆管扩张症、慢性炎性肠病、胆管空肠吻合术后及肝吸虫等有关。近年的研究提示,胆管癌的发生还与乙型肝炎、丙型肝炎病毒感染有关。

(四)临床表现

1.胆囊息肉样病变

常无特殊临床表现,部分患者有右上腹部疼痛或不适,偶尔有恶心呕吐、食欲减退、消化不良等轻微的症状。体格检查可有右上腹部深压痛。若胆囊管梗阻,可扪及肿大的胆囊。

2.胆囊癌

发病隐匿,早期无特异性症状,但并非无规律可循。按出现频率由高至低临床表现依次为腹痛、恶心呕吐、黄疸和体重减轻等。部分患者可因胆囊结石切除时意外发现。合并胆囊结石或慢性胆囊炎者,早期表现类似胆囊结石或胆囊炎的症状,如上腹部持续性隐痛、食欲减退、恶心、呕吐等。当肿瘤侵犯浆膜层或胆囊床时,出现右上腹痛,可放射至肩背部,胆囊管梗阻时可触及肿大的胆囊。胆囊癌晚期,可在右上腹触及肿块,并出现腹胀、体重减轻或消瘦、贫血、黄疸、腹水及全身衰竭等。少数肿瘤可穿透浆膜,导致胆囊急性穿孔、急性腹膜炎、胆管出血等。

3.胆管癌

(1)症状。①腹痛:少数无黄疸者有上腹部隐痛、胀痛或绞痛,可向腰背部放射。②寒战、高热:合并胆管炎时,体温呈持续升高达 39~40 ℃或更高,呈弛张热热型。③消化道症状:许多患者在黄疸出现之前,感上腹部不适、饱胀、食欲下降、厌油、易乏等症状。但这些并非特异性症状,常常被患者忽视。

(2)体征。①黄疸:临床上,90%的患者出现无痛性黄疸。包括巩膜黄染、尿色深黄、无胆汁大便(呈灰白色或陶土样)、皮肤黄染及全身皮肤瘙痒等;肝外胆管癌常常在相对早期时出现梗阻性黄疸,其程度可迅速进展或起伏。黄疸常在肿瘤相对小、未广泛转移时出现。②胆囊肿大:肿瘤发生在胆囊以下胆管时,常可触及肿大的胆囊,Murphy 征可呈阴性;当肿瘤发生在胆囊以上胆管和肝门部胆管时,如发生在近端胆管癌(左右肝管、肝总管),患者的肝内胆管常常扩张,胆囊不能触及,胆总管常常萎陷。③肝大:部分患者出现肝大、质硬,有触痛或叩痛;晚期可在上腹部触及肿块,可伴有腹水和下肢水肿。

(五)辅助检查

1.实验室检查

(1)胆囊癌:患者的血清癌胚抗原(CEA)或肿瘤标记物、CA125 等均可升高,但无特异性。

(2)胆管癌:患者的血清总胆红素、直接胆红素、AKP、ALP 显著升高,肿瘤标记物 CA19-9 也可能升高。

2.影像学检查

(1)胆囊息肉样病变:B 超是诊断本病的首选方法,但很难分辨其良、恶性;CT 增强扫描、常规 B 超加彩色多普勒超声、内镜超声及超声引导下经皮细针穿刺活检等可帮助明确诊断。

(2)胆囊癌:B 超、CT 检查可见胆囊壁呈不同程度增厚或显示胆囊内新生物,亦可发现肝转移或淋巴结肿大;增强 CT 或 MRI 检查可显示肿瘤的血供情况;B 超引导下细针穿刺抽吸活检,可帮助明确诊断。经皮肝穿刺胆管造影(percutaneous transhepatic cholangiography,PTC)在肝外胆管梗阻时操作容易,诊断价值高,对早期胆囊癌诊断帮助不大。

(3)胆管癌:B 超检查可见肝内、外胆管扩张或查见胆道肿瘤,作为首选检查,其诊断胆管癌的定位和定性准确性分别为 96%和 60%~80%。CT 扫描对胆管癌的诊断负荷率优于 B 超检查,其定位和定性准确性分别约为 72%和 60%。磁共振胰胆管成像(MRCP)目前已成为了解胆系解剖和病理情况的一种理想的检查方法,其总体诊断精度已达 97% 以上,能清楚显示肝内、外胆管的影像,显示病变的部位效果优于 B 超、PTC、CT 和 MRI 检查。

(六)主要治疗原则

1.胆囊息肉样病变

有明显症状者,排除精神因素、胃十二指肠和其他胆管疾病后,宜行手术治疗。无症状者,有以下情况需考虑手术治疗:胆囊多发息肉样变;单发息肉,直径超过 1 cm;胆囊颈部息肉;胆囊息肉伴胆囊结石;年龄超过 50 岁者,短期内病变迅速增大者,若发生恶变,则按胆囊癌处理。暂不手术的患者,应每 6 个月复查B超一次。

2.胆囊癌

首选手术治疗。化疗及放疗效果均不理想。手术方法有单纯胆囊切除术、胆囊癌根治性切除术或扩大的胆囊切除术、姑息性手术。

3.胆管癌

手术切除是本病的主要治疗手段。化疗和放疗效果均不肯定。手术方法有肝门胆管癌可行肝门胆管癌根治切除术;中、上段胆管癌在切除肿瘤后行胆总管-空肠吻合术;下段胆管癌多需行十二指肠切除术。肿瘤晚期无法手术切除者,为解除梗阻,可选择胆总管-空肠吻合术、U 形管引流术、经皮肝穿刺胆道引流术(PTBD)或放置支架引流等。

二、护理评估

(一)术前评估

1.健康史及相关因素

(1)病因与发病:发病与饮食、活动的关系,有无明显诱因,有无肝内、外胆管结石或胆囊炎反复发作史,有无类似疼痛史等,以及发病的特点、病情及其程度。

(2)既往史:有无胆管手术史、有无用药史、过敏史及腹部手术史。

2.身体状况

(1)全身:生命体征(T、P、R、BP)患者在发病过程中体温变化情况。有无伴呼吸急促、出冷汗、脉搏细速及血压升高或下降等,有无神志改变,有无巩膜及皮肤黄染及黄染的程度等。

(2)局部:腹痛的部位、性质、程度及有无放射痛等;肝区有无压痛、叩击痛;腹膜刺激征是否为阳性;腹部有无不对称性肿大等。

(3)辅助检查。①实验室检查:检测患者的血清癌胚抗原(CEA)或肿瘤标记物、CA125,血清总胆红素、直接胆红素、AKP、ALP、肿瘤标记物 CA19-9 水平。②影像学检查:B超检查是胆囊息肉样病变首选的检查方法,胆囊癌患者 B 超、CT 检查可见胆囊壁呈不同程度增厚或显示胆囊内新生物,亦可发现肝转移或淋巴结肿大;增强 CT 或 MRI 检查可显示肿瘤的血供情况;B 超检查引导下细针穿刺抽吸活检,可帮助明确诊断。胆管癌患者 B 超检查可见肝内、外胆管扩张或查见胆道肿瘤,作为首选检查。MRCP 检查能清楚显示肝内、外胆管的影像,显示病变的部位效果优于B 超、PTC、CT 和 MRI 检查。

3.心理和社会支持状况

了解患者和家属对疾病的认知、家庭经济状况、心理承受程度及对治疗的期望。

(二)术后评估

1.手术中情况

了解手术方案、术中探查、减压及引流情况;术中生命体征是否平稳;肿瘤清除及引流情况;各种引流管放置位置和目的等。

2.术后病情

术后生命体征及手术切口愈合情况;T管及其他引流管引流情况等。

3.心理-社会评估

患者及其家属对术后康复的认知和期望程度。

三、护理诊断/问题

(一)焦虑

焦虑与担心肿瘤预后及病后家庭、社会地位改变有关。

(二)疼痛

疼痛与肿瘤浸润、局部压迫及手术创伤有关。

(三)营养失调

营养失调,低于机体需要量,与肿瘤所致的高代谢状态、摄入减少及吸收障碍有关。

四、护理措施

(一)减轻焦虑

根据患者的心理特点及心理承受能力提供相应的护理措施和心理支持。

(1)积极主动关心患者,鼓励患者表达内心的感受,让患者产生信赖感。

(2)说明手术的意义、重要性及手术方案,使患者积极配合检查、手术和护理。

(3)及时为患者提供有利于治疗和康复的信息,增强战胜疾病的信心。

(二)缓解疼痛

根据疼痛的程度,采取非药物和药物法止痛。

(三)营养支持

营造良好的进食环境,提供清淡饮食;对于因疼痛、恶心、呕吐而影响食欲者,餐前可适当用药控制症状,鼓励患者尽可能经口进食;不能经口进食或摄入不足者,根据其营养状况,给予肠内、外营养支持,以改善患者的营养状况,提高对手术及其他治疗的耐受性,促进康复。

五、护理效果评估

(1)患者对疾病的心理压力得到及时的调适与干预。依从性较好,并对疾病的诊治有一定的了解。

(2)患者自觉症状好转,腹痛得到有效缓解,能叙述自我缓解疼痛的方法。

(3)患者的营养状况保持良好。

(4)有效预防、处理并发症的发生。

第五章

泌尿外科疾病患者的护理

第一节 泌尿系统结石

结石是最常见的泌尿外科疾病之一。男女比例约3:1,好发于25～40岁之间,复发率高。发病有地区性,我国南方多于北方。近年来,上尿路结石发病率明显提高,下尿路结石日趋减少。

一、肾、输尿管结石

肾、输尿管结石,又称上尿路结石。肾结石多原发,位于肾盂和肾盏。输尿管结石绝大多数来于肾,多为单侧发病。

(一)病因

结石成因不完全清楚,研究认为,脱落细胞和坏死组织形成的核基质与高浓度的尿盐以及尿中抑制晶体形成物质不足是尿结石形成的主要原因。

1.流行病学因素

结石的形成与年龄、性别、职业、饮食成分和结构、摄水量、气候、代谢及遗传等因素有关。

2.全身因素

长期卧床、甲亢患者,摄入过多的动物蛋白,维生素 D 及维生素 C、维生素 B_6 摄入不足,都与结石形成有关。

3.尿液因素

尿量减少、尿液浓缩;尿液中抑制晶体形成物质不足;尿 pH 改变,盐类结晶;尿液中钙、草酸、尿酸物质排出过多。

4.局部因素

尿路狭窄、梗阻、感染及留置尿管常诱发结石形成。

(二)病因生理

1.直接损伤

结石损伤肾盂、输尿管黏膜导致出血。

2.梗阻

结石位于输尿管 3 个狭窄处致尿路梗阻。

3.感染

梗阻基础上,细菌逆行蔓延导致尿路感染。

4.癌变

肾盂内的结石长期慢性刺激诱发肾癌。

(三)临床表现

主要表现是与活动有关的疼痛和血尿,少数患者长期无症状。

1.疼痛

较大的结石,引起腰腹部钝痛或隐痛,活动后加重;较小的结石,梗阻后出现绞痛,肾绞痛常突然发生,如刀割样,沿输尿管向下腹部、外阴部和大腿内侧放射,伴有面色苍白、出冷汗、恶心、呕吐、血压下降,呈阵发性发作。输尿管末端结石引起尿路刺激症状。尿内排出结石,对诊断有重要意义。

2.血尿

常在活动或剧痛后出现镜下血尿或肉眼血尿。

3.脓尿

并发感染时可有高热、腰痛,易被误诊为肾盂肾炎。

4.其他

梗阻引起肾积水,可触到肿大的肾脏。上尿路完全梗阻可导致无尿,继发肾功能不全。

(四)辅助检查

1.实验室检查

(1)尿常规检查:可有红细胞、白细胞或结晶。

(2)肾功能、血生化,有条件则化验尿石形成的相关因素。

2.影像学检查

(1)X线检查:95%以上的上尿路结石可在X线片上显影。

(2)排泄性或逆行性尿路造影:对于确定结石的部位、有无梗阻及梗阻程度、对侧肾功能是否良好、鉴别钙化阴影等都有重要价值。

(3)B超检查:B超检查可探及密集光点或光团。

(五)诊断要点

1.临床表现

典型的肾绞痛、血尿,首先考虑上尿路结石,合并肾区压痛、肾肿大,则可能性更大。

2.检查结果

根据尿常规、X线片检查可初步诊断,泌尿系统造影可确定结石。

(六)诊疗要点

1.非手术治疗

适用于直径<0.6 cm的光滑圆形结石,无尿路梗阻、感染,肾功能良好者。

(1)充分饮水,根据结石成分调节饮食。

(2)根据结石性质选用影响代谢药物。

(3)酌情选用抗生素,预防或控制尿路感染。

(4)对症治疗:肾绞痛者,单独或联合应用解痉剂,酌情选用阿托品、哌替啶、黄体酮等药物。

2.体外冲击波碎石术

体外冲击波碎石术适用于直径<2.5 cm左右的单个结石。有效率达90%左右。

3.手术治疗

对不适于上述治疗者选用。

(1)非开放手术:输尿管镜取石或碎石术、经皮肾镜取石或碎石术、腹腔镜输尿管取石。

(2)开放手术:输尿管、肾盂、肾窦切开取石和肾部分、全部切除术。

4.中医中药

清热利湿,排石通淋。

(七)护理评估

1.健康史

评估年龄、性别、职业等个人生活史,泌尿系感染、梗阻或异物病史。

2.目前身体状况

(1)症状体征:是否出现肾绞痛,疼痛性质、压痛部位,有无血尿、膀胱刺激征。

(2)辅助检查:尿常规、X线片及造影。

3.心理、社会状况

了解患者和家属对结石的危害、手术、治疗配合、康复知识、并发症的认知程度和心理承受能力。

(八)常见的护理诊断/问题

1.疼痛

疼痛与结石导致的损伤、炎症及平滑肌痉挛有关。

2.血尿

血尿与结石损伤肾及输尿管黏膜有关。

3.有感染的危险

感染与结石梗阻、尿液潴留有关。

4.知识缺乏

患者缺乏有关病因、预防复发的相关知识。

(九)护理目标

(1)患者的疼痛减轻。

(2)患者恢复正常排尿。

(3)感染得到预防或控制。

(4)患者能说出结石形成的原因、预防结石复发的方法。

(十)护理措施

1.非手术治疗的护理

(1)病情观察:排尿是否有结石排出,观察排出尿液的颜色。

(2)促进排石:鼓励患者多饮水,指导患者适当运动,如跳跃、跑步等。

(3)指导饮食、用药:根据结石成分指导饮食和用药,鼓励多食高纤维的食物,少食高动物蛋白、高脂肪、高糖食物。

(4)肾绞痛的护理:卧床休息,选用恰当的物理疗法,遵医嘱应用止痛药。

2.体外冲击波碎石术护理

(1)术前护理。①心理护理:解释治疗的原理、方法。②术前准备:术前3天忌食产气食物,术前1天服用缓泻剂,术晨禁饮食,术前排空膀胱。

(2)术后护理。①体位:术后患者无不适,可变换体位,适当活动,促进排石,巨大结石碎石后,采用患侧侧卧位。②指导饮食:术后大量饮水,无药物反应即可进食,硬膜外麻醉者术后6小时进食。③疗效护理:术后绞痛者,解痉镇痛;观察记录排石情况,定时拍腹平片了解排石效果。

3.手术取石的护理

(1)术前护理。①心理护理:解释手术相关知识,安慰患者。②术前准备:皮肤准备,女性患者行会阴冲洗,输尿管结石术前X线片定位,供手术参考。

137

(2)术后护理。①病情观察：观察和记录尿液颜色、性状、量，术后 12 小时内尿中有鲜血且较浓，提示出血严重。②体位：术后 48 小时内，麻醉平稳后取半卧位，以利于呼吸及引流，肾实质切开者，卧床 2 周。③输液与饮食：输液利尿，达到冲洗尿路和改善肾功能的目的；肠蠕动恢复、肛门排气即可进食。④换药及引流管护理：保持伤口敷料的清洁干燥，防止尿液浸湿。观察引流液的颜色、性状与量；正确安置引流袋，防止反流；严格无菌条件下换管或冲洗；按时更换引流管，导尿管每周更换 1 次。

(十一)护理评价

(1)患者的疼痛是否减轻、消失。

(2)患者能否正常排尿。

(3)感染是否得到预防或控制。

(4)患者是否了解结石形成的原因、预防结石复发的方法。

(十二)健康指导

(1)宣传预防结石的知识。

(2)讲解术后饮水、适当活动、放置引流管的重要性。

(3)熟悉食物理化特性，根据结石成分指导饮食。

(4)熟悉药物特性，正确指导患者用药。

二、膀胱结石

膀胱结石常在膀胱内形成，亦可来自肾脏。发病有地区性，多见于儿童及老年男性。

(一)病因分类

1.原发性结石

原发性结石与气候、饮水、营养不良和长期低蛋白饮食有关。

2.继发性结石

继发性结石与膀胱憩室、异物、出口梗阻有关，亦可从肾、输尿管移行而来。

(二)病理生理

结石、梗阻、感染三者互为因果关系。与肾结石相同，膀胱结石可直接刺激黏膜引起损伤，亦可阻塞尿道内口引起梗阻和感染，结石长期刺激可诱发癌变。

(三)临床表现

1.症状

典型表现是排尿突然中断，合并耻骨上剧烈疼痛，向阴茎头部、尿道远端放射。小儿常牵拉阴茎或变换体位后，疼痛缓解并继续排尿，伴随出现尿频、尿急和排尿终末疼痛及终末血尿。

2.体征

直肠指检或双合诊可触及较大结石。

(四)辅助检查

1.X 线检查

X 线可显示绝大多数膀胱内结石。

2.B 超检查

B 超可探及膀胱内结石声影，确定结石大小、形状、数目。

3.膀胱镜检查

X 线、B 超不能确诊时首选。

(五)诊断要点

根据典型病史、症状、体征,双合诊检查、X 线及 B 超检查结果,一般确诊不难。膀胱镜不仅可以诊断,还可镜下取石。

(六)诊疗要点

小的膀胱结石可经尿道自行排出。较大结石可行膀胱内碎石术,包括体外冲击波、液电冲击波、超声波碎石及碎石钳碎石、气压弹道碎石。无条件碎石者行膀胱切开取石术。

(七)护理评估

1.健康史

评估是否有上尿路结石病史,饮水、饮食习惯。

2.目前的身体状况

(1)症状、体征:是否有排尿突然中断的表现,是否伴随膀胱刺激征、血尿。

(2)辅助检查:X 线、B 超、膀胱镜检查。

3.心理、社会状况

评估患者和家属对结石、手术的危害及并发症的认知程度和心理承受能力。家庭和社会支持情况。

(八)常见的护理诊断/问题

1.疼痛

疼痛与结石导致的损伤、炎症及括约肌痉挛有关。

2.血尿

血尿与结石损伤膀胱黏膜有关。

3.排尿异常

排尿异常与结石导致梗阻、尿液潴留有关。

(九)护理目标

(1)患者的疼痛减轻。

(2)患者尿液正常。

(3)患者恢复正常排尿。

(十)护理措施

(1)鼓励患者多饮水,观察结石排出情况。

(2)酌情应用抗生素,有效解痉止痛。

(3)经尿道碎石、取石后,观察出血的颜色、性状与量。

(4)耻骨上膀胱切开取石术后,保持切口清洁干燥,按时换药。术后留置尿管 7～10 天,保持通畅,一旦堵塞,可用生理盐水冲洗。

(十一)护理评价

(1)患者疼痛是否减轻。

(2)患者尿液是否正常。

(3)患者能否正常排尿。

(十二)健康指导

(1)指导患者多饮水、多食纤维含量高的食物。

(2)指导前列腺增生症患者尽早治疗。

三、尿道结石

尿道结石多由肾、输尿管或膀胱结石移行而来,常因阻塞尿道就诊。多发生于1～10岁的儿童,90%为男性。

(一)临床表现

1.症状

排尿时疼痛,前尿道结石疼痛局限在结石停留处,后尿道放射至阴茎头部或会阴部。结石阻塞尿道引起排尿困难,尿线变细、滴沥,甚至急性尿潴留。

2.体征

后尿道结石经直肠指检触及,前尿道结石直接沿尿道体表扪及。

(二)辅助检查

1.尿道探子

尿道探子经尿道探查时可有摩擦音及碰击感。

2.X线检查

X线可明确结石部位、大小及数目。

3.尿道造影

明确结石与尿道的关系。

(三)诊断要点

根据肾、输尿管或膀胱结石病史及尿痛和排尿困难典型表现,辅助以尿道探子、X线检查结果,不难确诊。

(四)诊疗要点

1.舟状窝结石

舟状窝结石直接用镊子取出或钳碎后取出,直径较大者,麻醉后切开尿道外口取出。

2.前尿道结石

前尿道结石经尿道直接取出,若失败,可用金属探子将结石推回到尿道壶腹部后行尿道切开取石。

3.后尿道结石

金属探子将结石推回膀胱,再按膀胱结石处理。

(五)护理评估

1.健康史

评估是否有肾、输尿管、膀胱结石的病史。

2.目前的身体状况

(1)症状体征:是否有尿痛和排尿困难的典型表现,是否合并急性尿潴留。

(2)辅助检查:尿道探子、X线及造影检查结果。

3.心理、社会状况

评估患者和家属对结石、手术的危害、并发症的认知程度。

(六)常见的护理诊断/问题

1.疼痛

疼痛与结石梗阻及尿道括约肌痉挛有关。

2.排尿异常

排尿异常与结石梗阻、尿潴留及感染有关。

3.潜在并发症

急性尿潴留。

(七)护理目标

(1)患者疼痛减轻。

(2)患者恢复正常排尿。

(3)患者不发生并发症或及时解除症状。

(八)护理措施

(1)尿道取石后,观察尿道出血的颜色、性状与量。

(2)尿道切开取石后,保持切口清洁干燥、按时换药。术后留置尿管2周左右,防止粘连、狭窄。

(3)术后尿道狭窄者,配合医师进行尿道扩张。

(九)护理评价

(1)患者的疼痛是否减轻或消失。

(2)患者能否正常排尿。

(3)患者有无发生并发症或及时解除症状。

(十)健康指导

(1)及时有效治疗肾、输尿管、膀胱结石。

(2)指导患者定时复查和治疗。

第二节　泌尿系统肿瘤

泌尿系统肿瘤大多数为恶性。最常见的是膀胱癌,其次是肾癌。男性多于女性,多在40岁以后发生,是泌尿外科最常见的疾病之一。

一、肾肿瘤

肾肿瘤多为恶性:成人以肾癌多见,男比女为2:1,高发年龄为50~70岁。小儿以肾母细胞瘤最常见,占小儿恶性实体肿瘤的8%~24%,也是最常见的小儿腹部肿瘤。

(一)病因

肾肿瘤的病因至今不明。肾癌有一定的家族遗传倾向,与吸烟量及开始吸烟的年龄相关,研究认为男性吸烟相对危险性增加1.1~2.3倍。喝咖啡会增加女性肾癌的机会。

(二)病理生理

肾癌来自肾小管上皮细胞,呈圆形,外有假包膜,切面黄色。有时呈多囊性,可有出血、坏死和钙化。肾癌局限时恶性程度低,穿破假包膜后经血液或淋巴转移。癌细胞可直接侵入肾静脉、腔静脉形成癌栓,也可转移到肺、脑、骨、肝等。

(三)临床表现

1.血尿

无明显原因的间歇性、无痛性肉眼血尿是常见症状,提示肿瘤已侵入肾盏、肾盂。肾盂癌早期出现血尿。肾母细胞瘤血尿不明显。

2.疼痛

腰部钝痛或隐痛,血块堵塞输尿管时发生绞痛。

3.肿块

肾癌常在腹部或腰部发现肿块,质地较硬,活动度较差。发生于体弱婴幼儿腹部的巨大肿块是肾母细胞瘤的特点。

4.肾外表现

常见的有低热、高血压、高血钙、血沉快、贫血、消瘦等。

(四)辅助检查

1.实验室检查

镜下或肉眼血尿,尿三杯试验有助于确定出血部位。

2.影像学检查

(1)X线检查:可见不规则增大的肾形。造影可见肾盏、肾盂呈不规则变形、狭窄。

(2)B超检查:可发现早期无症状癌性肿块,可鉴别占位病变的性质。

(3)CT、MRI、肾动脉造影检查:有助于早期诊断和鉴别诊断。

(五)诊断要点

1.临床表现

出现血尿、疼痛、肿块三大症状表明肾癌进入晚期,一旦出现无痛肉眼血尿就应想到肾癌。婴幼儿腹部进行性增大肿块应高度怀疑肾母细胞瘤。

2.辅助检查

对高度可疑患者,酌情选择影像学检查,如X线、B超、CT、MRI等检查以确定诊断。

(六)诊疗要点

1.手术治疗

肾癌行根治性肾切除,包括患侧肾、肾周围筋膜及脂肪和肾门淋巴结。肾盂癌切除患肾、患侧输尿管及输尿管开口部位的膀胱。肾母细胞瘤经腹部行患肾切除术。

2.术后辅助治疗

放疗和化疗对肾癌效果不佳,免疫疗法对肾转移癌有一定效果。肾母细胞瘤术后配合化疗和放疗可显著提高生存率。

(七)护理评估

1.健康史

评估年龄、性别与职业,有无长期吸烟史,有无家族遗传史。

2.目前的身体状况

(1)症状体征:有无间歇性无痛性全程肉眼血尿,有无腹部进行性增大的肿块,有无腰部疼痛。

(2)辅助检查:包括特殊检查结果及有关手术耐受性检查。

3.心理、社会状况

了解患者和家属对病情严重程度、对拟行手术方式的认知程度和心理承受能力。对预后的担心程度,家庭和社会对患者的心理和经济上的支持程度。

(八)常见的护理诊断/问题

1.恐惧/焦虑

恐惧/焦虑与对癌症的惧怕,对手术及并发症的担忧有关。

2.疼痛

疼痛与肾包膜张力增大、血块堵塞输尿管有关。

3.营养失调/低于机体需要量

营养失调与长期血尿、癌肿消耗、手术创伤有关。

4.有感染的危险

感染与手术切口、置管引流有关。

5.潜在并发症

潜在并发症为出血。

(九)护理目标

(1)患者恐惧/焦虑感减轻。

(2)患者的疼痛被有效控制。

(3)患者营养状况得到改善。

(4)患者感染的危险性下降或未感染。

(5)患者术后未出血。

(十)护理措施

1.术前护理

(1)病情观察:癌症晚期,卧床休息,观察记录排尿情况、血尿情况。观察疼痛性质,出现绞痛时,有效止痛处理。

(2)饮食护理:鼓励多饮水,以稀释尿液。给予高热量、高蛋白易消化饮食,纠正贫血。

(3)术前准备:常规术前准备,了解重要脏器功能。

(4)心理护理:肾癌一旦出现典型表现多已进入晚期,患者绝望、恐惧,对治疗失去信心。应耐心解释,细心护理,精心疏导,消除其不良心理或行为。

2.术后护理

(1)一般护理:取半卧位,卧床5~7天,防止过早活动导致出血。肛门排气后进食,鼓励多饮水,静脉营养。切口疼痛者酌情止痛。

(2)术后观察:观察血压、脉搏和呼吸。记录24小时尿量、颜色。检测尿常规,了解健侧肾功能。

(3)预防感染:遵医嘱应用抗生素。保持敷料干燥,及时换药。定时翻身、叩背、雾化稀释痰液以利于咳痰,防止肺部感染。

(4)引流管护理:监测引流液的性质、颜色和量。常规引流管的护理,避免压迫、折叠。一般术后2~3天无引流物排出时拔除。

(十一)护理评价

(1)患者恐惧/焦虑是否减轻。

(2)患者的疼痛是否有效控制。

(3)患者营养状况是否得到改善。

(4)患者有无感染征象,切口有无感染。

(5)患者术后是否发生出血。

(十二)健康指导

(1)指导患者及时进行化疗、放疗,定期查血、尿常规,出现骨髓抑制,暂停治疗。

(2)指导患者定期复查肺、肝、肾等易转移脏器。

二、膀胱肿瘤

膀胱肿瘤是泌尿系最常见肿瘤,大多来自上皮组织,其中90%以上为移行上皮肿瘤。好发于50~70岁人群,男女比例约为4∶1。

(一)病因

1.环境和职业

研究表明生活接触染料、橡胶塑料、油漆等或从事此类工作的人群易诱发膀胱癌。

2.吸烟

吸烟是膀胱癌的重要病因。吸烟者尿中色氨酸的代谢增加50%。吸烟量越大,吸烟时间越长,发生膀胱肿瘤的危险性也越大。

3.代谢异常

色氨酸和烟酸异常代谢物影响细胞RNA和DNA合成,产生诱发膀胱癌变的物质。

4.其他

膀胱白斑、膀胱结石、尿潴留等也可能是膀胱癌的诱因。遗传和免疫与膀胱癌亦有一定关系。

(二)病理生理

1.组织类型

膀胱癌根据来源分为上皮性和非上皮性两类,前者占95%以上,以移行细胞癌最多见,后者少见,多为肉瘤。

2.分化程度

根据肿瘤细胞大小、形态、染色、分裂相等分为3级:Ⅰ级分化良好,低度恶性;Ⅲ级分化不良,高度恶性;Ⅱ级介于两者之间,中度恶性。

3.生长方式

根据生长方式分为原位癌、乳头状癌和浸润性癌。原位癌较局限,一般不浸润。鳞癌和腺癌多有浸润。

4.浸润程度

浸润程度是膀胱癌临床(T)和病理(P)分期的依据,分别在T后标明1~4表示浸润深度,Tis表示原位癌。

(三)临床表现

1.血尿

多以反复发作的间歇性无痛性全程肉眼血尿、终末加重而就诊。出血量与肿瘤大小、数目、恶性程度不一致,可多可少,重时可有血块。

2.膀胱刺激征

癌灶浸入深层并发坏死、溃疡、感染时,出现尿频、尿急、尿痛,为预后不良征兆。

3.排尿困难

瘤体增大或靠近尿道内口堵塞膀胱出口时,出现排尿困难、尿潴留。

4.晚期表现

晚期可有肾积水、下腹部巨大肿块、下肢水肿、腰骶部疼痛等表现,亦可有恶心、呕吐、疲乏、消瘦、贫血、低热、纳差等恶病质表现。

(四)辅助检查

1.尿常规检查

尿中可见红细胞、血红蛋白等。

2.尿脱落细胞学检查

留取晨起第2次尿液,离心后找肿瘤细胞,阳性率可达70%~80%。

3.影像学检查

(1)B超检查:可探及直径0.5 cm以上的膀胱肿瘤。

(2)CT、MRI检查:了解肿瘤浸润深度及局部转移病灶。

4.膀胱镜检查

常为首选,在直视下观察肿瘤的位置、数目、大小、形态以及浸润范围等,并可取活检。

(五)诊断要点

1.症状体征

出现反复发作的无痛性全程肉眼血尿、终末加重的患者应高度怀疑膀胱占位性病变。

2.辅助检查

膀胱镜检查可明确诊断。

(六)诊疗要点

1.手术治疗

(1)保留膀胱手术:适应于表浅膀胱癌。最常应用经尿道切除,亦可选用膀胱开放术、膀胱内药物灌注治疗。

(2)膀胱切除术:适应于浸润性膀胱癌。根据浸润范围及深度选择膀胱部分切除术或全切除术。膀胱全部切除手术后须行尿流改道手术。

2.其他治疗

浸润邻近器官的膀胱癌手术已无意义,放疗和化疗可延长生命、减轻痛苦。

(七)护理评估

1.健康史

了解患者的年龄、性别与职业,了解有无吸烟史,有无癌前期病变。

2.目前的身体状况

(1)症状体征:有无间歇性无痛性全程肉眼血尿、终末加重表现,是否合并膀胱刺激征及排尿困难。

(2)膀胱镜检查、影像学检查以及病理学检查结果有助于定位定性。

3.心理、社会状况

评估患者和家属对病情、手术方式及术后排尿形态改变的认知程度和心理承受能力,对术后护理配合及健康教育等知识的掌握程度。家人及社会的经济支持程度。

(八)常见的护理诊断/问题

1.恐惧

恐惧与对癌症的惧怕,对手术的担忧有关。

2.血尿

血尿与肿瘤坏死、溃疡、感染有关。

3.营养失调/低于机体需要量

营养失调与长期血尿、癌肿消耗、手术创伤有关。

4.排尿异常

排尿异常与肿瘤浸润膀胱、尿潴留有关。

5.有感染的危险

感染与手术切口、置管引流有关。

（九）护理目标

（1）患者的恐惧/焦虑减轻。

（2）患者尿液正常。

（3）患者营养状况得到改善。

（4）患者排尿正常。

（5）患者感染危险性下降或未感染。

（十）护理措施

1.术前护理

（1）病情观察：观察记录尿量、颜色、性状。观察有无腰部疼痛，有无下肢水肿、腹部肿块等晚期表现。

（2）饮食护理：多饮水以稀释尿液。补充营养，纠正贫血。

（3）术前准备：除常规术前准备外，膀胱全切回肠代膀胱术患者，术前3天无渣饮食，术前1天禁食，应用肠道抗生素，术日晨灌肠。

（4）心理护理：患者可出现对癌症的否认，对改变正常排尿生理的不理解，甚至对治疗失去信心，应安慰鼓励患者，消除不良心理或行为。

2.术后护理

（1）体位与饮食：膀胱肿瘤经尿道电切除术，术后平卧位，术后6小时进食。膀胱癌全切术，术后卧床8～10天，肛门排气后进食，禁食期间给予静脉高营养。

（2）术后观察：密切观察生命体征，如出现休克征象，应及早处理。观察记录24小时尿量、颜色与性状。观察记录各种引流管、造瘘管是否通畅及引流液的量和颜色。

（3）膀胱冲洗：膀胱造瘘术后每天冲洗。膀胱部分切除术后，根据血尿情况间断或持续膀胱冲洗。常用冲洗液有0.02%呋喃西林溶液、0.1%新霉素溶液等。冲洗时，抽吸不宜用力过猛，吸出液不得再注入膀胱。

（4）预防感染：遵医嘱应用抗生素。膀胱全切除回肠代膀胱术，术后留置胃管，常规口腔护理，每天2次，防止口腔感染。

（5）各种引流管护理。①贴标签注明各种引流管的性能。②妥善固定，保持引流通畅，一旦堵塞，及时挤压或冲洗。③保证尿道外口、造瘘口周围皮肤的清洁、干燥。④拔管：回肠代膀胱术后10～12天拔管，改为佩戴皮肤接尿器；可控性尿流改道术后8～10天拔除肾盂输尿管引流管，12～14天拔除尿囊引流管，2～3周拔除输出道引流管，训练自行排尿。

（十一）护理评价

（1）患者的恐惧/焦虑是否减轻。

(2)患者尿液是否正常。

(3)患者营养状况是否改善。

(4)患者排尿是否恢复正常。

(5)患者是否发生感染。

(十二)健康指导

(1)职业保护教育,指导戒烟。

(2)向患者说明尿路改道的意义,教会患者自行护理人造尿口和引流袋。

(3)膀胱癌保留膀胱手术后,定期膀胱镜复查。

第三节　泌尿系统梗阻

尿路上任何部位发生梗阻都可导致肾积水、肾功能损害,重则导致肾衰竭。泌尿系统梗阻最基本的病理变化是尿路扩张,从代偿到失代偿,诱发肾积水、尿潴留、肾脏滤过率和浓缩能力受损,最终导致肾功能障碍。

一、前列腺增生症

良性前列腺增生症主要是前列腺组织及上皮增生,简称前列腺增生。是老年男性常见病,50岁以后发病,随着年龄增长发病率不断升高。

(一)病因

目前病因不十分清楚,研究认为前列腺增生与体内雄激素及雌激素的平衡失调关系密切,睾酮对细胞的分化、生长产生作用,雌激素对前列腺增生亦有一定影响。

(二)病理

前列腺分两组,外为前列腺组,内为尿道腺组。前列腺增生有两类结节,包括由增生的纤维和平滑肌细胞组成的基质型和由增生的腺组织组成的腺泡型。增生的最初部位多在尿道腺组,增生的结节挤压腺体形成外科包膜,是前列腺摘除术的标志。前列腺增生使尿道弯曲、受压、伸长、狭窄,出现尿道梗阻。

(三)临床表现

1.尿频

尿频是最常见的症状,夜间明显,逐渐加重。早期是由膀胱颈部充血引起。晚期是由增生前列腺引起尿道梗阻,膀胱内残余尿增多,膀胱有效容量减少所致。

2.进行性排尿困难

进行性排尿困难是最重要症状,表现为起尿缓慢,排尿费力,射尿无力,尿线细小,尿流滴沥,分段排尿及排尿不尽等。

3.尿潴留、尿失禁

前列腺增生晚期,膀胱残余尿增加,收缩无力,发生尿潴留,当膀胱内压力增高超过尿道阻力后,发生充盈性尿失禁。前列腺增生常因受凉、劳累、饮酒等诱发急性尿潴留。

4.其他表现

常因局部充血、出血发生血尿。合并感染或结石,可有膀胱刺激症状。

(四)辅助检查

1.尿流动力学检查

尿道梗阻时,最大尿流率小于每秒 15 mL;当尿流率小于每秒 10 mL 时,表示梗阻严重。

2.残余尿测定

膀胱残余尿量反映膀胱代偿衰竭的严重程度,不仅是重要的诊断步骤之一,也是决定手术治疗的因素。

3.膀胱镜检查

膀胱镜检查直接观察前列腺各叶增生情况。

4.B超检查

B超测定前列腺的大小和结构,测量残余尿量。

(五)诊断要点

1.临床表现

老年男性出现夜尿频、进行性排尿困难表现就应考虑前列腺增生,排尿后直肠指检,可触及增大的腺体,光滑、质韧、中央沟变浅或消失。

2.辅助检查

尿动力学、膀胱镜、B超等检查有助于确定前列腺增生程度及膀胱功能。

(六)诊疗要点

1.急性尿潴留的治疗

急性尿潴留是前列腺增生常见急症,需紧急治疗。选用肾上腺素受体阻滞剂、留置导尿管或耻骨上膀胱穿刺造瘘术等,解除潴留。

2.药物治疗

药物治疗适用于尿道梗阻较轻,或年老体弱、心肺功能不全等而不能耐受手术的患者。常用药物有特拉唑嗪、哌唑嗪等。

3.手术治疗

前列腺摘除术是理想的根治方法,手术方式有经尿道、经耻骨上、经耻骨后及经会阴 4 种,目前临床常用前两种。

4.其他治疗

尿道梗阻严重而不宜手术者,冷冻治疗、微波和射频治疗、激光治疗、体外超声、金属耐压气囊扩张术等都能产生一定疗效。

(七)护理评估

1.健康史

评估患者的年龄、诱因,既往病史。

2.目前的身体状况

(1)症状体征:是否有夜尿频、进行性排尿困难的表现,是否合并尿潴留、尿失禁。

(2)辅助检查:尿流动力学、膀胱镜、B超检查结果。

3.心理、社会状况

评估患者对疾病和手术的心理反应及对并发症的认知程度,患者及家属对术后护理配合及有关康复知识的掌握程度。

(八)常见的护理诊断/问题

(1)恐惧/焦虑:与对疾病认识不足、角色改变、对手术和预后的担忧有关。

(2)排尿形态异常:与尿道梗阻、残余尿量增多、留置导管等有关。

(3)有感染的危险:与尿路梗阻、导尿、免疫力低下、伤口引流有关。

(4)潜在并发症:出血。

(九)护理目标

(1)患者的恐惧/焦虑减轻。

(2)患者能够正常排尿。

(3)患者感染危险性下降或未感染。

(4)患者术后未发生出血。

(十)护理措施

1.非手术治疗的护理

(1)饮食护理:为防止尿潴留,不可在短期内大量饮水,忌饮酒、辛辣食物,有尿意勤排尿,适当运动,预防便秘。

(2)观察疗效:药物治疗3个月之后前列腺缩小、排尿功能改善。

(3)适应环境:前列腺增生患者多为老年人,行动不便,对医院环境不熟悉,加之夜尿频,入院后帮助患者适应环境,确保舒适和安全。

2.术前护理

(1)观察生命体征,测量各项生理指标。

(2)做好重要脏器功能检查,了解患者能否耐受手术。

(3)术前已有造瘘管或留置导尿管的患者,保证引流通畅。

3.术后护理

(1)病情观察:观察记录24小时出入量,判断血容量有无不足,观察意识状态和生命体征。

(2)体位:平卧2天后改为半卧位,固定各种导管的肢体不得随意移动。

(3)饮食与输液:术后6小时无不适即可进流质饮食,鼓励多饮水,1～2天后无腹胀即可恢复饮食,以易消化、营养丰富、富含纤维素的食物为主,必要时静脉补液,但要注意输液速度。

(4)预防感染:早期预防性应用抗生素。保持切口敷料的清洁与干燥。置管引流者常规护理尿道外口。

(5)膀胱冲洗:术后用生理盐水持续冲洗膀胱3～7天。保持引流通畅,必要时高压冲洗抽吸血块。根据尿液颜色控制冲洗速度,色深则快、色浅则慢。

(6)不同手术方式的护理。①经尿道切除术(TUR):观察有无TUR综合征的发生,即术后几小时内出现恶心、呕吐、烦躁、抽搐、昏迷或严重的脑水肿、肺水肿、心力衰竭等。这可能是冲洗液被吸收,血容量剧增,稀释性低钠血症所致,护理时应减慢输液速度,遵医嘱应用利尿剂、脱水剂,对症处理。②开放手术:固定各种引流管,观察记录引流液量、颜色,保持引流通畅。及时拔除引流管,如耻骨后引流管,术后3～4天拔除;耻骨上引流管,术后5～7天拔除;膀胱造瘘管多在术后10～14天排尿通畅后拔除,瘘口无菌堵塞或压迫,防止漏尿,一般2～3天愈合。③预防并发症:出血是常见并发症。术后1周,患者可逐渐离床活动,禁止灌肠、肛管排气,同时避免腹压增高的诱因。

(十一)护理评价

(1)患者的恐惧/焦虑是否减轻。

(2)患者能否正常排尿。

(3)患者感染未发生或得到及时治疗。

(4)患者术后是否出血,或出血后是否得到有效处理。

(十二)健康指导

(1)讲解手术、术式及手术前后护理的注意事项。

(2)术后1～2个月避免剧烈活动,忌烟酒,防感冒。

(3)指导患者学会提肛肌锻炼,以尽快恢复尿道括约肌的功能。

(4)指导患者定期复查尿流率及残余尿量。

二、肾积水

结石、肿瘤、结核等原因导致尿液排出受阻、肾内压力增高、肾盂肾盏扩张、肾实质萎缩、肾功能减退,称为肾积水。成人积水超过1 000 mL,小儿超过24小时的正常尿量,为巨大肾积水。

(一)临床表现

1.腰痛

腰痛是重要症状。慢性梗阻仅为钝痛;急性梗阻出现明显腰痛或肾绞痛。

2.腰部肿块

慢性梗阻形成肾脏肿大,长期梗阻者在腹部可扪及囊性肿块。

3.多尿和无尿

慢性梗阻致肾功损害表现为多尿,而双侧完全梗阻、孤立肾完全梗阻可发生无尿。

4.其他表现

因结石、肿瘤、结核等继发肾积水时,原发病表现掩盖了肾积水征象。肾积水并发感染或肾积脓时,出现全身中毒症状。

(二)辅助检查

1.实验室检查

血尿常规,必要时做尿细菌检查,化验血生化、电解质等了解肾功能情况。

2.影像学检查

(1)B超检查:是鉴别肾积水和腹部肿块的首选方法。

(2)X线造影:排泄性尿路造影可了解肾积水程度和对侧肾功能。

(3)CT、MRI检查:明确腰部肿块的性质,对确诊肾积水有重要价值。

(三)诊断要点

根据原发病史、典型症状、腰腹部肿块及B超等辅助检查结果可明确诊断,确定原发病对诊断有重要意义。

(四)诊疗要点

1.病因治疗

最理想的治疗是根除肾积水的病因,保留患肾。

2.肾造瘘术

原发病严重或肾积水病因暂不能去除者,先行肾引流术,病情好转或稳定后行去除病因的手术。

3.肾切除术

肾积水后功能丧失或并发肾积脓,对侧肾功能良好者,可切除患肾。

(五)护理评估

1.健康史

评估患者是否有肾结石、肿瘤、结核等原发病史。

2.目前的身体状况

(1)症状体征:原发病基础上是否出现腰痛、腰腹部肿块,是否有肾功能减退表现。

(2)辅助检查:血、尿常规化验,B超、X线等影像学检查结果。

3.心理、社会状况

评估患者对肾积水及治疗的认知程度,对术后康复知识的掌握程度。家人及社会的心理和经济支持程度。

(六)常见的护理诊断/问题

1.排尿形态异常

排尿形态异常与尿路急慢性梗阻有关。

2.有感染的危险

感染与尿路梗阻、免疫低下、肾造瘘引流有关。

3.潜在并发症

潜在并发症为尿漏。

(七)护理目标

(1)患者排尿形态正常。

(2)患者感染危险性下降或未感染。

(3)患者未发生尿漏。

(八)护理措施

1.饮食

多食含纤维较高的食物,多饮水。

2.活动

鼓励患者加强床上活动,定时按序协助患者变换体位。

3.感染的护理

遵医嘱使用抗生素;用0.1%新苯扎氯铵清洗尿道口,每天2次;每天更换引流袋;及时更换浸湿的切口敷料。

4.引流管的护理

妥善固定,引流通畅,观察记录引流量与颜色,冲洗肾盂引流管,每天2次。若无尿漏,肾周围引流物一般术后3～4天拔除;肾盂输尿管支架引流管一般于术后3周拔除;肾造瘘管在吻合口通畅后拔除。

(九)护理评价

(1)患者排尿形态是否正常。

(2)患者感染是否得到治疗或术后有无感染发生。

(3)患者有无发生尿漏。

(十)健康指导

(1)向患者讲解手术及术后引流的重要性。

(2)指导患者养成良好的排便习惯。

(3)指导患者正确进行摄水、饮食搭配。

三、尿道狭窄

尿道因损伤、炎症使尿道壁形成瘢痕,瘢痕萎缩导致尿道扭曲、狭窄。

(一)病因及分类

1.先天性尿道狭窄

先天性尿道狭窄如尿道外口狭窄、尿道瓣膜狭窄等。

2.炎症性尿道狭窄

炎症性尿道狭窄如淋病性尿道狭窄以及留置导尿管引起的尿道狭窄。

3.外伤性尿道狭窄

外伤性尿道狭窄最常见,尿道损伤严重,初期处理不当或不及时所致。

(二)病理生理

其与狭窄的程度、深度及长度有关。淋病性狭窄为多处狭窄,狭窄易继发感染,形成尿道憩室、周围炎、前列腺炎、附睾睾丸炎。尿道梗阻如长期不能解除,导致肾积水。肾功能损害,出现尿毒症。

(三)临床表现

1.排尿异常

最常见的是排尿困难,重者出现尿潴留。

2.继发疾病表现

尿道长期狭窄继发膀胱炎、睾丸附睾炎等,出现膀胱刺激征、血尿症状。

3.并发症表现

由于排尿困难而使腹内压长期增高,并发疝、痔、直肠脱垂等,并出现相应症状。

(四)辅助检查

1.尿道探子检查

尿道探子检查可确定狭窄部位,程度。

2.B超检查

B超明确尿道狭窄长度、程度及周围瘢痕组织的厚度。

3.膀胱尿道造影

膀胱尿道造影确定尿道狭窄的部位、程度、长度。

(五)诊断要点

根据尿道外伤史、感染史及典型的排尿困难,尿潴留表现,结合尿道探子检查、B超、膀胱尿道造影结果,诊断尿道狭窄一般不难。

(六)诊疗要点

1.尿道扩张术

尿道扩张术是防止和治疗尿道狭窄的有效措施。尿道狭窄的原因不同,扩张时间不同。

2.耻骨上膀胱造瘘术

耻骨上膀胱造瘘术适用于慢性尿潴留或已有肾功能损害的患者。

3.尿道内切开术

尿道内切开术是目前临床治疗的主要术式,术后放置网状合金支架管于狭窄部位扩张,一般放置4～8周,术后不需尿道扩张。

4.开放手术

切除尿道狭窄部及周围瘢痕后,行尿道端端吻合术。

(七)护理评价

1.健康史

儿童尿道狭窄多为先天性,成人有外伤、感染病史者,多为继发性狭窄。

2.目前的身体状况

(1)症状体征:原发病基础上是否出现排尿困难,尿潴留,是否继发感染、结石。

(2)辅助检查:尿道探子检查、B超、膀胱尿道造影的检查结果。

3.心理、社会状况

评估患者对尿道狭窄的严重性及手术治疗的认知程度,对术后康复知识的掌握程度。

(八)常见的护理诊断/问题

1.排尿形态异常

排尿形态异常与尿道狭窄、梗阻有关。

2.有感染的危险

感染与尿道梗阻、免疫力低下、膀胱造瘘引流、手术等有关。

3.潜在并发症

潜在并发症为尿失禁。

(九)护理目标

(1)患者排尿形态正常。

(2)患者感染危险性下降或未感染。

(3)患者未发生尿失禁。

(十)护理措施

1.尿道扩张术的护理

指导患者定时进行尿道扩张;术后观察尿量及颜色,有无尿道出血;患者疼痛明显者给予止痛处理。

2.尿道内切开术的护理

严密观察血尿转清情况。留置导尿管1个月左右,保持通畅,遵医嘱尿道冲洗,及时拔出尿管,防止狭窄复发。

3.开放手术的护理

遵医嘱应用抗生素。及时更换切口浸湿的敷料,确保各种引流导管通畅。

4.并发症护理

术后尿失禁常为暂时性,用较细导尿管引流数天后可恢复。如不能恢复,指导患者进行肛门括约肌收缩练习。

(十一)护理评价

(1)患者排尿形态是否正常。

(2)患者是否感染或感染后是否得到控制。

(3)患者是否发生尿失禁。

(十二)健康指导

(1)指导患者定时进行尿道扩张。

(2)讲解尿道扩张的意义及护理配合注意事项。

(3)鼓励患者多饮水。适当运动,进食纤维素高的食物,防止便秘。

第六章

骨外科疾病患者的护理

第一节 颈椎病

颈椎病指因颈椎间盘本身退变及其继发性改变刺激或压迫相邻脊髓、神经、血管和食管等组织引起相应的症状或体征。依次以 $C_{5\sim6}$、$C_{4\sim5}$、$C_{6\sim7}$ 为好发部位,以中老年人、男性多见。

一、病因与发病机制

(一)颈椎间盘退行性变

颈椎间盘退行性变是颈椎病发生和发展中最基本的原因。

颈椎是脊椎骨中体积最小、活动度最大的椎体,很容易引起退行性变。退变导致椎间盘生物力学性能改变,继而纤维环的胶原纤维变性、出现裂隙。在外力作用下髓核可从此裂隙向后方突出。由于纤维环血运缺乏和生物力学改变,断裂的纤维难以愈合,使髓核的营养障碍。同时,椎间盘高度下降,颈椎出现不稳,形成凸向椎体前方或凸向椎管内的骨赘。逐渐累及软骨下骨产生创伤性关节炎,引起颈痛和颈椎运动受限。在椎间盘、椎骨退变的基础上,连接颈椎的前/后纵韧带、黄韧带及项韧带发生松弛使颈椎失去稳定性,逐渐增生、肥厚,特别当后纵韧带及黄韧带增生情况下,椎管和椎间孔容积变小。颈椎间盘退变进展到一定程度,就会影响脊髓、神经和椎动脉等,产生相应的症状。

(二)颈椎骨慢性劳损

长期的屈颈工作姿势和不良的睡眠姿势导致颈椎骨慢性劳损。而慢性劳损是颈椎关节退行性变的主要影响因素。

(三)发育性颈椎椎管狭窄

颈椎先天性椎管狭窄者更易发生退变,而产生临床症状和体征。

(四)其他因素

颈椎外伤、运动型损伤、交通意外等都可引起颈椎病。

二、分型

根据受压部位和临床表现分为以下几种。

(一)神经根型颈椎病

占颈椎病的 $50\%\sim60\%$,是最常见类型。本型主要由于颈椎间盘向后外侧突出,钩椎关节或椎间关节增生、肥大,刺激或压迫神经根所致。

(二)脊髓型颈椎病

占颈椎病的 $10\%\sim15\%$。颈椎退变致中央后突之髓核、椎体后缘骨赘、增生肥厚的黄韧带及钙化的后纵韧带等压迫脊髓,为颈椎病诸型中症状最严重的类型。

(三)椎动脉型颈椎病

由于颈椎退变机械性与颈椎节段性不稳定因素,致使椎动脉受到刺激或压迫。

(四)交感神经型颈椎病

本型发病机制尚不明确,可能和颈椎各种结构病变刺激或压迫颈椎旁的交感神经节后纤维所致。

三、临床表现

(一)神经根型颈椎病

表现为:①神经干性痛或神经丛性痛,神经末梢受到刺激时,出现颈痛和颈部僵硬。病变累及神经根时,则有明显的颈痛和上肢痛。患者表现为颈肩痛、前臂桡侧痛、手的桡侧 3 指痛。②感觉障碍、感觉减弱和感觉过敏等。上肢有沉重感,可有皮肤麻木或过敏等感觉。③神经支配区的肌力减退、肌萎缩,以大小鱼际和骨间肌为明显。压头试验阳性,表现为颈痛并向患侧手臂放射等诱发根性疼痛。

(二)脊髓型颈椎病

表现为:①颈痛不明显,主要表现为手足无力、麻木,双手持物不稳,握力减退,手不能做精细活动。走路不稳,有足踩棉花感。胸腹部有紧束感。后期可出现大小便功能障碍。②体征。上、下肢感觉、运动和括约肌功能障碍,肌力减弱,四肢腱反射活跃,而腹壁反射、提睾反射、肛门反射减弱甚至消失。Hoffmann 征、Babinski 征、髌阵挛、踝阵挛等阳性。

(三)椎动脉型颈椎病

表现为一过性脑或脊髓缺血症状,如头痛、眩晕、听力减退、视力障碍、语言不清、猝倒等。头部活动时可诱发或加重,体位改变或血供恢复后症状可缓解。椎动脉周围的交感神经纤维受压后,也可出现自主神经症状。

(四)交感神经型颈椎病

交感型颈椎病多与长期低头、伏案工作有关,体征较少,症状较多,表现为颈痛、头痛头晕,面部或躯干麻木发凉、痛觉迟钝、无汗或多汗,眼睛干涩或流泪,瞳孔扩大或缩小,听力减退,视力障碍或失眠,记忆力减退,也可以表现为血压不稳定、心悸、心律失常、胃肠功能减退等症状。

四、实验室及其他检查

临床诊断必须依据临床表现结合影像学检查,而不能单独依靠影像学诊断作为诊断颈椎病的依据。

(一)X 线检查

可示颈椎曲度改变,生理前凸减小、消失或反常,椎间隙狭窄,椎体后缘骨赘形成,椎间孔狭窄。在动力位过伸、过屈位摄片可示颈椎节段性不稳定。表现为在颈椎过伸和过屈位时椎间位移距离>3 mm。颈椎管测量狭窄,矢状径<13 mm。

(二)CT 检查

可示颈椎间盘突出,颈椎管矢状径变小,黄韧带肥厚,硬膜间隙脂肪消失,脊髓受压。

(三)MRI 检查

T_2 像硬膜囊间隙消失,椎间盘呈低信号,脊髓受压或脊髓内出现高信号区。T_1 像示椎间盘向椎管内突入等。

五、治疗要点

(一)非手术治疗

椎动脉型、神经根型和交感型颈椎病一般能经非手术治疗而治愈。

(1)颈椎牵引:临床常用的是枕颌带牵引,取坐位或卧位,头微屈,牵引重量 3～5 kg,每天 2～3 次,每次 20～30 分钟。也可行持续牵引,每天 6～8 小时,2 周为一个疗程。脊髓型一般不采用此方法。

(2)理疗按摩:可以改善局部血循环,减轻肌痉挛,次数不宜过多,手法不宜过重,脊髓型颈椎病不宜采用推拿按摩。

(3)改善不良工作体位和保持良好的睡眠姿势。

(4)可以对症服用复方丹参片和硫酸软骨素等。

(二)手术治疗

经保守治疗半年后效果不明显影响到正常生活和工作,神经根性疼痛剧烈,保守治疗无效,上肢一些肌肉无力萎缩,经保守治疗后仍有发展趋势者,则应采取手术治疗。

对于脊髓型颈椎病,应在确诊后及时手术治疗。根据颈椎病变情况可选择颈椎前路手术、前外侧手术和后路手术。手术包括切除压迫脊髓、神经的组织,行颈椎融合术,以增加颈椎的稳定性。

六、护理评估

(一)术前评估

1.一般情况

(1)一般资料:性别、年龄、职业等。

(2)既往史:有无颈肩部急、慢性损伤史和肩部长期固定史,以往的治疗方法和效果。

(3)家族史:家中有无类似病史。

2.身体状况

(1)局部:疼痛的部位和性质,诱发及加重的因素,缓解疼痛的措施及效果,有无四肢的感觉、活动、肌力及躯干的紧束感。

(2)全身:意识状态和生命体征,生活能力,有无大小便失禁。

(3)辅助检查:患者的各项检查有无阳性发现。

3.心理-社会状况

观察患者的情绪,了解其对疾病的认知程度及对手术的了解程度。评估患者的家庭支持系统对患者的支持帮助能力等。

(二)术后评估

1.手术情况

麻醉方式、手术名称、术中情况、引流管的数量和位置等。

2.身体状况

动态评估生命体征、伤口情况及引流液颜色、性状、量。评估患者有无排尿困难和尿潴留,有无并发症发生的征象等。

七、常见护理诊断/问题

(1)低效性呼吸形态:与颈髓水肿、术后颈部水肿有关。

(2)有受伤害的危险:与肢体无力及眩晕有关。

(3)潜在并发症:术后出血、脊髓神经损伤。

(4)躯体功能活动障碍:与颈肩痛及活动受限有关。

八、护理目标

(1)患者呼吸正常、有效。

(2)患者安全、无眩晕和意外发生。

(3)术后出血、脊髓神经损伤等并发症得到有效预防或及时发现和处理。

(4)患者肢体感觉和活动能力逐渐恢复正常。

九、护理措施

(一)病情观察

重点观察患者有无眩晕、头痛、耳鸣、视力模糊、猝倒、颈肩痛、肢体萎缩等症状,及患者的工作姿势、休息姿势。

(二)非手术治疗的护理

(1)病情观察:观察患者颈部及上肢是否有麻木、压痛,活动是否受限。牵引过程中保持牵引的有效性,观察有无头晕、心悸、恶心等症状,如发现上述症状及时调整牵引。

(2)心理护理:颈椎病病程缓慢,治疗过程漫长,并且没有特效药物。应鼓励患者说出内心感受,积极解答其提出的问题,增加信心,消除焦虑、悲观的心理。

(三)手术的护理

1.术前护理

(1)心理护理,向患者介绍手术全过程,指导患者调节情绪、缓解焦虑以配合医师手术。

(2)拟行颈椎后路手术的患者,术中需要俯卧时间较长,因此要在术前进行体位训练,以适应术中卧位。拟行颈椎前路手术的患者,为适应术中牵拉气管,可做正确、系统的气管推移训练。

(3)训练床上大小便。

(4)进行深呼吸及有效咳嗽训练,防止术后肺不张、坠积性肺炎的发生。

2.术后护理

(1)密切观察生命体征的变化,尤其是呼吸功能,及时发现因颈椎前路手术牵拉气管后产生黏膜水肿、呼吸困难。

(2)术后搬动患者时保持颈部平直,切忌扭转,术后患者平卧位,维持脊柱平直,颈肩两侧沙袋固定。颈部垫软枕,保持颈部稍前屈的生理弯曲。

(3)观察伤口敷料渗血情况,引流液的颜色、性质、量,准确记录。发现切口肿胀、发音改变、呼吸困难,要迅速配合医师拆开缝线、取出血肿。如症状不缓解可行气管切开。

(四)健康指导

对于非手术治疗患者,嘱保持正确的工作姿势,经常变换体位。卧床休息时选择高低合适的枕头,以保持脊椎的生理弯曲。根据患者情况行肢体的主动和被动活动。增强肌肉的力量,防止肌肉萎缩和关节僵硬。对手术患者在术后第 1 天可指导进行上、下肢的小关节主、被动功能锻炼。术后 2～3 天可进行上肢的抓握训练,下肢的屈伸训练。术后 3～5 天可带颈托下床活动。颈围固定要延续到术后 3～4 个月,逐步解除固定。注意寒冷季节保暖。

十、护理评价

通过治疗患者是否:①维持正常、有效的呼吸。②未发生意外发伤害、能陈述预防受伤的方法。③未发生并发症,若发生得到及时处理和护理。④患者肢体感觉和活动能力逐渐恢复正常。

第二节　肩关节周围炎

肩关节周围炎表现为肩痛及运动功能障碍的综合征,包括肩关节、滑囊、肌腱及肩周肌的慢性炎症,俗称"冻结肩",由于好发于 50 岁左右的人群,又被称为"五十肩"。

一、病因与发病机制

由于中老年人软组织发生退行性改变,对各种外力的承受能力减弱是发病的基本因素。肩部急性损伤治疗不当、长期过度活动、姿势不良等所致的慢性损伤是主要诱发因素。另外,上肢外伤、手术等原因,肩部固定时间过长,肩关节周围组织继发萎缩、粘连,也可诱发该病。

病理变化包括滑囊渗出性炎症、粘连和钙质沉积。根据其发病部位及病理变化分为肩周围滑液囊病变、盂肱关节腔病变、肌腱和腱鞘的退行性病变及肩周围其他病变。肩关节周围炎可累及肩峰下滑囊、喙突表面滑囊。

二、临床表现

冻结肩是中老年常见的肩关节疼痛症,具有自愈倾向的自限性疾病。经数月乃至数年时间炎症逐渐消退,症状得到缓解。疾病过程分为急性期、慢性期和功能恢复期 3 个阶段。

(一)急性期

又称冻结进行期。疼痛剧烈,起病急,肌肉痉挛、关节活动受限。夜间疼痛加重影响睡眠。肩部有广泛压痛,急性期可持续 2~3 周。

(二)慢性期

又称冻结期。此期疼痛相对减轻,压痛范围仍广泛,发生关节挛缩性功能障碍,关节僵硬,举臂托物等动作均感困难。肩关节周围肌肉萎缩,软组织呈"冻结"状态。慢性期可持续数月至 1 年。

(三)功能恢复期

关节腔和滑囊的炎症逐渐吸收,关节容积和功能状态逐渐得到恢复,但肌肉萎缩尚需长期功能锻炼才能恢复。

三、实验室及其他检查

(一)X 线检查

一般无改变,偶可见局部骨质疏松。

(二)关节镜检查

可见滑膜充血,绒毛肥厚、增殖,关节腔狭窄。

四、诊断要点

根据辅助检查结果和临床症状体征进行诊断。

五、治疗要点

(一)非手术治疗

(1)急性期疼痛剧烈,治疗原则是止痛并缓解肌痉挛。三角巾悬吊制动,选择镇静止痛药物,也可做肩胛上神经封闭治疗。

(2)慢性期可在止痛的前提下做适当功能锻炼,防止关节挛缩加重。

(3)功能恢复期,要坚持有效的关节功能锻炼,如爬墙训练、弯腰垂臂做前后、左右钟摆式运动、滑车带臂上举运动等(见图6-1)。

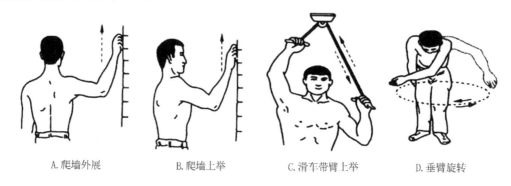

A. 爬墙外展　　　　B. 爬墙上举　　　　C. 滑车带臂上举　　　　D. 垂臂旋转

图 6-1　功能锻炼

(二)手术治疗

适宜冻结期患者,重度关节挛缩严重影响关节功能,经非手术治疗无效,可手术剥离粘连,松解关节囊。

六、护理要点

(一)日常生活能力的训练

肩周炎疼痛缓解后,要指导患者进行日常生活能力的训练。

(二)功能锻炼

肩关节功能锻炼,要贯穿治疗全过程,早期以被动活动为主,保持肩关节活动度。恢复期以主动锻炼肩关节为主,制订合理训练计划,坚持锻炼,争取最大限度恢复肩关节功能。

第三节　腰椎间盘突出症

腰椎间盘突出症指由于腰椎间盘变性、纤维环破裂、髓核突出致使相邻的组织神经受到压迫或刺激而引起的一种临床综合征。发病年龄多在 20～50 岁,男性多见。

一、病因与发病机制

随年龄增长,纤维环和髓核水分减少,弹性降低,椎间盘变薄,易于脱出,因此腰椎间盘退行病变是腰椎间盘突出症的基本病因。腰椎间盘大约从 18 岁就开始发生退变,腰椎间盘在脊柱的负重与运动中承受强大力量,致使腰椎间盘发生力学、生物化学的一些改变。腰椎间盘突出诱发因素有以下几点。

（一）损伤

损伤是引起腰椎间盘突出的重要原因，在儿童与青少年期的损伤与椎间盘突出的发病密切相关。如投掷铁饼或标枪时，脊柱轻度负荷时躯干快速旋转，纤维环可水平破裂，椎间盘突出。

（二）遗传因素

腰椎间盘突出症家族发病也有报道，印第安人、因纽特人和非洲黑种人发病率较低。

（三）妊娠

妊娠期间整个韧带系统处于松弛状态，腰骶部又要承受大于平时的重力，加上后纵韧带松弛，增加了椎间盘膨出的机会。

（四）职业

职业与腰椎间盘突出症也有密切关系，如驾驶员长期处于坐位和颠簸状态，重体力劳动者和举重运动员因过度负荷可造成椎间盘病变。

二、病理生理

椎间盘由髓核、纤维环和软骨终板构成。在日常生活工作中，椎间盘承受了人体大部分重量，劳损程度严重；椎间盘血液供应不丰富，营养物质不易渗透。另外，随着年龄增长，椎间盘中蛋白多糖、硫酸软骨素、II型胶原含量明显下降，极易发生退行性变。

腰椎间盘突出分为 4 种病理类型。

（一）椎间盘膨出型

纤维环部分破裂，呈环状凸起，表面完整无断裂，均匀性的向椎管内膨出，可压迫神经根。

（二）椎间盘突出型

椎间盘纤维环断裂，髓核突向纤维环薄弱处或突入椎管，到达后纵韧带前方，引起临床症状。

（三）椎间盘脱出型

纤维环完全破裂，髓核突出到后纵韧带下抵达硬膜外间隙，突出的髓核可位于神经根内侧、外侧或椎管前方。

（四）游离型

纤维环完全破裂，椎间盘髓核碎块穿过后纵韧带、游离于椎管内或位于相邻椎间隙平面，有马尾神经或神经根受压的表现。

三、临床表现

（一）症状

（1）腰腿痛：是椎间盘突出的主要症状，咳嗽、喷嚏、排便等腹压增高时疼痛加重。腰椎间盘突出症 95％发生在 $L_{4\sim5}$ 或 L_5S_1，多有腰痛和坐骨神经痛。疼痛常为放射性神经根性痛，$L_{4\sim5}$ 突出时，疼痛沿大腿后外侧经腘窝、小腿外侧到足背及踇趾，L_5S_1 突出时，疼痛沿大腿后侧，经腘窝到小腿后侧、足背外侧。患者常取弯腰、屈髋、屈膝位。不能长距离步行。

（2）麻木：当椎间盘突出刺激了本体感觉和触觉纤维，可仅出现下肢麻木而不疼痛，麻木区为受累神经支配区。

（3）马尾神经受压症状：多见于中央型腰椎间盘突出症。纤维环和髓核组织突出压迫马尾神经，出现左右交替的坐骨神经痛和会阴区的麻木感，大、小便和性功能障碍。

（4）间歇性跛行：由于受压，神经根充血、水肿、炎性反应，患者长距离行走时，出现腰背痛或患侧下肢痛或麻木感加重。取蹲位或坐位休息后症状可缓解，再行走症状又出现，称为间歇性跛行。由于老年人腰椎间盘突出多伴腰椎管狭窄,易引起间歇性跛行。

(5)肌瘫痪:神经根受压时间长、压力大时会出现神经麻痹以及肌瘫痪,表现为足下垂或足跗屈无力。

(二)体征

1.脊柱变形和腰椎运动受限

腰椎前凸减小或消失或反常,常出现腰椎侧凸,腰椎各方向的活动度都会受到影响而减低。以前屈受限最明显。因腰椎前屈时,促使更多的髓核物质从破裂的纤维环向后方突出,加重了对神经根的压迫。

2.压痛

在病变间隙的棘突旁有不同程度的压痛,疼痛可向同侧臀部和下肢放射,放射性的压痛点对腰椎间盘突出症有诊断和定位价值。压痛点在 $L_{4\sim5}$ 椎间盘较明显。

3.感觉、肌力与腱反射改变

感觉障碍按受累神经根所支配的区域分布,可表现为主观和客观的麻木。受累神经根所支配的肌肉,有不同程度的肌萎缩与肌力减退。膝反射、跟腱反射减弱或消失。

(三)特殊体征

1.直腿抬高试验和加强试验

检查时,患者仰卧,患肢轻度内收、内旋位,膝关节伸直,抬高患肢,出现坐骨神经痛时为直腿抬高试验阳性。将患肢直腿抬高直到出现坐骨神经痛,然后将抬高的肢体稍降低,使其放射痛消失,然后再突然被动屈曲踝关节,出现坐骨神经放射痛为加强试验阳性。

2.健肢抬高试验

患者仰卧,直腿抬高健侧肢体时,患侧出现坐骨神经痛者为阳性。

3.股神经牵拉试验

患者俯卧位,患肢膝关节完全伸直。检查者上提患肢使髋关节处于过伸位,出现大腿前方疼痛者为阳性。

四、实验室及其他检查

(一)X 线检查

腰椎间盘突出症患者,部分患者腰椎平片可示正常,部分患者腰椎正位片可示腰椎侧弯;侧位片腰椎生理前凸变小或消失,甚至反常,病变椎间隙宽度失去规律性。X 线检查对腰椎间盘突出症的诊断和鉴别诊断有重要参考价值。

(二)CT 检查

CT 诊断椎间盘突出,除观察椎间盘对神经的影响外,还能判断出椎间盘是否突出及突出的程度和范围。

(三)MRI 检查

通过不同层面的矢状像及椎间盘的轴位像,可以观察腰椎间盘突出的部位、类型、变性程度、神经根受压情况。MRI 检查对诊断椎间盘突出有重要意义。

五、诊断要点

影像学检查是诊断腰椎间盘突出症不可缺少的手段,可与临床表现相结合做出正确诊断。

六、治疗要点

(一)非手术治疗

适用于初次发作经休息后症状明显缓解且影像学检查病变不严重者。

1.卧床休息

卧硬板床休息可以减少椎间盘承受的压力,减轻临床症状,是基本的治疗方法。一般卧床 3～4 周就能缓解症状。

2.牵引

可使腰椎间隙增大,后纵韧带紧张,纤维环外层纤维张力减低,利于突出的髓核部分还纳。一般采用骨盆牵引,牵引重量 7～15 kg,抬高床脚作反牵引,每天 2 次,每次 1～2 小时,持续10～15 天。

3.理疗按摩

适宜发病早期的患者,局部按摩和热疗可增加血液循环,缓解肌痉挛,但中央型椎间盘突出者不宜进行推拿按摩。

4.药物治疗

可减轻神经根无菌性炎性水肿,以消除腰腿痛。镇痛药物常用非甾体抗炎药,如阿司匹林、布洛芬等;硬膜外注射类固醇和麻醉药物,可起到消炎止痛作用。常用的硬膜外注射药物有醋酸泼尼松龙 75 mg、2% 利多卡因 4～6 mL,每周注射 1 次,共3～4 周;髓核化学溶解法,将胶原蛋白酶注入椎间盘内,以溶解髓核和纤维环,使其内压降低或突出髓核缩小。

(二)手术治疗

有 10%～20% 的腰椎间盘突出症患者需手术治疗,其适应证有:腰椎间盘突出症病史大于半年,症状或马尾神经损伤严重,经过保守治疗无效;腰椎间盘突出症并有腰椎椎管狭窄。治疗方法有后路经椎板间髓核切除术、经腹膜后椎间盘前路切除术、经皮髓核切除术、脊柱植骨融合术等。

七、护理评估

(一)术前评估

1.一般情况

(1)一般资料:性别、年龄、职业、营养状况、生活自理能力,以及压疮、跌倒/坠床的危险性评分。

(2)既往史:有无先天性的椎间盘疾病,既往有无腰外伤、慢性损伤史,是否做过腰部手术。

(3)外伤史:评估患者有无急性腰扭伤或损伤史。询问受伤时患者的体位、受伤后的症状和腰痛的特点和程度,有无采取制动和治疗措施。

2.身体状况

(1)症状:疼痛的部位和性质,诱发及加重的因素,缓解疼痛的措施及效果,本次疼痛发作后的治疗情况。

(2)体征:评估下肢的感觉、运动和反射情况,患者行走的姿势、步态,有无大小便失禁现象。

(3)辅助检查:患者的各项检查有无阳性发现。

3.心理-社会状况

观察患者的情绪,了解其对疾病的认知程度及对手术的了解程度。评估患者的家庭支持系统对患者的支持帮助能力等。

(二)术后评估

1.手术情况

麻醉方式、手术名称、术中情况、引流管的数量和位置等。

2.身体状况

动态评估生命体征、伤口情况及引流液颜色、性状、量。评估患者有无排尿困难和尿潴留,下肢感觉运动功能,有无并发症发生的征象等。

八、常见护理诊断/问题

(1)慢性疼痛:与椎间盘突出压迫神经、肌肉痉挛及术后切开疼痛有关。

(2)躯体活动障碍:与疼痛、牵引或手术有关。

(3)潜在并发症:脑脊液漏、神经根粘连等。

九、护理目标

(1)患者疼痛减轻或消失。

(2)患者能够使用适当的辅助器具增加活动范围。

(3)患者未发生并发症,或发生并发症能够及时发现和处理。

十、护理措施

(一)非手术护理

(1)心理护理:腰腿疼痛会影响患者正常生理功能,给患者带来极大的痛苦。所以要倾听患者的倾诉,正确疏导,消除其疑虑。

(2)卧床休息:急性期绝对卧硬板床休息3~4周,症状缓解后可戴腰围下床活动。

(3)保持正确睡眠姿势:枕头高度适宜,仰卧位时腰部、膝部垫软枕使其保持一定曲度,放松肌肉。

(4)保持有效的骨盆牵引:牵引重量依患者个体差异在7~15 kg之间调整,以不疼痛为标准。牵引期间注意观察患者体位、牵引是否有效,注意预防压疮的发生。

(二)手术护理

1.术前的护理

向患者及家属解释手术方式及术后可能出现的问题,训练患者正确翻身、练习床上大小便,以适应术后的卧床生活。

2.术后的护理

(1)术后移动患者时要用3人搬运法,保持患者身体轴线平直。术后24小时内要保持平卧。

(2)密切观察生命体征,保持呼吸道通畅。注意下肢颜色、温度、感觉及运动情况。

(3)保持引流管通畅,观察并记录引流液的颜色、性质、量的变化。观察切口敷料渗液情况。

(4)每2小时为患者进行轴式翻身一次,在骨隆凸处加垫保护,并适当按摩受压部位。

(5)术后给予清淡、易消化、富含营养、适当粗纤维的饮食,如新鲜蔬菜、水果、米粥,预防便秘。

3.并发症的护理

椎间隙感染是术后严重并发症,表现为发热、腰部疼痛、肌肉痉挛。遵医嘱正确应用抗生素。术后开始腰部和臀部肌肉的锻炼和直腿抬高训练,以防肌肉萎缩和神经根粘连。

(三)健康指导

指导患者正确功能锻炼,防止肌肉萎缩、肌力下降。术后早期,可做深呼吸和上肢的运动,以防并发肺部感染和上肢失用综合征。下肢可做静力舒缩、屈伸移动、直腿抬高练习,以防发生神经根粘连。根据患者情况进行腰背肌的锻炼。术后7天开始可为"飞燕式",1～2周以后为"五点式""三点法",每天3～4次,每次动作重复20～30次。循序渐进持之以恒。指导患者出院后注意腰部保暖,减少腰部扭转承受挤压,拾物品时,要保持腰部的平直,下蹲弯曲膝部,取高处物品时不要踮脚伸腰,以保护腰椎。加强自我调理,保持心情愉快,调理饮食,增强机体抵抗力。出院后继续卧硬板床,3个月内多卧床休息。防止身体肥胖,减少腰椎负担。

十一、护理评价

通过治疗患者是否:①疼痛减轻,舒适增加。②肢体感觉、运动等功能恢复。③未发生并发症,或发生并发症被及时发现。

第四节　肱骨干骨折

一、概述

肱骨干骨折是指肱骨外科颈下1 cm至肱骨髁上2 cm以上的骨折。好发于肱骨干中段,其次为下段,上段最少见。中下1/3骨折易合并桡神经损伤,下1/3骨折易发生骨不连接,好发于青壮年。此骨折均有明显外伤史,局部疼痛,肿胀明显,压痛剧烈,患侧肢体有环行压痛,相邻关节活动困难。如骨折合并桡神经损伤者,可出现典型垂腕畸形和伸拇、伸掌指关节功能丧失,第1～2掌指间背侧皮肤感觉丧失。

二、主要治疗

(一)非手术治疗

单纯夹板、石膏外固定适用于移位不明显的裂纹骨折,手法复位夹板石膏外固定适用于较稳定的横断骨折、短斜型骨折,手法复位经皮穿针外固定适用于不稳定的肱骨干中上段骨折。

(二)手术治疗

切开复位接骨板内固定术、带锁髓内针内固定术,适用于肱骨干骨折合并脱位或神经损伤、手法复位失败、陈旧骨折畸形愈合、不愈合者。

三、护理规范

(一)入院评估

入院后详细询问病史,了解患者生活习惯,及时指导其练习健侧肢体适应日常生活,如刷牙、梳头、洗脸、吃饭、穿衣等。

(二)饮食护理

整复或手术前,尊重患者的生活习惯,建议进食高蛋白、高维生素、高纤维易消化饮食。手术当天根据麻醉方式选择进食时间,臂丛或颈丛神经麻醉术后禁食,4小时后进流质饮食。术后第2天宜进清淡易消化、温热食物,如鸡蛋、牛奶、新鲜蔬菜、瘦肉、新鲜水果等;禁食辛辣、刺激、油腻、生冷及辛发类食物,如辣椒、胡椒、鱼等。中后期给患者以滋补肝肾,调和阴阳食物,如动物肝脏、牛奶、排骨汤、瘦肉、蘑菇、水果等,以促进骨折愈合。

(三)体位护理

肱骨干上 1/3 骨折要超肩关节夹板固定，中 1/3 骨折则不超过上下关节固定，下 1/3 骨折要超肘关节夹板固定。小夹板固定、石膏固定或手术切开复位内固定术后，患者卧床时须用垫枕将患肢抬高，高于心脏水平，以利于静脉、淋巴回流，减轻肿胀。站立时应将前臂置于功能位，屈肘 90°，用前臂悬吊带将患肢悬挂胸前。悬垂石膏固定的患者应采取半卧位，以继续维持其下垂牵引的作用（悬垂石膏固定法是利用石膏和上肢的重量以达到整复和矫正成角畸形的目的，多用于螺旋形骨折或斜行骨折有短缩移位者）。

(四)外固定患者护理

闭合穿针夹板外固定者，应保持针眼干燥，防止针眼感染，随时注意调节夹板松紧度，保持有效外固定，固定松紧以夹板上下移动 1 cm 为宜，严密观察患肢末梢血液循环、感觉、运动情况及桡神经损伤情况，如发现患肢发凉、发紫、垂腕、掌指关节不能伸直、拇指不能背伸等情况，及时报告医师处理。石膏固定者，要保持石膏清洁，观察石膏松紧度，防止压伤或桡神经损伤症状。

(五)刀口护理

手术后严密观察刀口渗血情况，如有异常，报告医师及时处理。

(六)疼痛护理

手术后使用镇痛泵，手术当天正确应用止痛药。

(七)功能锻炼

骨折复位或手术后，麻醉消失即可进行手指、腕关节屈伸活动，24 小时后协助并指导患者进行指间关节、掌指关节的活动，如握拳、抓空增力、五指起落、腕关节的背伸、屈曲、桡偏、尺偏运动，每天 2~3 次，每次 5~10 分钟。6 周解除外固定后，协助并指导患者做肘肩关节的活动，如肩关节外展、内收、抬举及肘关节屈伸等，并配合药物擦洗、按摩，使肩肘关节功能早日恢复。

(八)出院指导

(1)出院时应将药物的名称、剂量、时间、用法、注意事项等告诉患者，嘱其按医嘱服用接骨续筋药物，以促进骨折愈合。如三七接骨丸，每天 2 次，每次 6 g，饭后服用，多饮水，防上火。

(2)嘱咐患者加强营养，根据不同体质进行饮食调护，应多食滋补肝肾之品，如瘦肉、骨头汤、山芋肉、桂圆、山药等。

(3)继续练习指、掌、腕关节活动，并做上臂肌肉的主动舒缩活动，中期应注意加强肩、肘关节活动，活动范围由小到大，次数由少到多，然后进行各个方向的综合练习，切不可操之过急。固定解除后，可配合中药熏洗、红花酒按摩等方法，以利于舒筋活络，通利关节。

(4)如伤口未拆线出院者，应告诉患者注意伤口情况并遵医嘱及时到医院换药，直至伤口愈合。穿针患者告诉患者注意针眼处情况，如有渗液等及时就诊。

(5)带石膏及外固定出院患者，告知患者注意事项，如有外固定断裂松动等及时就诊。使用"U"形石膏固定的患者，必须在肢体肿胀消退后更换 1 次石膏。肱骨中、下 1/3 骨折固定时间适当延长，X 线复查见断端有大量骨痂生长、骨折线已模糊之后，才能解除固定。

(6)注意休息，劳逸结合，保持心情舒畅。

(7)遵医嘱定时复查。

(8)4 个月可恢复正常活动，并逐渐恢复工作。

第五节　尺骨鹰嘴骨折

一、概述

尺骨鹰嘴呈弯曲状突起于尺骨上端,形似鹰嘴。鹰嘴突与冠状突相连而成半月切迹,有较深凹陷的关节面,是肘关节屈伸的枢纽。半月切迹和肱骨滑车组成关节。此部位骨折称为尺骨鹰嘴骨折,又称肘骨骨折、鹅鼻骨骨折。大多为波及半月切迹的关节内骨折。多见于成年人。伤后肘部疼痛,局部肿胀明显,肘关节伸屈活动受限,不能主动伸直或对抗重力。

二、主要治疗

(一)非手术治疗

单纯石膏(或半伸直夹板)外固定,适用于无移位骨折;手法复位经皮穿针固定、手法复位鹰嘴钳固定,适用于有移位骨折。

(二)手术治疗

克氏针张力带钢丝固定和鹰嘴解剖钉板固定,适用于手法整复不成功或陈旧性骨折。

三、护理规范

(一)入院评估

详细询问病史,了解患者的生活习惯,认真观察患者疼痛性质、部位及肢端血液循环、感觉、运动等情况。并指导和协助其练习健侧肢体适应日常生活,如穿衣、洗脸、梳头、吃饭等。

(二)石膏固定护理

石膏固定患者,患肢抬高,以利静脉和淋巴回流,严密观察患肢末梢血液循环、感觉、运动等情况,严防压疮形成,保持床铺及石膏的清洁,尽量不要搬动患者,并应及早进行功能锻炼,防止肌肉萎缩。

(三)夹板固定护理

夹板固定患者,随时注意调节夹板松紧度,保持有效的外固定,固定松紧以布带上下移动 1 cm 为宜。防止压疮及前臂筋膜室综合征发生。

(四)其他固定护理

尺骨鹰嘴钳夹固定后,经常检查固定情况,发生滑脱及时报告医师给予处理。闭合穿针夹板外固定者,保持针眼清洁干燥,防止针眼感染,严密观察患肢末梢血液循环、感觉运动情况及尺神经损伤情况,如发现患肢发凉、发紫、小指麻木、感觉迟钝等情况,及时报告医师给予处理。

(五)体位护理

整复或手术后,多采用平卧位,抬高患肢高于心脏水平,以利于静脉回流,减轻肿胀。下床活动时,应先坐起休息 2 分钟,适应后再下床,防止因体位改变而发生晕厥。

(六)病情观察

整复或手术后,严密观察患者肢端感觉、血液循环、活动及肿胀的程度,观察有无神经压迫症状,如有手指青紫、肿胀、发麻、发凉等情况,应及时报告医师处理。对儿童更要加强观察。

(七)刀口护理

严密观察刀口渗血情况,如有异常及时报告医师处理。

（八）功能锻炼

无移位或轻度移位骨折，通过主动锻炼活动，可获得良好的功能恢复。骨折复位或手术后即可开始做手指、腕关节伸屈活动，如五指起落、左右摆掌、上翘下勾等，每天 2～3 次，每次 5～10 分钟。中期（2～3 周）继续上述锻炼，加做肩关节锻炼及上肢肌肉舒缩活动。后期（4 周）外固定解除后，做肘关节伸屈、前臂旋转活动。

（九）出院指导

（1）按医嘱服用接骨续筋药物，以促进骨折愈合，如三七接骨丸等。将药品的名称、剂量、时间、用法、注意事项，向患者介绍清楚。

（2）嘱患者加强营养，如肾阳虚者多食温补食品，如羊肉、猪肉、桂圆等；肝肾阴虚者多食清补之品，如山药、鸭肉、牛肉、百合、枸杞等；一般患者可食核桃、瘦肉、骨头汤、黑芝麻等补肝肾强筋骨之食品。

（3）嘱患者有计划加强功能锻炼，忌盲目粗暴活动。如有外固定嘱其继续锻炼手指、腕关节、肩关节等部位活动，暂时限制肘关节的活动。

（4）手法整复、闭合穿针夹板固定的患者，会因肿胀消退而固定过松，或者发生钢针脱出等问题，嘱其及时就诊。

（5）慎起居，避风寒，注意休息，保持心情愉快，勿急躁。

（6）出院 1 周后来院复查，不适随诊。

（7）3 个月可恢复正常活动，并逐渐恢复工作。

第六节　尺桡骨干双骨折

一、概述

尺桡骨干骨折是常见的前臂损伤之一，青少年占多数，骨折后断端可发生重叠、旋转、成角和侧移 4 种畸形及上下尺桡关节、骨间膜的损伤，治疗时各种畸形均需得到矫正，方能恢复前臂旋转功能。多为直接暴力或重物打击伤或轧伤。临床表现：有明显外伤史，前臂伤后疼痛、肿胀及功能障碍，特别是前臂不能旋转活动，肢体骨折部位的压痛明显，且有肢体环形压痛，局部有明显畸形，有时可触及骨擦音，X 线检查可确诊。

二、主要治疗

（一）非手术治疗

手法复位夹板或石膏外固定。

（二）手术治疗

经皮穿针内固定、切开复位钢板内固定、髓内针内固定。

三、护理规范

（一）入院评估

入院时热情接待患者，详细了解受伤原因及部位，及时正确地做好入院评估。

（二）心理护理

了解患者的心理所需,消除其恐惧不安情绪,协助患者做好各项检查。

（三）饮食护理

手法复位或手术前,尊重患者的生活习惯,建议进食高蛋白、高维生素、高纤维易消化食物,手术当天根据麻醉方式选择进食时间,臂丛神经麻醉者,术前 4～6 小时禁食水;全麻患者术前 8 小时禁食水。术后第 2 天根据患者的饮食习惯,宜食高维生素,清淡可口易消化食物,如新鲜蔬菜、米粥、面条等,忌生冷辛辣、油腻、煎炸食物。后期可根据患者的食欲习惯进食高蛋白饮食,如牛奶、鸡蛋、排骨汤、瘦肉、水果、蔬菜等。

（四）病情观察

手法复位或手术后应抬高患肢,以利肿胀消退。注意观察手的温度、颜色及感觉,并向患者及家属说明注意事项。若手部肿胀严重,皮肤发凉、颜色青紫、疼痛剧烈,则应立即检查夹板或石膏是否固定太紧,必要时去除外固定,警惕发生前臂筋膜室综合征。手术者观察渗血情况,术后 30 分钟观察 1 次,4～6 次无异常后,4～8 小时观察 1 次,连续 3 天,各班床头交接。有异常时及时报告医师给予处理。

（五）功能锻炼

手术或复位固定后即开始进行手指屈伸、握拳活动及上肢肌肉舒缩活动,握拳时要尽量用力,充分伸屈手指,以促进气血运行,使肿胀消退。开始锻炼时活动范围和运动量可略小,以后逐渐增加。2～3 周后,局部肿胀消退,开始进行肩、肘、腕关节的屈伸活动,活动范围、频率逐渐增大,但应避免前臂旋转活动。固定 6～8 周后,前臂可做适当的旋转活动。外固定解除后,配合中药熏洗、全面锻炼患肢功能。

（六）出院指导

（1）早期出院者嘱患者注意观察肢体远端血液循环活动和感觉情况,观察夹板或石膏的松紧是否适宜。

（2）出院时根据骨折愈合情况,遵医嘱指导患者继续服用药物治疗。

（3）加强营养,促进骨折愈合,多食骨头汤、鸡蛋、鱼汤等。

（4）外固定解除后加强肘关节的伸曲和前臂旋转活动。

（5）儿童骨折时,告诉患儿在玩耍时注意保护患肢,防止再次致伤患肢。

（6）1 周后复查,以后根据骨折愈合情况定期复查至痊愈,发现问题及时处理。

第七节　桡骨远端骨折

一、概述

桡骨远端骨折指桡骨下端 2～3 cm 范围内的松质骨骨折,是人体最常见的骨折之一,好发于中年及老年人,女性多于男性。一共分为科力骨折、史密斯骨折、巴尔通骨折 4 种。科力骨折指骨折远端向背侧移位并向桡侧偏,骨折近端相对移向前方,凸向掌侧,大部分患者伤后腕部及手部高度肿胀、压痛,活动受限,常有典型的餐叉样及枪刺样畸形。史密斯骨折指骨折远端向掌侧移位,近端向背侧移位。由于骨折平面与科力骨折相同,而骨折端移位的方向则相反,故又称反科力骨折。可因直接或间接暴力致伤,典型的呈垂状手畸形。巴尔通骨折又称背侧缘劈裂骨折,此类骨折较少见。

二、主要治疗

(一)非手术治疗

夹板或石膏外固定、手指皮牵引或掌骨牵引、手法复位经皮穿针夹板外固定,适用于桡骨远端不稳定及粉碎不十分严重的骨折。

(二)手术治疗

切开复位克氏针交叉内固定、T形钢板内固定,适用于桡骨远端关节内骨折、粉碎性骨折、陈旧性骨折、手法复位失败者。

三、护理规范

(一)入院评估

入院时详细询问病史,了解患者的生活习惯,帮助、指导其练习健侧肢体适应日常生活,如洗脸、刷牙、吃饭等。教会患者穿脱衣服的方法。

(二)牵引患者护理

手指牵引患者要注意防止牵引脱落,胶布松紧是否适中及局部皮肤情况,严密观察患肢末梢血液循环、感觉及运动情况。掌骨牵引患者应保持针眼处清洁干燥,牵引过程中加强巡视,经常检查牵引情况,以保持有效牵引,如手指发青、发凉、麻木、肿胀较甚、疼痛难忍者报告医师及时处理。

(三)饮食护理

骨折早期给患者清淡、易消化、温热饮食,如鸡蛋、牛奶、青菜、瘦肉等,忌食辛辣刺激、油腻、生冷及腥发类食物,如辣椒、胡椒等,中晚期给患者滋补肝肾、调和阴阳食物如动物肝脏、排骨汤、瘦肉等以促进骨折愈合。

(四)疼痛护理

老年患者注意观察患肢疼痛情况,给予无痛护理。手术后及时使用镇痛泵,手术当天遵医嘱及时正确使用止痛药,以防止血压升高,心脏不适。

(五)体位护理

复位或手术后患者卧位时应抬高患肢,高于心脏水平,以利静脉及淋巴回流,减轻肿胀。站立时应将前臂置于中立功能位,屈肘90°用前臂吊带将患肢悬挂胸前。

(六)病情观察

整复或手术后,严密观察患肢外周血液循环、感觉、运动情况及桡动脉搏动情况,如有手指青紫、肿胀、发凉、发麻、桡动脉搏动减弱或消失等情况时,报告医师处理。夹板固定的松紧度以绷带上下移动1cm为宜,要随时检查夹板松紧情况,若过紧易引起骨筋膜室综合征,过松则起不到固定作用。

(七)刀口护理

手术后要严密观察刀口渗血情况,如有异常情况报告医师及时处理。

(八)功能锻炼

因该病易发生于中老年人,故功能锻炼十分重要。骨折复位夹板固定后,早期应协助并指导患者做手指及肩、肘关节的活动,如握拳、肘关节的屈伸、耸肩等,每天2~3次,每次5~10分钟。粉碎性骨折由于关节面遭到破坏,愈合后常易导致创伤性关节炎,拆除外固定后应早期进行腕关节功能锻炼,如腕关节的掌屈、背伸等,每天3~5次,每次5~10分钟,使关节面得到磨造,改善关节功能,以预防后遗创伤性关节炎。后期解除固定后,做腕关节屈伸、左右侧屈和前臂旋转锻炼,每天 3～5 次,每次 5～10 分钟。

(九)出院指导

(1)按医嘱服用接骨续筋、活血化瘀药物,如三七接骨丸、仙灵骨葆等,以促进骨折愈合。

(2)合理饮食,多食增加钙质、胶质、滋补肝肾之品,以利骨痂生成。

(3)功能锻炼活动范围由小到大,次数由少到多,循序渐进。不可急于求成,力量不可过大过猛,以免造成骨折再移位。后期外固定解除后,可配合中药熏洗、理疗、按摩等方法,以舒筋活络、通利关节。

(4)注意夹板的松紧情况,以固定布带在夹板外上下移动1 cm 为宜。如出现手指温度发凉、颜色发紫等情况及时就诊。

(5)手法复位后 1 周来院复查,手术患者伤口拆线后 2～4 周来院复查,未拆线患者 1 周来院复查,不适随诊,以防骨折再次移位。

(6)注意休息,劳逸结合,保持心情舒畅,以提高机体抵抗力。

(7)3 个月后可恢复正常活动,并逐渐恢复工作。

第八节　股骨颈骨折

一、概述

股骨颈指股骨头下至转子间的一段较细部,其骨折多见于老年人。骨折后患者常表现髋部疼痛,肢体功能障碍、畸形,腹股沟中点部压痛,大粗隆部有叩击痛,沿肢体纵轴的推、顶、叩击、扭旋疼痛和大腿滚动试验阳性。股骨颈基底部骨折,多有明显肿胀,甚或可沿内收肌向下出现大片淤血斑。但无移位的线形或嵌插型骨折,伤后尚可站立或勉强行走。特别是疲劳性骨折,尚能坚持较长时间的劳动。其骨折特点为病程长,愈合慢,并发症多,甚至不愈合或股骨头坏死。

二、主要治疗

(一)非手术治疗

手法复位经皮空心加压螺钉内固定术、皮肤牵引术。

(二)手术治疗

滑移式钉板内固定术、内固定并植骨术、截骨术、人工髋关节置换术、带肌蒂骨瓣或带血管蒂骨瓣移植术。

三、护理规范

(一)入院评估

股骨颈骨折多发于老年人,常合并高血压、心脏病、糖尿病等多种疾病,故患者入院后在充分掌握骨科情况之后,全面了解受伤前患者身体状况,以便做好健康教育及护理,防止意外发生。

(二)病情观察

整复或手术后,严密观察患者生命体征的变化,对有合并症的患者尤应提防。观察患肢的感觉、运动及末梢血液循环情况,观察伤口渗血及引流管是否通畅,引流液的色、量、性质等,如有异常,立即报告医师,给予处理。

(三)疼痛护理

多安慰、鼓励患者,做好心理护理。手术后使用镇痛泵,或根据病情正确使用止痛药物。

(四)牵引护理

牵引的重锤要悬空,不可着地或靠在床架上,不可随意增减牵引重量。牵引的方向不可随意变动,牵引绳应与被牵引肢体的长轴成一直线,棉被、衣物不可压在牵引绳上。

(五)体位护理

嘱患者保持患肢外展中立位(内收型骨折外展 20°～30°;外展型骨折外展 15°～20°),忌侧卧、盘腿、内收、外旋,以防内固定物移位,造成不良后果。

(六)预防并发症

(1)保持床铺平整、松软、清洁、干燥、无皱褶、无渣屑。每天定时按摩骶尾部、肩胛骨、足跟等受压部位,鼓励患者双肘、健足着床,同时用力,抬起臀部,以减轻局部长期受压,预防压疮的发生。

(2)督促患者多饮水,每天 2 500 mL,并保持会阴部清洁,预防尿路感染。

(3)保持病室空气新鲜,温湿度适宜,鼓励患者做扩胸运动、深呼吸、吹气球等,以增大肺活量,改善肺功能,预防坠积性肺炎的发生。

(4)指导患者多吃新鲜水果、蔬菜,每天定时给予顺时针按摩腹部,预防便秘的发生。

(七)预防骨瓣及血管脱落

患者术后四周内应保持平卧位,禁止坐起,更不能下床活动,患肢需维持在 20°～30°中立位,禁止外旋、内收。

(八)功能锻炼

1.第 1 天

整复或手术后第 1 天即可指导患者进行足趾及踝关节活动,并进行股四头肌等长收缩训练。具体方法是下肢膝部伸直,用力蹬空,足用力背伸。欲用力抬腿,但腿不离开床面,坚持 10～15 秒后放松,如此反复,预防肌肉萎缩及静脉血栓形成,每 2 小时锻炼 1 次,每次 3～5 分钟。

2.第 3～7 天

协助患者慢慢弯曲患侧膝部,使脚跟滑向臀部,要始终保持脚平贴床面,再慢慢恢复原位;当脚跟上下滑动过程中,保持膝部垂直于床面,不要左右摆动。如此反复,每次 3～5 分钟。

3.第 7～10 天

指导患者床上起坐,并酌情协助患者扶双拐下床,患肢不负重床边站立,每天 2 次,每次 5～10 分钟。

4.第 10～14 天

指导患者扶双拐下床不负重行走。姿势要正确,患者先站立好姿势,使双足与双拐头呈等腰三角形,先迈出患肢,注意足尖不超越双拐;待站稳后,双手用力撑拐,同时健肢向前迈移 20～30 cm;站稳后再抬患肢,同时提拐向前移动同等距离,足与拐头同时落地,但足尖仍然落于双拐以内,如此反复逐步前移。行走时患肢始终保持外展位,不得负重。锻炼时步幅不宜过大,速度不宜过快。活动量由小到大,循序渐进,不能急于求成。注意保护患者防止跌倒摔伤。

(九)出院指导

(1)遵医嘱指导患者继续服用接骨续筋之中成药,如三七接骨丸、筋骨痛消丸。以促进骨折早日愈合。

(2)嘱患者多食高蛋白、富含营养的食物。如肉、蛋、动物内脏、豆制品等。

(3)下床功能锻炼时最好有家人在旁保护,以免摔倒造成二次骨折。

(4)6个月内禁止(患)侧卧、盘腿坐,以防患肢内收、外旋、造成不良后果。

(5)2～3个月内扶双拐不负重活动,待摄X线片检查后酌情决定能否负重活动。

(6)6～12个月再摄X片检查,待骨折完全骨性愈合后方能去除内固定,内固定去除宜晚不宜早。

(7)以后每6个月摄X线片1次,发现股骨头密度增高,是股骨头缺血性坏死的表现,在医师指导下,减少负重,及时治疗。

(8)若骨折愈合,已恢复正常生活和工作一段时间后又觉得髋内疼痛,说明股骨头有坏死的可能,应及时检查,以便早期治疗。

(9)本病一般需连续观察5年,5年后股骨头再发生缺血性坏死者极少。

第九节　股骨转子间骨折

一、概述

股骨转子间骨折也叫股骨粗隆间骨折,是指大小转子间部位的骨折。患者常表现患肢肿胀、疼痛、功能受限,有些可沿内收肌、阔筋膜张肌向下,后出现大片淤血斑;患肢可有程度不等的短缩,多有明显外旋畸形。此部位周围有丰富的肌肉层,血运丰富,且骨折接触面大,所以容易愈合,极少发生不愈合或股骨头缺血性坏死。但复位不良或负重过早常会造成畸形愈合,较常见的为髋内翻,并由于承重线的改变,可能在后期引起患侧创伤性关节炎。

二、主要治疗

(一)非手术治疗

手法整复牵引固定、手法整复牵引并钢针撬压固定、手法整复力臂式外固定架固定。

(二)手术治疗

常用的方法有动力髁螺钉(DCS)、动力髋螺钉(DHS)、股骨近段髓内钉(PFN)、Gamma钉、角度钢板等切开复位内固定术。

三、护理规范

(一)一般护理

做好入院评估,严密观察病情变化,保持有效牵引,做好疼痛护理,体位护理,积极预防并发症,功能锻炼同股骨颈骨折护理规范。

(二)体位护理

早期满意的整复和有效固定是防止发生髋内翻畸形的关键。因此,患者整复对位后向患者说明保持正确体位的重要性和必要性,以取得配合。保持患肢外展、中立位,忌内收,保持有效牵引,预防内收肌牵拉引起髋内翻畸形。为了防止患肢内收,指导患者骨盆放正,必要时行两下肢同时外展中立位牵引,预防髋内翻畸形。牵引或外固定解除后,仍应保持患肢外展位,避免过早离拐,X线片检查骨折已坚固愈合,方可弃拐负重行走。

(三)出院指导

(1)下床活动时,务必有家人保护,注意安全,以防跌倒再次损伤。

(2)骨折愈合不牢固时,应始终保持患肢外展位,忌内收;患足不论有无负重,均应全脚掌着地,顺序是足跟→跖外侧→第一跖骨头,不宜足尖着地,预防骨折成角畸形。

(3)2~3个月复查,X线摄片骨折愈合牢固后,方可弃拐负重行走。

第十节　股骨干骨折

一、概述

股骨干骨折是指小转子下 2~5 cm 起至股骨髁上 2~5 cm 之间的股骨骨折。多见于青壮年强体力劳动者,男多于女。伤后肢体剧烈疼痛,不能站立。局部严重肿胀、压痛,功能障碍,大多数可有明显短缩、成角及外旋畸形,以及骨异常活动及骨擦感。股骨干骨折即是无移位骨折,其下肢的主要功能也将完全丧失,股骨下 1/3 骨折时,近折端因受内收肌的牵拉而向后倾斜成角突起移位,有损伤腘窝部动、静脉及神经的危险,故应注意观察患肢足背和胫后动脉的搏动情况和足踝的运动及感觉情况。儿童的股骨干骨折多为不全或青枝骨折,成人闭合性股骨干骨折后,内出血可达 1 000~1 500 mL,开放性骨折则更多。部分患者早期因失血量大或剧烈疼痛可发生创伤性休克,极少数患者有发生脂肪栓塞综合征的可能。

二、主要治疗

(一)非手术治疗

小夹板固定、悬吊皮牵引法、水平皮牵引法、骨牵引法。

(二)手术治疗

闭合髓内针内固定术、切开复位加压钢板内固定术、角翼接骨板内固定术、带锁髓内针内固定术。

三、护理规范

(一)入院评估

患者入院后应严密观察体温、脉搏、呼吸、血压、神志、瞳孔的变化,遵医嘱尽快建立静脉通道,以防创伤性休克的发生。如发现患者体温突然升至 38 ℃以上,脉搏 120~200 次/分钟,又无其他感染迹象,或有烦躁不安、呼吸困难、神志模糊、皮下淤血点、血压下降、进行性低氧血症等,应怀疑有脂肪栓塞的可能,立即报告医师,给予及时处理。特别是创伤后 1~3 天的患者尤应提防。

(二)病情观察

抬高患肢,严密观察患肢外周血液循环、感觉、运动情况。对新鲜骨折入院、手术、整复、牵引和进行石膏夹板外固定的患者,进行床头交接班,如患者患肢有剧烈疼痛、肿胀、麻木感、皮肤温度降低、苍白或青紫,均提示肢端血液循环障碍,须立即报告医师,查明原因,对症处理。

(三)疼痛护理

加强观察,区分辨别疼痛的不同性质及临床表现,以确定引起疼痛的不同原因,对症处理。同时在进行各项护理操作时动作要轻柔、准确,避免粗暴剧烈,以防加重患者疼痛。做好患者心理护理,以提高疼痛阈值。必要时可应用止痛药物或镇痛泵。

（四）牵引护理

按照"牵引护理规范"护理,并应经常巡视病室,发现患者牵引异常,及时给予纠正。同时向患者耐心解释什么是有效牵引,说明保持有效牵引是矫正骨折重叠移位的重要条件,以取得患者积极配合,达到预期效果。

（五）腓总神经及皮肤压伤护理

股骨干骨折的患者需较长时间卧床,尤其是牵引固定后更易引起压伤。膝关节外侧腓骨小头下有腓总神经通过,位置表浅,容易受压,常可导致足背伸肌无力而呈垂足畸形。应经常检查这一部位是否受压,并指导患者作足背伸及跖屈运动,如发现患者足背伸无力时,应立即报告医师,及时处理。另外,要定时用红花酒按摩骨突受压部位,以促进血液循环,防止皮肤压伤。

（六）体位护理

股骨骨折部位不同,要求下肢体位亦不同,一般下段骨折屈膝70°~80°,屈髋30°~40°;中段骨折屈膝60°~70°,屈髋40°左右,并将患肢置于60°外展位;上段骨折屈膝、屈髋70°左右,并保持外展位65°左右。护理人员应经常巡视病室,掌握患者的病情和治疗情况,以防患肢畸形愈合。

（七）伤口及引流管护理

密切观察患肢伤口渗血及末梢感觉、运动情况,观察伤口引流管是否通畅,引流液的量、颜色和性质。如引流量持续增多,色泽鲜红,要立即报告医师,暂时关闭引流器或取消负压,防止发生失血性休克。

（八）功能锻炼

(1)自牵引之日起,指导患者行踝关节的跖屈背伸锻炼,练习股四头肌收缩运动,并配合指推活髌法活动膝关节。

(2)第2周开始练习抬臀,进行屈膝、屈髋活动。方法是:以健足蹬床,两手扶床沿练习抬臀,尽量使身体抬高离开床面,以达髋、膝活动的目的。

(3)第3~4周加练抬大腿。方法是:患足背伸,股四头肌绷紧,臀部完全离开床面,使大腿、小腿成一平线,以加大髋、膝活动范围。

(4)第6周去除骨牵引,先在床上锻炼1周,然后视骨痂情况指导患者扶双拐下地患肢不负重练习行走。

(5)下地行走锻炼时,一定要注意正确活动姿势即双目平视、挺胸收腹、患肢外展、用力均匀、两脚迈步要相等距离。负重要循序渐进,由轻到重,初下床患者要有专人护理,行走要慢、要稳,不要过于劳累,以免晕倒或摔倒引起二次骨折发生。

(6)下床活动后,用外洗中药煎熬熏洗膝、踝关节,以利舒筋、活血、消肿,以达短时间内使关节恢复正常活动度。

（九）出院指导

(1)室内经常通风换气,保持空气清新,经常到户外活动,多晒太阳,讲究个人卫生,防止感冒。

(2)继续加强功能锻炼,股骨干骨折患者需较长时间扶拐锻炼,因此应指导患者正确使用双拐,教会患者膝关节功能训练方法。

(3)股骨中段以上骨折,下床活动时始终应注意保持患肢外展位,以免因负重和内收肌的作用而发生继发性向外成角突起畸形。

(4)嘱患者不可随意拆除外固定。

(5)功能锻炼用力适度,活动范围由小到大,循序渐进,且不可操之过急,每次应以不疲劳为度,以免给骨折愈合带来不良影响。

(6)2~3个月后拍片复查。若骨折已骨性愈合,可酌情使用单拐而后弃拐行走。

第十一节 胫腓骨骨折

一、概述

胫腓骨俗称小腿骨,包括胫骨和腓骨。胫骨为小腿的负重骨,其骨折特点为骨折多发生在中下1/3的细弱部;骨折后易发生向后突起成角移位。胫骨前内侧面缺乏软组织,骨折后由于肌力不平衡,易向前内侧突起成角畸形,并易造成开放性骨折。小腿部软组织薄,缓冲余地小,骨折后易发生骨筋膜室综合征。胫骨周围缺乏肌肉包绕,骨折后血供较差,易发生骨折迟延愈合。

二、主要治疗

(一)非手术治疗

单纯石膏固定法适用于无移位或轻度移位的骨折。

1.手法复位

小夹板、石膏固定法,适用于严重糖尿病、心脏病等不适合手术和经皮固定,而骨折块又有明显移位的骨折。

2.手法整复

单边固定器固定、经皮钳夹、经皮钢针固定适用于斜形、螺旋形骨折,钢针套夹板固定适用于横断形骨折。牵引疗法适用于斜形、螺旋形、粉碎性等不稳定型骨折,骨牵引后小夹板或石膏固定。

(二)手术治疗

钢板固定适用于胫骨远端骨折;交锁髓内钉适用于胫骨中段骨折;外固定架适用于有皮肤损伤较严重的小腿骨折。

三、护理规范

(一)入院评估

入院时热情接待患者,了解患者所需,尽量使患者消除恐惧,协助患者做好各项检查。入院后即指导其练习床上大小便。

(二)病情观察

密切观察伤肢局部肿胀情况及早期可进行冷敷。观察患肢末梢血液循环、感觉、运动情况及疼痛性质、部位等,注意有无筋膜室综合征及神经受压症状,发现异常及时报告医师处理。开放性骨折严密观察出血情况、尿量、生命体征变化,及时判断有无创伤性休克。

(三)夹板、石膏固定护理

夹板、石膏固定患者注意观察患肢局部有无受压,预防压疮。

（四）牵引护理

跟骨牵引患者要保持有效牵引,牵引锤要悬空,注意牵引的角度、重量及患者的感觉,牵引针眼处清洁干燥,夹板固定松紧适宜。

（五）其他固定护理

经皮钳夹、单边固定器、经皮钢针、钢针套夹板等外固定患者注意观察外固定器具是否稳妥、有无松动、脱落,针眼处有无渗血、渗液等情况。经皮钳夹固定患者,特别要注意保持有效固定,每天2次沿患肢纵轴轻轻摇晃钳柄,检查钳夹有无滑脱。严防内、外踝及足跟压伤,发现内、外踝有红肿、水疱破溃者及时处理。若要搬移伤肢,需双手平托患肢,轻抬轻放。患肢固定后局部采取保护措施,防碰撞或拉挂引起外固定松动、骨折移位。外固定针孔有污染应及时更换,穿衣应宽松。

（六）饮食护理

整复或手术前,建议进食高蛋白、高维生素、高纤维易消化食物,每天饮鲜牛奶250～500 mL,手术当天根据麻醉方式选择进食时间,手术第2天即可根据患者的饮食习惯,宜食高维生素、清淡可口易消化食物,如新鲜蔬菜、香蕉、米粥、面条等,忌生冷辛辣、油腻、煎炸食物。骨折中后期根据患者食欲、体质进行饮食调护,如肾阳虚者多食温补之品,羊肉、猪肉、桂圆等;肝肾阳虚者多食清补之品,如山药、鸭肉、牛肉、百合、枸杞等;一般人可食胡桃、瘦肉、骨头汤、山芋肉、黑芝麻等补肝肾强筋骨之食品。

（七）体位护理

抬高患肢,保持中立位,高于心脏水平,促进肿胀消退,减轻疼痛。肿痛消退后可坐起。

（八）刀口护理

手术患者注意观察刀口渗血情况,保持伤口清洁干燥,合理应用抗生素,做好用药指导。

（九）功能锻炼

1.第1天

整复或手术后当天麻醉消失后做趾关节背伸跖屈,股四头肌的等长收缩锻炼,踝关节背屈,绷紧腿部肌肉10秒后放松,如此反复,每2～3小时锻炼1次,每次10～15分钟。

2.第1周

协助患者主动加被动直腿抬高锻炼和膝关节的伸屈,护士双手托住患肢抬高30 cm,停顿10秒,再进行膝关节的伸屈;踝关节主动背屈,达到极限时,护士一手扶住患肢足踝部,用另一手握住患足助力使踝关节被动背屈,然后跖屈。每天2次,每次5～10分钟。

3.第2周

逐渐减少被动活动,加大主动活动力量和幅度。每天2～3次,每次10～15分钟。

4.第3～4周

加大踝、膝、趾各关节活动和小腿肌肉的舒缩锻炼,每天2～3次,每次10～15分钟。

5.第5～6周

除继续患肢各关节锻炼外,指导患者扶双拐下床患肢不负重站立,每天2次,每次10～15分钟。下床锻炼时应有人保护,防止摔倒造成二次骨折。初下床锻炼后患肢易肿胀,休息时抬高患肢高于心脏水平,即会消肿。

（十）出院指导

(1)根据医嘱告知患者继续服用接骨续筋药物,以促进骨折早日愈合。

（2）根据患者情况，告知复查时间。经皮外固定患者一般固定6～8周，复查时拍片显示骨折愈合后，解除外固定。

（3）经皮钳夹等外固定器具去除后，一般用小夹板固定，患者练习扶拐不负重行走2～4周后，轻负重练步，适应后改为全足着地，平地负重行走。

（4）8～12周若骨折愈合牢固，即可以进行起蹲运动，上下楼梯练习等，必要时配合中药熏洗、推拿按摩，器械训练等。

（5）2个月内禁止内、外旋转动作，防止骨折移位。

第十二节　踝部骨折

一、概述

踝关节由胫腓骨下端和距骨组成，胫骨下端后缘稍向下突出呈唇状为后踝，内、外、后三踝构成踝穴，将距骨包围于踝穴内。踝部骨折是指单踝（内、外踝）、双踝、三踝骨折。伤后踝部肿胀、局部压痛明显，可见皮肤瘀斑，活动受限，X线可明确骨折类型和移位程度。其治疗护理的目的在于恢复关节功能，避免创伤性关节炎。预防骨折卧床后肌肉萎缩，关节强直，失用性骨质疏松，创伤性关节炎等并发症。

二、主要治疗

（一）非手术治疗

单纯石膏固定法适用于无移位或轻度移位的骨折，手法复位小夹板、石膏固定法适用于严重糖尿病、心脏病等不适合手术和经皮固定、而骨折块又有明显移位的骨折。

（二）手术治疗

开放性骨折彻底清创缝合内固定，陈旧性骨折切开复位螺丝钉、钢板、钛板等内固定，手法整复经皮钳夹、经皮钢针联合石膏固定。

三、护理规范

（一）体位护理

抬高患肢，踝关节置于中立位，足尖朝上。

（二）病情观察

整复或手术后，严密观察患者的患肢感觉、末梢皮肤颜色、运动情况，刀口有无渗血等。

（三）功能锻炼

手术当天麻醉消失即可做趾关节的活动，股四头肌的等长收缩，髌骨推拿；术后第1天进行被动直腿抬高60°以上膝关节被动伸屈的锻炼，若内固定牢固无外固定者，可做踝关节背伸跖屈活动，每天2次，每次5～10分钟，3天后加上主动锻炼，以后逐渐增加次数，以不疲劳为度。不稳定性踝关节骨折患者的踝关节活动可适当推迟1周后再进行。

（四）出院指导

（1）根据医嘱和骨折愈合情况，告知患者2周后复查。门诊复查根据病情，及时解除伤肢外固定。

（2）骨折中后期根据患者食欲、体质进行饮食指导，如肾阳虚者多食温补之品，羊肉、猪肉、桂圆等；肝肾阳虚者多食清补之品，如怀山药、鸭肉、牛肉、百合、枸杞等；一般人可食胡桃、瘦肉、骨头汤、山芋肉、黑芝麻等补肝肾强筋骨之食品。

（3）经皮穿针固定的患者，告知外固定一般固定6周左右，注意保持针眼处干燥清洁，若有渗出物、红肿、疼痛，及时复查。

（4）6~8周骨折达到临床愈合后，可加大踝关节伸屈、内外翻活动度，进行蹬空增力，床缘屈膝，搓揉舒筋；可进行扶双拐不负重练步、轻负重练步；待骨折愈合牢固后，负重平地练步，斜坡练步，起蹲运动等。

（5）告知患者1周内复查，以后6周、10周再复查1次。

第十三节　肩关节脱位

一、概述

肩关节脱位是指由于间接或直接暴力使肩部肌肉肌腱损伤牵拉肱骨头脱出关节囊的一种疾病。肩关节脱位占全身关节脱位40%以上，且多发生在青壮年，男性多于女性，肩关节脱位分前脱位、下脱位、胸腔内脱位和后脱位，前者较多见，因脱位后肱骨头所在的位置不同，又分为肩胛盂下脱位、喙突下脱位及锁骨下脱位。肩关节后脱位很少见。间接或直接暴力均可引起肩关节脱位，但以间接暴力引起的最常见，可分为传导暴力和杠杆暴力。临床表现有明显的外伤史，肩部疼痛（新鲜性脱位肩部因上肢的牵拉疼痛尤甚）、肿胀及功能障碍等一般损伤症状。

二、主要治疗

（一）非手术治疗

牵引推拿复位法、手牵足蹬复位法、牵引回旋复位法。

（二）手术治疗

多用于3周以上陈旧性脱位，包括关节囊紧束法、联合腱悬吊法、骨阻挡法。

三、护理规范

（一）入院评估

入院时详细询问病史，认真观察患者疼痛性质、部位及肢体感觉运动情况。

（二）固定训练

陈旧性脱位术前两天给患者肘部过屈贴胸位固定训练，每天2次，每次1小时，以适应手术后肢体位置。

（三）饮食护理

整复或手术前，尊重患者的生活习惯，建议进食高蛋白、高维生素、高纤维等易消化食物，每天饮鲜奶250~500 mL，手术当天根据麻醉方式选择进食时间，颈丛神经阻滞麻醉禁食4~6小时后进普食。术后第2天根据患者饮食习惯，宜食高维生素、清淡可口易消化食物，如新鲜蔬菜、香蕉、米粥、面条等。忌食生冷、油腻、煎炸、腥发之食物,以后根据患者食欲及习惯进食高蛋白、高营养之饮食,如牛奶、鸡蛋、排骨汤、瘦肉、水果等,注意饮食节制。

(四)体位护理

复位或手术后一般用弹力带将肩关节固定于内收、内旋位,肘部过屈位固定,肘关节屈曲120°。注意松紧带的松紧度,过松过紧及时调整。平卧位休息,禁止患侧卧位。

(五)病情观察

整复或手术后,严密观察患者的肢体血液循环、感觉、运动情况及手术患者的伤口渗血情况,如有异常报告医师及时处理。

(六)功能锻炼

新鲜性肩关节脱位手法整复者一般用弹力带固定3周。去除弹力带之前应做手指、腕关节的各种活动,待外固定解除后再做肩部活动,先小幅度缓慢做,而后再逐渐增加。手术复位后锻炼如下。

1.早期(1～2周)

做手部及腕部关节的各种活动,如抓空增力、左右侧屈、掌屈背伸等,每天练习2～3次,每次时间因人而异,以不感到疼痛为宜。

2.中期(3～4周)

在早期活动的基础上做肩关节的轻度活动,如屈肘耸肩等。

3.后期(5～6周)

在解除外固定后加做肘关节、肩关节的活动,如屈肘展肩、内收探肩、后伸探背、上肢回旋、弯腰划圈、外展指路、手指爬墙、手拉滑车等,每天练功2～3次,每次5～10分钟。同时加以机器辅助锻炼功能恢复更快。

(七)出院指导

(1)按医嘱服用活血类药物以消肿止痛,如养血止痛丸,每天2次,每次1袋,饭后服。多饮水,防止内热。

(2)加强营养,多食如牛奶、鸡蛋、瘦肉、排骨汤等。忌食辛辣、油腻刺激之品,如辣椒、胡椒。

(3)继续做手指、腕关节、肘部活动。外固定拆除前忌做肩关节活动。

(4)保持心情舒畅,勿急躁,避风寒。

(5)若伤口未拆线出院,应注意伤口情况,定时换药直至拆线。手法复位后弹力带贴胸固定4周,手术后固定6周,固定期间勿随意调节松紧度。

(6)出院1周后门诊复查,若有不适随时就诊。

(7)2～3个月后可恢复正常活动,并逐渐恢复工作。

第十四节　肘关节脱位

一、概述

肘关节脱位是由于外力的作用,使肘关节关节囊韧带损伤撕裂,导致肘关节失去正常的解剖对应关系,是肘部常见损伤,多发生于青少年,成人和儿童也时有发生。肘关节脱位患者常表现为肘关节肿痛,关节置于半屈曲状,伸屈活动受限。如肘后脱位,则肘后方空虚,鹰嘴部向后明显突出,呈"靴样"畸形;侧方脱位,肘部呈现肘内翻或肘外翻畸形。肘窝部充盈饱满。肱骨内、外髁及鹰嘴构成的倒等腰三角形关系改变。X线检查可确定诊断,是判断关节脱位类型和合并骨折及移位状况的重要依据。

二、主要治疗

(一)非手术治疗

手法复位石膏外固定,适用于新鲜肘关节脱位。

(二)手术治疗

手术切开肘关节复位钢针内固定术、肘关节成形术,适用于闭合复位失败者、陈旧性肘关节脱位、习惯性肘关节脱位。

三、护理规范

(一)入院评估

入院后详细询问病史,了解患者的生活习惯,认真观察患者患肢末梢血液循环、感觉及运动情况。帮助、指导患者练习健侧肢体适应日常生活如梳头、洗脸等,教会患者穿脱衣服的方法。

(二)饮食护理

整复或手术前,尊重患者的饮食习惯,建议进食高蛋白、高维生素、高纤维、易消化温热食物,手术前禁食6小时、禁水4小时,手术后根据麻醉方式选择进食时间,臂丛神经阻滞麻醉后即可进少量流质,术后第2天根据患者的饮食习惯宜食高维生素、清淡可口、易消化温热食物,如新鲜蔬菜、香蕉、米粥、面条等,忌食生冷辛辣、油腻、煎炸食物。以后根据患者食欲及习惯进食高蛋白、高钙食物,如牛奶、鸡蛋、排骨汤、瘦肉、新鲜蔬菜等,注意饮食节制。

(三)石膏固定护理

石膏固定患者,应保持石膏干燥、清洁,防止石膏折断,未干前不要随意搬动,并注意患肢有无压迫症状及患肢末梢活动情况。注意观察石膏边缘皮肤及周围的骨突部位,加强皮肤护理,如发现红肿、擦伤等早期压疮症状,要及时处理。有伤口者注意石膏内有无伤口渗血。

(四)体位护理

整复或手术后,患肢固定于功能位,卧位时抬高患肢,高于心脏水平,以利静脉及淋巴回流,减轻患肢肿胀。

(五)病情观察

整复或手术后要特别注意肘关节肿胀情况,肘部严重肿胀有张力性水疱时,应用注射器抽吸,要严格无菌操作。严密观察患肢末梢血液循环、感觉、运动情况及桡动脉搏动情况,如有手指青紫、肿胀、发凉、发麻、桡动脉搏动减弱或消失等情况,报告医师及时处理。

(六)功能锻炼

肘关节复位或手术后麻醉消失,即可做手指、腕关节及肩关节的活动,如握拳、抓空增力、五指起落,腕关节掌屈背伸、左右侧屈、耸肩等,1天2~3次,每次10~15分钟,以不疲劳为度。3周拆除外固定后,开始练习肘关节的伸屈活动,逐渐加大活动范围,锻炼早期可允许患者用另一手轻轻辅助,但切忌暴力。中后期,肘关节活动范围可逐步加大,除仍做主动活动外,可配合药物熏洗和轻手法按摩,切忌强力被动活动肘关节。

(七)出院指导

(1)按医嘱服用活血化瘀、消肿止痛药物,如养血止痛丸、筋骨痛消丸等,以促进消肿止痛。

(2)加强营养,多食高蛋白、高钙及富含维生素温热食物。

(3)练功活动范围根据病情不同时期由小到大,次数由少到多,循序渐进。不可急于求成,幅度力量不可过大过猛,以免造成骨化性肌炎。固定解除后,可配合中药熏洗、理疗、按摩等方法,以舒筋活络,通利关节。

(4)手法复位后1周来院复查,手术患者伤口拆线后2～4周来院复查,未拆线患者,注意伤口情况,定时换药直至拆线,不适随诊,以防再次错位。

(5)注意休息,劳逸结合,保持心情舒畅。

第十五节　髋关节脱位

一、疾病概述

(一)概念

髋关节由股骨头和髋臼构成,是杵臼关节。髋臼为半球形,深而大,周围有坚韧带与肌群,结构相当稳定,故往往只有强大暴力才能导致髋关节脱位;约50％髋关节脱位同时合并有骨折。

(二)相关病理生理

创伤性关节脱位后,主要表现为构成关节的骨端移位,关节囊破裂,关节腔周围积血。血肿机化后,形成肉芽组织,继而发展成为纤维组织,与关节周围组织粘连。脱位可伴关节附近韧带、肌腱损伤,也可伴撕脱性骨折及周围血管、神经损伤。

(三)病因和分类

髋关节脱位根据股骨头的位置可分为以下几类。

1.髋关节后脱位

髋关节于屈曲、内收位时,股骨头顶在髋臼后上缘,若暴力由前向后冲击膝部,并经股骨干纵轴传递到股骨头,使股骨头冲破关节囊后上部分而发生脱位。如撞车、高处坠落或弯腰姿势时重物打击于腰背部时。

2.髋关节前脱位

髋关节处于过度外展外旋位时,遭到外展暴力使大转子顶端与髋臼上缘相撞击,使股骨头冲破前方关节囊而脱出到闭孔或耻骨处,也称闭孔部脱位或耻骨部脱位。

3.髋关节中心脱位

当暴力作用于大转子外侧时,使股骨头冲击髋臼底部,引起髋臼底部骨折,如外力继续作用,股骨头连同髋臼骨折片一齐向盆腔内移位时,为中心脱位。

髋关节脱位以后脱位最常见,占全部髋关节脱位的85％～90％。脱位时常造成关节囊撕裂、髋臼后缘或股骨头骨折。有时合并坐骨神经挫伤或牵拉伤。

(四)临床表现

1.症状

患侧髋关节疼痛,主动活动功能丧失,被动活动时引起剧烈疼痛。

2.体征

(1)髋关节后脱位时,患肢呈屈曲、内收、内旋或缩短畸形。臀部可触及脱出的股骨头,大粗隆上移。髋部疼痛、关节功能障碍明显,肿胀不明显;可合并坐骨神经损伤,大多为挫伤,主要原因为股骨头压迫。表现为大腿后侧、小腿后侧及外侧和足部全部感觉消失,膝关节的屈肌,小腿和足部全部肌瘫痪,足部出现神经营养性改变。

(2)髋关节前脱位时,患肢呈轻度屈髋、过度外展、外旋畸形。耻骨脱位时患肢极度外旋 90°畸形,髋外侧较平,患肢屈髋 15°~20°外展畸形,腹股沟区可触及股骨头;会阴部脱位时在会阴部可触及股骨头。

(3)髋关节中心脱位时,如股骨头移位不多者只有局部疼痛、肿胀及活动障碍,无特殊体位畸形;股骨头移位严重者患肢有轻度缩短畸形,大转子因内移而不易摸到。

(五)辅助检查

X 线检查可了解脱位的类型及有无合并髋臼或股骨头骨折。

(六)治疗原则

1.非手术治疗

(1)手法复位:髋关节脱位后宜尽早复位,最好在 24 小时内,超过 24 小时后再复位,十分困难。髋关节前脱位,常用的复位方法为提拉法(Allis 法)。

(2)固定:复位后,用持续皮牵引或穿丁字鞋固定患肢,保持患肢于伸直、外展位,防止髋关节屈曲、内收、内旋,禁止患者坐起。一般固定 2~3 周。

(3)功能锻炼:①固定期间患者可进行股四头股收缩锻炼,患肢距小腿关节的活动及其余未固定关节的活动。②3 周后开始活动关节;4 周后,去除皮牵引,指导患者扶双拐下地活动。③3 个月内,患肢不负重,以免发生股骨头缺血性坏死或因受压而变形。④3 个月后,经 X 线检查证实股骨头血液供应良好者,可尝试去拐步行,进行步态训练。

2.手术治疗

对手法复位失败者或髋臼后上缘有大块骨片复位不良或不稳者,应选择早期髋关节切开复位内固定术。

二、护理评估

(一)一般评估

1.健康史

评估患者受伤的原因、时间;受伤的姿势;外力的方式、性质;脱位的轻重程度;评估患者受伤时的身体状况及病情发展情况;了解伤后急救处理措施。

2.生命体征(T、P、R、BP)

评估意识等,观察有无休克。

3.患者主诉

外伤史及脱位的原因、时间;疼痛的程度。

4.相关记录

疼痛评分、全身皮肤及其他部位外伤情况。

（二）身体评估

1.术前评估

（1）视诊：患者有无被迫性体位；患肢有无短缩、屈曲、内收内旋或外展外旋畸形；脱位关节有无肿胀、皮下瘀斑；有无血管及神经受压的表现、皮肤有无受损。

（2）触诊：有无压痛、是否触及脱出的关节头；患肢足背动脉搏动的情况、有无感觉异常。

（3）叩诊：患肢神经反射是否正常。

（4）动诊：脱位关节活动能力，患肢肌力。

（5）量诊：患肢有无短缩、双侧肢体周径大小、关节活动度。

（6）术前准备评估：术前实验室检查结果评估，如血常规及血生化、胸片、心电图等；术区皮肤、饮食、肠道、用药准备；评估患者对手术过程的了解程度，有无过度焦虑或者担忧；对预后的期望值等。

2.术后评估

了解麻醉和手术方法、手术经过是否顺利、术中出血情况；了解术后生命体征、切口及引流情况等；观察有无并发血管神经损伤。

（1）视诊：手术切口有无红肿；术区敷料有无渗血、渗液；患肢的颜色及有无肿胀。

（2）触诊：患肢动脉搏动是否可扪及；患肢感觉有无异常。

（3）动诊：观察患肢关节主动活动及被动活动情况，有无关节僵硬。

（4）量诊：使用疼痛评分尺进行疼痛评分；使用皮尺及量角器分别测量患肢肿胀度及关节活动度。

（三）心理-社会评估

评估患者的心理状况，了解患者及家属对疾病、治疗及预后的认知程度，家庭的经济承受能力，对患者的支持态度及其他社会支持系统情况。

（四）辅助检查阳性结果评估

X线检查结果，确定脱位类型及骨折情况，并与股骨颈骨折鉴别。

（五）治疗效果评估

1.非手术治疗效果评估要点

（1）评估外固定是否有效，松紧度是否适宜，患髋是否固定于关节功能位，有无相关并发症，如皮肤压疮、下肢深静脉血栓形成等。

（2）评估患肢末梢血运感觉，患肢动脉搏动是否可扪及；肢端活动是否正常；皮温是否正常；有无异常感觉，如麻木、感觉消退等。

（3）评估患者功能锻炼情况，如肌力、关节活动范围等，锻炼进程有无按计划进行。

2.手术治疗效果评估要点

（1）生命体征的评估：是否能维持生命体征的平稳，有无发生出血性休克等。

（2）体位评估：是否采取正确的体位，以保持关节功能位及舒适为标准。

（3）手术切口评估：敷料是否干洁固定，弹性绷带包扎松紧是否适宜。

（4）术肢末梢血运评估：术肢桡动脉搏动是否可扪及；足趾活动是否正常；术肢有无肿胀，皮温是否正常；有无异常感觉，如麻木、感觉消退等。

（5）功能锻炼程度评估：患者是否按计划进行康复训练，效果如何。

（6）相关并发症评估：便秘、压疮、下肢深静脉血栓形成、坠积性肺炎等。

三、主要护理诊断/问题

(一)疼痛

疼痛与关节脱位引起局部组织损伤及神经受压有关。

(二)身体活动障碍

身体活动障碍与关节脱位、疼痛、制动有关。

(三)知识缺乏

知识缺乏与缺乏有关复位后继续治疗及正确功能锻炼的知识有关。

(四)焦虑

焦虑与担忧预后有关。

(五)潜在并发症

潜在并发症包括便秘、压疮、下肢深静脉血栓形成、坠积性肺炎、血管神经受损。

四、护理措施

(一)术前护理

1.体位

髋关节后脱位患者固定于轻度外展,前脱位固定于内收、内旋、伸直位,中心脱位固定于外展位。抬高患肢并保持患肢于关节功能位,以利静脉回流,减轻肿胀。

2.缓解疼痛

(1)局部冷热敷:受伤 24 小时内局部冷敷,达到消肿止痛的目的;受伤 24 小时后,局部热敷以减轻肌肉痉挛引起的疼痛。

(2)避免加重疼痛的因素:进行护理操作或移动患者时,托住患肢,动作轻柔,避免不适活动加重疼痛。

(3)镇痛:应用心理暗示、转移注意力或松弛疗法等非药物镇痛方法缓解疼痛,必要时遵医嘱应用镇痛剂。

3.外固定护理

使用石膏固定或牵引的患者,密切观察固定是否有效,固定物压迫处皮肤有无受损;患肢末梢血运感觉情况。

4.皮肤护理

髋关节脱位固定后需长期卧床的患者,鼓励其经常更换体位,保持床单整洁,预防压疮产生。对于皮肤感觉功能障碍的肢体,防止烫伤和冻伤。

(二)术后护理

1.生命体征的测量

术后 24 小时内,密切观察生命体征的变化,进行床边心电监护,每 30 分钟至 1 小时记录一次,观察有无因术中出血、麻醉等引起血压下降。

2.体位的护理

全身麻醉术后应去枕平卧 6 小时,6 小时后可予适当摇高床头或取半卧位,保持患肢外展中立位。

3.切口的观察

保持切口敷料清洁干燥,一旦被血液渗透应及时更换,以防止切口感染。

4.患肢肢端血液循环的观察

密切观察患肢足背动脉搏动及足趾的感觉活动情况,注意有无血管神经的损伤,出现异常时及时通知医师处理。

(三)术后并发症护理

1.便秘

重建正常排便形态,定时排便,注意便意,食用促进排泄的食物,如粗粮、蔬菜、水果、豆类及其他粗糙食物;摄取充足水分,进行力所能及的活动等;必要时使用甘油栓、开塞露等塞肛或进行灌肠。

2.压疮

(1)预防压疮:原则是防止组织长时间受压,改善营养及血液循环情况;重视局部护理;加强观察,对发生压疮危险度高的患者进行预防。

(2)护理措施:采用 Braden 评分法来评估发生压疮的危险程度,评分值越小,说明器官功能越差,发生压疮的危险性越高;间歇性解除压迫,卧床患者每 2～3 小时翻身一次,有条件者可使用减压贴、气垫床等;保持皮肤清洁和完整;加强营养,补充丰富蛋白质、足量热量、维生素 C 和维生素 A 及矿物质。

(3)发生压疮后,评估压疮分期,进行对应处理。

3.下肢深静脉血栓

(1)评估危险因素。手术种类、创伤程度、手术时间及术后卧床时间;年龄:年龄越大,发病率明显升高;制动时间,固定姿势;既往史:既往有静脉血栓形成史者的发病率为无既往史者的 5 倍;恶性肿瘤;其他:如肥胖、血管内插管等。

(2)预防措施:活动,卧床者至少每 2～3 小时翻身 1 次;手术患者术后抬高患肢高于心脏水平,利于静脉回流;鼓励尽早床上行踝泵运动、股四头肌舒缩运动等;鼓励早期下床活动;穿弹力长袜或弹性绷带包扎,可减少静脉淤滞和增加回流,降低末端腓肠静脉血栓;使用间歇外部回压装置,增加血流速度;尽量避免下肢血管穿刺;遵医嘱使用抗凝药物,如低分子肝素钙、利伐沙班片等。

(3)下肢深静脉血栓形成后处理:绝对卧床休息,抬高患肢20°～30°;床上活动时避免动作过大,禁止患肢按摩,避免用力排便,以防血栓脱落而致肺栓塞;观察患肢肿胀程度、末梢循环等变化;遵医嘱使用抗凝、溶栓药物,并观察有无出血倾向,监测凝血功能;警惕肺栓塞的形成,临床无症状肺栓塞多见,一般在血栓形成1～2周内发生,且多发生在久卧开始活动时,当下肢深静脉血栓患者出现气促、咳嗽、呼吸困难、咯血样泡沫痰等症状时应及时处理。

4.坠积性肺炎

鼓励患者有效咳嗽及咳痰;翻身叩击背部每 2 小时 1 次;痰液黏稠不易咯出时行雾化吸入,以稀释痰液,利于引流;指导行深呼吸训练等。

(四)心理护理

关节脱位多由意外事故造成,患者常焦虑、恐惧及自信心不足等,在生活上给予帮助,加强沟通,耐心开导,使之心情舒畅,从而愉快地接受配合治疗及康复。

(五)健康教育

向患者及家属讲解髋关节脱位治疗和康复的知识。说明复位后固定的目的、方法、重要意义及注意事项,使其充分了解固定的重要性、必要性及复位后必须固定的时限。讲述功能锻炼的重要性和必要性,并指导其进行康复锻炼,使患者能自觉按计划实施。固定期间进行肌肉舒缩活动及邻近关节主动活动,切忌被动运动;固定拆除后,逐步进行肢体的全范围功能锻炼,防止关节粘连和肌萎缩。

第十六节　膝关节脱位

一、概述

膝关节脱位是指胫股关节失去正常的对应关系,临床上较为少见。其严重性不仅在于关节囊、韧带及周围软组织损伤严重广泛,还在于常合并血管神经损伤,若不及时诊断、治疗,可导致严重后果。

二、主要治疗

(一)非手术治疗

手法复位整复石膏或支具外固定,复位后石膏托将膝关节固定于功能位 4～6 周。

(二)手术治疗

适用于手法复位未成功或合并血管、神经损伤者。

三、护理规范

(一)体位护理

入院搬动患者时,注意患肢抬高功能位放置,并评估踝趾关节活动、末梢血液循环和感觉情况,以及足背、胫后动脉搏动情况,判断有无血管神经损伤。动态严密观察伤肢体位和肢体感觉、运动、血液循环变化,防止继发血管神经损伤。

(二)心理护理

做好患者及家属的心理护理,既不夸大病情又不低估其潜在的并发症,使其有积极的心态配合治疗。

(三)预防压伤

手法复位后股骨远端后侧和胫骨上端后侧要加垫,注意观察加垫部位皮肤情况,防止压伤。

(四)固定护理

急性受伤后膝关节进行性肿胀,行支具或石膏固定后注意观察松紧度尤其注意观察有无血管神经再损伤症状和体征,必要时及时处理。

(五)功能锻炼

(1)膝关节脱位早期制动可导致股四头肌粘连,加之关节内积血机化后关节内粘连等,对膝关节预后功能恢复影响较大,加强踝关节跖屈背伸和股四头肌收缩训练,每天 2 次,每次 5～10 分钟,同时行髌骨推移被动活动髌股关节,每天 2 次,每次 5～10 分钟,预防髌股关节粘连。

(2)术后 4～6 周或外固定拆除后,及时进行膝关节主被动屈曲锻炼,如主动床上屈膝、床缘屈膝、指推髌骨等锻炼;可配合 CPM 机被动膝关节锻炼,每天 2 次,每次 30～60 分钟。同时加强膝关节伸直锻炼,如远端垫起膝关节悬空上方压 4～6 kg 沙袋等,每天 2 次,每次 10～30 分钟。

(3)根据医嘱配合中药熏洗治疗,每天 2 次,每次 30～40 分钟,水温 50°～65°,热熏温洗后,即时配合 CPM 机被动伸屈膝锻炼效果更佳;或使用平乐展筋丹或酊涂擦按摩,以舒筋活络。

(六)健康教育

认真向患者及家属讲解病情,使他们认识到膝关节脱位的后期治疗与早期复位同等重要,不可轻视。讲解保持有效外固定的必要性。告知患者因关节内损伤及外固定可能造成膝关节僵硬,外固定去除后要及时进行功能锻炼,以尽快恢复膝关节功能。

(七)出院指导

(1)术后1个月、3个月、6个月、1年及时复查,了解膝关节活动度、股四头肌肌力、膝关节的稳定性,指导下一步功能锻炼计划,继续加强功能锻炼,防止肌肉萎缩和关节僵硬。

(2)下床活动后,患肢出现肿胀,需继续抬高休息,也可局部热敷。

(3)石膏固定期间注意保持有效外固定,并注意防止神经和周围皮肤压伤。

(4)外固定去除后活动时,注意活动的量和度,防止再脱位,走路防摔跤。

第七章

血管外科疾病患者的护理

第一节　下肢静脉曲张

一、概述

下肢静脉曲张也称为下肢浅静脉瓣膜功能不全,是一种常见疾病,多见于从事持久体力劳动、站立工作的人员或怀孕妇女。青年时期即可发病,但一般以中、壮年发病率最高。我国 15 岁以上人群发病率约为 8.6%,45 岁以上人群发病率为 16.4%。国际上报道中一般人的发病率为 20%,女性较男性高。在工业化国家的发病率远高于发展中国家,据 Beaglehole 统计,其患病率在南威尔士为53%,热带非洲则为0.1%。而随着经济的发展,我国的发病率有上升的趋势。

静脉曲张对患者生活质量的影响类似于其他常见的慢性疾病如关节炎、糖尿病和心血管疾病,在法国和比利时,该病治疗的总成本占社会医疗总成本的 2.5%。TenBrook 在 2004 年报道中称,美国每年因此产生的医疗费用达数十亿美元。

下肢静脉曲张可分为单纯性和继发性两类,前者是指大隐静脉瓣膜关闭不全所致,而后者指继发于下肢深静脉瓣膜功能不全或下肢深静脉血栓形成后综合征所致。

二、病理生理

下肢静脉曲张的主要血流动力学改变是主干静脉和皮肤毛细血管压力升高。主干静脉高压导致浅静脉扩张;皮肤毛细血管压力升高造成皮肤微循环障碍、毛细血管通透性增加,血液中的大分子物质渗入组织间隙并聚集、沉积在毛细血管周围,形成阻碍皮肤和皮下组织细胞摄取氧气和营养的屏障,导致皮肤色素沉着、纤维化、皮下脂肪硬化和皮肤萎缩,最后形成溃疡。

当大隐静脉瓣膜遭到破坏而关闭不全后,可影响远侧和交通瓣膜,甚至通过属支而影响小隐静脉。静脉瓣膜和静脉壁距离心脏越远、强度越差,承受的压力却愈高。因此,下肢静脉曲张后期的进展要比初期迅速,曲张的静脉在小腿部远比大腿部明显。

三、病因与诱因

其病因较为复杂,常见的原因包括静脉壁薄弱或先天性瓣膜缺如、K-T 综合征、基因遗传、浅静脉压力升高等,下腔静脉阻塞等是造成该病的主要原因。

静脉壁软弱、静脉瓣膜缺陷及浅静脉内压力持续升高是引起浅静脉曲张的主要原因。静脉瓣膜功能不全是一种常见情况,约 30% 的下肢静脉曲张患者是由下肢静脉瓣膜功能不全引起。相关因素如下。

(一)先天因素

静脉瓣膜缺陷和静脉壁薄弱是全身支持组织薄弱的一种表现,与遗传因素有关。有些患者下肢静脉瓣膜稀少,有的甚至完全缺如,造成静脉血逆流。

(二)后天因素

增加下肢血柱重力和循环血量超负荷是造成下肢静脉曲张的后天因素。任何增加血柱重力的因素,如长期站立、重体力劳动、妊娠、慢性咳嗽、习惯性便秘等,都可使静脉瓣膜承受过度的压力,逐渐松弛而关闭不全。循环血量经常超过负荷,造成压力升高、静脉扩张可导致瓣膜相对性关闭不全。

四、临床表现

下肢浅静脉扩张迂曲,站立时患者酸胀不适和疼痛,行走或平卧位时消失。病程进展到后期,下肢皮肤因血液循环不畅而发生营养障碍,出现皮肤萎缩、脱屑、瘙痒、色素沉着、皮肤和皮下组织硬结,甚至湿疹和溃疡形成,尤其是足背、踝部、小腿下段,严重时或外伤后皮肤溃烂,经久不愈。

五、辅助检查

(一)特殊检查

1.大隐静脉瓣膜功能试验

患者平卧,抬高下肢排空静脉,在大腿根部扎止血带阻断大隐静脉,然后让患者倒立,10秒钟内放开止血带,若出现自上而下的静脉充盈,提示瓣膜功能不全。若未放开止血带前,止血带下方的静脉在30秒内已充盈,则表明交通静脉瓣膜关闭不全。根据同样原理在腘窝部扎止血带,可检测小隐静脉瓣膜的功能。

2.深静脉通畅试验

用止血带阻断大腿浅静脉主干,嘱患者连续用力踢腿或做下蹲活动10余次,随着小腿肌泵收缩迫使浅静脉向深静脉回流而排空。若在活动后浅静脉曲张更为明显、张力增高,甚至出现胀痛,提示深静脉不通畅。

3.交通静脉瓣膜功能试验

患者仰卧,抬高下肢,在大腿根部扎上止血带,然后从足趾向上至腘窝第一根弹力绷带,再自止血带处向下,缠绕第二根弹力绷带,如果在第二根绷带之间的间隙出现静脉曲张,即意味着该处有功能不全的交通静脉。

(二)影像学检查

1.下肢静脉造影

下肢静脉造影被认为是诊断下肢静脉疾病的金标准,但是一种有创伤性的检查方法,可伴有穿刺部位血肿、远端血管栓塞、下肢缺血加重等并发症,对碘过敏试验阳性患者、孕妇、肾功能损害及行动不便者无法进行。目前无创检查技术已应用于临床,且在一定程度上有取代静脉造影的趋势。

2.彩色多普勒超声血管成像(CDFI)检查

此检查无创、安全、无禁忌证,而且成像直观、清晰、易于识别、结果准确,特别对于微小的和局部病变的动态观察,如瓣膜的活动、功能状态、血栓形成等更优于X线造影。

3.磁共振血管造影(MRA)检查

近年来MRA技术发展迅速,作为无创性检查方法已逐渐受到人们重视。MRA检查除无创外,尚可清晰显示动脉、静脉的走向及管径,其诊断的敏感性和特异性均较X线造影高。

六、治疗原则

目前,对下肢静脉曲张的治疗方法包括保守疗法和外科干预。静脉手术的目的是缓解症状和预防并发症的发生。治疗静脉曲张是否成功取决于消除静脉的反流和功能不全。保守治疗适合于病变轻微、妊娠期及极度体弱的患者,主要是抬高患肢休息或穿着医用型弹力袜。对于单纯性静脉曲张,传统的外科治疗是大隐静脉高位结扎和剥脱术,这已经成为治疗该病的"金标准"。其他的方法还包括硬化剂注射疗法、超声引导下泡沫硬化治疗法、射频消融和激光治疗等。

七、护理评估

(一)术前评估

1.一般评估

(1)生命体征:术前评估患者的生命体征(T、R、P、BP)。

(2)患者主诉:询问患者是否存在长时间站立后小腿感觉沉重、酸胀、乏力和疼痛。

(3)相关记录:生命体征、皮肤情况。

(4)病史:如外科手术、内科疾病、药物服用等。

(5)诊断:如血管检查、实验室检查、放射性诊断。

(6)身体状况:活动性、下肢活动能力。

(7)营养状况:如肥胖。

(8)知识水平:有关下肢静脉曲张的形成及自我护理注意事项。

2.身体评估

(1)视诊:双下肢皮肤有无皮肤萎缩、紧绷、脱屑、瘙痒、色素沉着、皮肤溃疡,有无静脉明显隆起、蜿蜒成团。

(2)触诊:双下肢皮肤有无肿胀,皮肤有无硬实,皮温,检查足背动脉、胫后动脉的搏动情况。

3.心理社会状况

患者的适应能力、经济状况、家庭支持、社交活动、个人卫生、运动量、酒癖、烟癖、药物癖等。

4.辅助检查阳性结果评估

(1)隐静脉瓣膜功能试验阳性,出现自上而下的静脉逆向充盈,如在止血带未放开前,止血带下方的静脉在 30 秒内已充盈,则表明有交通静脉瓣膜关闭不全。

(2)深静脉通畅试验阳性,活动后浅静脉曲张更为明显,张力增高,甚至有胀痛,则表明深静脉不畅。

5.下肢静脉曲张临床分级(CEAP 分级)

0 级:无可见或可触及的静脉疾病体征。

1 级:有毛细血管扩张、网状静脉、踝部潮红。

2 级:有静脉曲张。

3 级:有水肿但没有静脉疾病引起的皮肤改变。

4 级:有静脉疾病引起的皮肤改变,如色素沉着、静脉湿疹及皮肤硬化。

5 级:有静脉疾病引起的皮肤改变和已愈合的溃疡。

6 级:有静脉疾病引起的皮肤改变和正在发作的溃疡。

6.足踝指数评估(ankle brachial index,ABI)

测量患者休息时肱动脉压及足踝动脉压,即足踝动脉压/肱动脉压,然后计算出指数。此方法被用作压力绷带或压力袜的一个指引,而并非诊断患者是否有原发性静脉或动脉血管病变。

(1)测量患者 ABI 用物:手提多普勒、传导性啫喱膏、血压计。

(2)测量 ABI 的操作步骤:向患者解释步骤;患者需平卧休息 10～20 分钟;置袖带于上臂,触摸肱动脉搏动;置传导性啫喱膏;开启多普勒超声,置探子45°~60°,听取血流声音;加压于血压计直至声音消失;慢慢减压于血压计直至声音重现;记录此读数;重复此步骤于另一臂记录读数;采用较高的读数作为肱动脉压;置袖带于足踝之上;置探子于胫后动脉或足背动脉,重复以上步骤并记录读数;计算ABI(足踝动脉压或肱动脉压)。

(3)ABI值指引(表7-1)。

表7-1　ABI值指引

ABI	临床解释	压力疗法
≥1	正常	可以安全使用压力疗法
≥0.8	可能有轻微动脉血管问题	征询医师意见才可使用压力疗法
<0.8	有动脉血管病变	不建议使用压力疗法
<0.5	有严重动脉血管病变	不可使用压力疗法

注:若ABI<0.8,应转介入血管外科做进一步检查及治疗;如ABI太高,>1.3,可能由于动脉血管硬化所致,要再做进一步检查,不可贸然做压力疗法

(4)测量ABI注意点:若怀疑患者有深静脉血栓形成,不可做此检查,因为会增加患者疼痛及可能会使血栓脱离移位。患者一定要平卧以减少因流体静力压所致的误差,但有些患者因呼吸困难或关节炎而不能平卧,则应该记录下来,以便在下一次测量时做比较。血压计袖带尺寸一定要适中,若袖带太细,便不能令动脉血管完全压缩,从而导致ABI值增高。探子角度为45°~60°,不可将探子用力向下压,否则血管会因受压而影响血液流动,以至于难以听取声音。足部冰冷会影响血液流动,可先用衣物覆盖保暖。ABI的读数与患者本身血压有重要关系,若患者有高血压病史,ABI的读数会低,相反,读数会高。

7.下肢静脉曲张弹力袜治疗效果评估

压力疗法的基本概念是足踝压力高于膝部压力,故此静脉血液便可由小腿推进至心脏。一般认为足踝压力要达到5.3 kPa(40 mmHg)才可有效减低静脉高压。压力疗法有不同方式,包括弹力性绷带、非弹力性绷带、间歇性气体力学压力疗法及压力袜。

(1)弹力性绷带:弹力性绷带能伸展至多于140%原有长度,当患者活动时,腓肠肌收缩,将血管压向外,当腓肠肌放松时,血管便会弹回至原位,弹力性绷带在任何时间均提供压力,故当患者休息时,压力依然存在,故活动压及休息压均高,尤其适合活动量少的患者。

(2)非弹力性绷带:非弹力性绷带也需要棉垫保护小腿及皮肤,但它的压力绷带只能伸展少许,故此形成坚实的管腔围在小腿外面,它的作用主要靠腓肠肌的收缩动作。非弹力性绷带的活动压很高,但休息压低,因此适用于活动量高的患者。

(3)间歇性气体力学压力疗法:此为一系统连接一个有拉链装置的长靴,患者将小腿及大腿放进长靴内,当泵开启时,便会有气流由足踝至大腿不停地移动,用以促进静脉血压回流及减少水肿。

(4)压力袜:压力袜同样可以帮助静脉血液回流至心脏,压力袜同样可以提供渐进式压力于小腿,英式标准的压力袜可以分为3级。①class Ⅰ,提供1.9~2.3 kPa(14~17 mmHg),适合于轻微或早期静脉曲张患者,容易穿着但只提供轻微压力,不足以抵挡静脉压高血压。②class Ⅱ,提供2.4~3.2 kPa(18~24 mmHg)压力,适合于中度或严重的静脉曲张,深静脉栓塞,可作为治疗及预防静脉性溃疡复发。③class Ⅲ,提供3.3~4.7 kPa(25~35 mmHg)压力,适合于慢性严重性静脉高血压,严重的静脉曲张、淋巴液水肿,可治疗及预防静脉性溃疡复发。

压力袜的作用:①降低静脉血压高,促进血液回流至心脏。②减轻下肢水肿。③促进静脉溃疡

愈合,防止复发。④在静脉曲张患者,可以延缓静脉溃疡形成。⑤防止深静脉血栓形成。⑥减轻由淋巴液引起的下肢水肿症状。

压力袜的禁忌证:①动脉性血管病变,因会阻碍动脉血流。②下肢严重水肿,过紧橡皮筋会导致溃疡形成。③心脏病患者,因大量液体会由下肢回流致心脏,增加心脏负荷,引起心室衰竭,故征询医师意见方可使用。④糖尿病或风湿性关节炎患者,因为可能会有小血管病变,压力会导致小血管闭塞,组织缺氧而死。

使用压力袜时评估患者:①患者要明白因其本身下肢有静脉高血压,需要长期穿着压力袜来防止静脉溃疡,但压力袜并不能治疗其静脉高血压。②下肢若有严重水肿,应先用压力绷带,待水肿减退后才穿压力袜。③皮肤情况,若有皮炎、湿疹等,应先治疗。④下肢感觉迟钝,可能患者不知道是否过紧,应教会其观察足趾温度及颜色改变。⑤观察下肢及足部是否有畸形异常。⑥患者的手部活动能力,因穿弹力袜需要特别的技巧。

压力袜的评估:评估压力袜的压力度、质量、长度、尺寸和颜色。

压力袜的测量:所有患者均需要测量下肢尺寸以购买合适的压力袜,测量压力袜时间最好是早上或解除压力绷带后,因此时下肢水肿消退,故测量比较准确。测量内容包括足踝最窄周径、腓肠肌最大周径、足的长度(由大足趾最尖端部位至足跟)、小腿长度(由足跟至膝下)、若压力袜长及大腿,患者需要站立,测量由足跟至腹股沟长度,并且测量大腿最大的周径。

压力袜穿着及除去的注意事项:①压力袜的穿着及除去均需依照厂家指引以避免并发症的发生。②穿着时间因人而异,一般来说早上起来时穿着,之后才下床,直至晚上沐浴或睡眠时除去。③一般来说,压力袜需要 3~6 个月更换(依厂家指引),但若有破损,则应立即更换。④定期做 ABI测量及由医护人员评估是否需要减低或加强压力度,患者不可自行改变压力度。

弹力袜的效果评价:使用医用弹力袜的患者其患肢的沉重感、酸胀感及疼痛感会消失。

健康教育:压力疗法是保守性治疗静脉性高血压的最佳疗法。应保护下肢,避免损伤,穿着适当鞋袜。指导患者腓肠肌收缩运动,以促进静脉回流。不活动时,需要抬高下肢,高于心脏水平。

(二)术后评估

1.患者的血液循环

评估包括患肢远端皮肤的温度、色泽、动脉搏动、感觉等有无异常。

2.伤口敷料

评估伤口的敷料是否干净,有无渗血、局部伤口有无红肿热痛等感染征象。能否早期离床活动及正常行走。

3.尿管

评估尿管是否通畅,尿液的量、颜色、性质,有无导管相关性感染的症状。

八、主要护理诊断

(一)活动无耐力

活动无耐力与下肢静脉回流障碍有关。

(二)皮肤完整性受损

皮肤完整性受损与皮肤营养障碍、慢性溃疡有关。

(三)疼痛

疼痛与术后使用弹力绷带、手术切口有关。

(四)潜在并发症

潜在并发症如深静脉血栓形成、小腿曲张静脉破溃出血、下肢静脉溃疡。

九、护理措施

(一)促进下肢静脉回流,改善活动能力

1.保持合适体位

采取良好坐姿,坐时双膝勿交叉过久,以免影响腘窝静脉回流;卧床休息时抬高患肢30°～40°,以利静脉回流。

2.密切观察病情

术后6小时内测生命体征每小时1次,动态监测创面敷料,观察肢体有无肿胀、疼痛,注意肢端感觉、温度和颜色的变化。

3.休息与锻炼

术后6小时内去枕平卧位,患肢抬高20°～30°,同时进行脚趾屈伸运动,方法为尽量用力使脚趾背屈、趾屈,每次1～2分钟,每天3～4次。次日晨嘱患者必须下床活动,除自行洗漱外,根据年龄和身体状况要求患者进行行走练习,每次10～30分钟,当天活动2～3次。在此期间避免静坐或静立不动,以促进静脉血液回流,预防下肢深静脉血栓。回床上休息时,继续用枕头将患肢抬高同时做足背伸屈运动,以促进静脉血回流。另外,注意保持弹力绷带适宜的松紧度,弹力绷带一般需维持两周才可以拆除。

4.避免引起腹内压和静脉压增高

保持大便通畅,避免长时间站立,肥胖者应有计划进行减轻体重。

(二)疼痛护理

1.弹力绷带加压包扎过紧

弹力绷带加压包扎过紧可导致下肢缺血性疼痛。此时要检查足背动脉搏动情况,观察足趾皮肤的温度和颜色,如有异常及时通知医师给予处理。

2.腹股沟切口疼痛

观察切口处敷料有无渗血,肢体有无肿胀,并及时通知医师,遵医嘱给予止痛剂。

(三)术后并发症的护理

1.下肢深静脉血栓的形成

术后重视患者的主诉,如出现下肢肿胀、疼痛应警惕深静脉血栓的形成。术后鼓励患者早期活动,用弹性绷带包扎整个肢体,有利于血液回流。有条件则可以给予低分子肝素钙5～7天,能有效地预防血栓的形成。

2.切口出血

术后严密观察切口敷料渗出情况及患肢包扎敷料情况,常规应用止血药1～2天。

3.切口感染

术后评估切口渗液情况,监测体温变化,如体温升高,切口疼痛,检查切口红肿应警惕切口感染的发生,保持会阴部清洁,防止切口感染。

十、护理效果评估

(1)患者的下肢的色素沉着减轻,肿胀减轻。

(2)患者的活动量逐渐增加,增加活动量无不适感。

(3)患者的疼痛得到及时缓解。

(4)患者未出现下肢深静脉血栓、切口出血、感染等并发症。

第二节　血栓闭塞性脉管炎

一、概述

血栓闭塞性脉管炎是一种累及血管的炎症性、节段性和周期发作的慢性闭塞性疾病。主要侵袭四肢的中小动、静脉,尤其是下肢血管。好发于男性青壮年。表现为患肢缺血、疼痛、间歇性跛行、足背动脉搏动减弱或消失和游走性表浅静脉炎,严重者有肢端溃疡和坏死。

二、病理生理

病变主要累及四肢的中、小动脉与静脉,以下肢最为多见,通常始于动脉,然后累及静脉,由远端向近端进展。病变呈节段性分布,两段之间血管比较正常。活动期为血管全层非化脓性炎症,有内皮细胞和成纤维细胞增生,淋巴细胞浸润,管腔被血栓堵塞。后期炎症消退,血栓机化,新生毛细血管形成,动脉周围广泛纤维组织形成,常包埋静脉和神经,闭塞血管远端的组织可出现缺血性改变甚至坏死。受累静脉的病理变化与受累动脉大体相同。

三、病因

本病的确切病因尚未明确,相关因素可归纳为两方面。

(一)外来因素

外来因素主要有吸烟、寒冷与潮湿的生活环境,慢性损伤和感染。

1.吸烟

大多数患者有吸烟史,烟碱能使血管收缩,烟草浸出液可致实验动物的动脉发生炎性病变。主动或被动吸烟是本病发生和发展的重要环节,戒烟可使病情缓解,再度吸烟常致病情复发。

2.寒冷、潮湿

长期寒冷刺激血管痉挛,致使血管炎症变性,内膜增生变厚以及血栓形成。

3.外伤

外伤引起血管损伤,或因外伤刺激神经感受器,进而引起中枢神经功能失调,使其逐渐丧失对血管的调节作用,引起血管痉挛,长期痉挛而导致血栓阻塞。

(二)内在因素

内在因素包括自身免疫功能紊乱,性激素和前列腺素失调以及遗传因素。在患者的血清中有抗核抗体存在,罹患动脉中发现免疫球蛋白及 C3 复合物,因而免疫功能紊乱可能是本病发病的重要因素。

四、临床表现

(一)临床表现

本病起病隐匿,进展缓慢,常呈周期性发作,较长时间后症状逐渐明显和加重。主要临床表现:①患肢怕冷,皮肤温度降低。②皮肤色泽苍白或发绀。③感觉异常。④患肢疼痛,早期因血管壁炎症刺激末梢神经,后期因动脉阻塞造成缺血性疼痛及间歇性跛行或静息痛。⑤营养障碍,严重缺血者,患肢末端出现缺血性溃疡或坏疽。⑥患肢远侧动脉搏动减弱或消失。⑦游走性浅静脉炎。

(二)临床分期

动脉狭窄的程度和范围不同,患肢缺血性疼痛和皮肤营养性改变的严重程度随之而异。结合Fontaine 分类法,临床上可分为 4 期。

1.Ⅰ期

Ⅰ期患肢无明显临床症状,或仅有麻木、发凉自觉症状,检查发现患肢皮肤温度较低,色泽较苍白,足背和(或)胫后动脉搏动减弱。患肢已有局限性动脉狭窄病变。

2.Ⅱ期

Ⅱ期以患肢活动后出现间歇性跛行为主要症状。患肢皮温降低、色泽苍白更为明显,可出现皮肤干燥、脱屑、趾(指)甲变形、小腿肌萎缩等现象。足背和(或)胫后动脉搏动消失。下肢动脉狭窄的程度与范围较Ⅰ期严重,肢体靠侧支循环代偿而保持存活。

3.Ⅲ期

Ⅲ期以缺血性静息痛为主要症状。疼痛剧烈且为持续性,夜间更甚,迫使患者屈膝护足而坐,或辗转不安,或借助肢体下垂以求减轻疼痛。除Ⅱ期所有症状加重外,趾(指)腹色泽暗红,可伴有肢体远侧水肿。动脉已有广泛、严重的狭窄,侧支循环已不能代偿静息时的血供,组织濒临坏死。

4.Ⅳ期

Ⅳ期症状继续加重,患肢除静息痛外,出现趾(指)端发黑、干瘪、坏疽或缺血性溃疡。如果继发感染,干性坏疽转为湿性坏疽,出现发热、烦躁等全身毒血症状。病变动脉完全闭塞,踝/肱指数<0.3,侧支循环所提供的血流,已不能维持组织存活。

五、辅助检查

(一)一般检查

1.记录

记录跛行距离和时间。

2.皮肤温度测定

双侧肢体对应部位皮肤温度相差 2 ℃以上,提示皮温降低侧有动脉血流减少。

3.动脉搏动检查

患肢远侧动脉搏动减弱或不能扪及。

4.肢体抬高试验(Buerger 试验)

Buerger 试验阳性者,提示患肢有严重供血不足。

(二)特殊检查

1.肢体血流图

血流波形平坦或消失,表示血流量明显减少,动脉严重狭窄。

2.超声多普勒检查

超声多普勒检查可显示动脉的形态、直径和流速、血流波形等;血流的波形幅度降低或呈直线状态,表示动脉血流减少或动脉闭塞。同时还能作节段动脉压测定,了解病变部位和缺血的程度。踝肱指数,即踝压(踝部颈前或颈后动脉收缩压)与同侧肱动脉压之比,正常值>1.0。若比值为 0.5~1,为缺血性疾病;若比值<0.5,为严重缺血。

3.数字减影血管造影(DSA)

DSA可以明确动脉阻塞的部位、程度、范围及侧支循环建立的情况。患肢中小动脉多节段狭窄或闭塞是血栓闭塞性脉管炎的典型征象。

六、处理原则

着重于防止病变进展,改善和增进下肢血液循环。

(一)一般疗法

严格戒烟、防止受冷、受潮和外伤,但不应使用热疗,以免组织需氧量增加而加重症状。疼痛严重者,可用止痛剂及镇静剂,慎用易成瘾的药物。患肢应进行适度锻炼,以利促使侧支循环建立。

(二)药物治疗

1.抑制血小板聚集的药物

低分子右旋糖酐可降低血液黏稠度,对抗血小板聚集,故在防止血栓繁衍和改善微循环中能起一定作用。

2.扩血管药物

(1)凯时(前列腺素 E1,PGE1),具有舒张血管和抑制血小板聚集作用,对改善患肢血供、缓解缺血性疼痛有一定效果。

(2)硫酸镁溶液,有较好的扩血管作用。

3.抗生素

并发溃疡感染者,应选用广谱抗生素,或根据细菌培养及药物敏感试验,选用有效抗生素。

4.中医中药

根据辨证论治的原则,常用温经散寒、活血通络、活血化瘀、清热利湿、补气养血、辅以活血化瘀等治疗方案。

(三)高压氧舱疗法

通过血氧量的提高,增加肢体的血氧弥散,改善组织的缺氧状况。

(四)手术治疗

目的是增加肢体血供和重建动脉血流通道,改善缺血引起的后果。

1.腰交感神经节切除术

腰交感神经节切除术适用于腘动脉远侧动脉狭窄的患者。先施行腰交感神经阻滞试验,如阻滞后皮温升高超过 1 ℃者,提示痉挛因素超过闭塞因素,可考虑施行交感神经节切除术。该手术可解除血管痉挛和促进侧支循环形成。近期效果尚称满意,但远期疗效并不理想。

2.动脉重建术

(1)旁路转流术,适用于主干动脉闭塞,但在闭塞动脉的近侧和远侧仍有通畅的动脉通道者。

(2)血栓内膜剥脱术,适用于短段的动脉阻塞。

3.大网膜移植术

大网膜移植术适用于动脉广泛闭塞者。

4.截肢术

肢体远端坏死已有明确界限者,或严重感染引起毒血症者,需做截肢(趾、指)术。

(五)创面处理

对干性坏疽创面,应在消毒后包扎创面,预防继发感染。感染创面可给予湿敷和换药。

七、护理评估

(一)非手术治疗患者的评估

1.健康史及相关因素

(1)一般情况:患者的年龄、性别和职业。

(2)患肢疼痛和运动的关系:疼痛的性质、程度和持续时间;与行走的关系;是间歇性跛行还是静息痛;跛行距离和跛行时间;是否伴有麻木、发凉、针刺等异常感觉;以往采取的止痛措施及效果。

(3)既往史:①吸烟史,如开始吸烟的年龄、每天吸烟量、烟草的种类等。②生活史,是否长期在湿冷环境中工作或生活。③有无外伤和感染史。

2.身体状况

(1)患肢缺血情况:患肢皮温、色泽、动脉搏动情况;测量跛行距离和跛行时间。

(2)患肢营养改变及其他情况:有无肌萎缩、皮肤干燥脱屑、坏疽、溃疡和感染。

(3)辅助检查:影像学检查所示动脉闭塞的部位、范围、性质、程度和侧支循环建立的情况。

3.心理社会支持状况

患者因患肢疼痛及病变加重而产生的忧虑、急躁、悲观反应,家庭成员能否给予足够的支持。

(二)手术治疗患者的评估

1.术前评估

与非手术治疗患者的评估大致相同,术前患者还需评估以下内容。

(1)生命体征(T、P、R、BP):患肢疼痛时血压可偏高;有无发热(患肢感染导致全身感染)。

(2)患者心理情况:患者因患肢反复出现剧烈疼痛,发生肢端坏死及感染甚至须截肢,对治疗、生活丧失信心的程度;对手术治疗有无焦虑、恐慌的心理及程度。

2.术后评估

(1)手术情况:手术方式、范围和麻醉方式。

(2)局部伤口情况:有无切口渗血、渗液情况。

(3)各种引流管道:有无扭曲、折叠、脱落、堵塞情况。

(4)患肢血液循环:患肢远端皮肤的温度、色泽、感觉和足背动脉搏动的变化。

八、主要护理诊断

(一)疼痛

疼痛与患肢缺血、组织坏死有关。

(二)焦虑

焦虑与患肢剧烈疼痛、久治不愈、对治疗失去信心有关。

(三)组织完整性受损

组织完整性受损与肢端坏疽、脱落有关。

(四)活动无耐力

活动无耐力与患肢远端供血不足有关。

(五)潜在并发症

潜在并发症如术后切口出血和栓塞。

九、护理措施

(一)非手术治疗患者的护理

1.疼痛护理

(1)绝对戒烟:告知患者吸烟的危害性,消除烟碱对血管的收缩作用。

(2)肢端保暖:告知患者应注意肢端保暖,避免受寒冷刺激,但应避免用热水袋或热水给患肢直接加温。寒冷可使血管收缩,而温度升高会使局部组织耗氧量增加,加重局部缺血缺氧。

(3)运动疗法:可促进患肢侧支循环的建立,对减轻疼痛有一定的疗效。

(4)有效镇痛:对早期轻症患者,可遵医嘱用血管扩张剂、中医中药缓解疼痛。对疼痛剧烈的中、晚期患者常需要使用麻醉性镇痛药。同时给予心理护理,提高患者对疼痛的耐受力。

2.功能锻炼

(1)步行:鼓励患者坚持每天多走路,行走时以出现疼痛时的行走时间和行走距离作为活动量的指标,以不出现疼痛为度。

(2)指导患者进行 Buerger 运动,促进侧支循环的建立。①平卧位:抬高患肢 45°以上,维持 2～3 分钟。②坐位:双足自然下垂 2～5 分钟,同时做足背屈、跖屈和旋转运动。③患肢平放休息 2 分钟,重复练习 5 次,每天数次。

有以下情况时不宜运动:①腿部发生溃疡及坏死时,运动将增加组织耗氧。②动脉或静脉血栓形成时,运动可致血栓脱落造成栓塞。

3.预防或控制感染

(1)保持足部清洁、干燥:每天用温水洗脚,告诉患者先用手试水温,勿用足趾直接试水温,以免烫伤。

(2)预防组织损伤:皮肤瘙痒时,切勿用手抓痒,以免皮肤破溃导致感染甚至形成经久不愈的溃疡,可涂止痒药膏。

(3)预防继发感染:患者有皮肤溃疡或组织坏死时应卧床休息,减少损伤部位的耗氧量;保持溃疡部位的清洁,避免受压及刺激;加强创面换药,并遵医嘱使用抗菌药。

4.血管造影术后的护理

(1)体位:血管造影术后患者应平卧位,穿刺点加压包扎 24 小时,患肢制动 6～8 小时,患侧髋关节伸直,避免弯曲,以免降低加压包扎的效果。

(2)多饮水:血管造影术后鼓励患者多喝水,促进造影剂的排泄,必要时可给予补液。

5.心理护理

由于患肢疼痛和趾端坏死使患者备受疼痛折磨,使患者产生痛苦和抑郁心理,甚至对治疗失去信心,医护人员应以极大的同情心关心体贴患者,给予心理支持,调动其战胜疾病的主观能动性,使之积极配合治疗和护理。

(二)手术治疗患者的护理

手术治疗患者的护理与非手术治疗患者的护理大致相同,术前患者还需做好以下护理措施。

1.术前准备

按外科术前常规准备,需植皮者,做好植皮区的皮肤准备。

2.心理护理

患者因手术治疗(甚至截肢)而产生恐慌、焦虑的情绪,对预后失去信心,医护人员应详细告知患者手术治疗的过程、术后的注意事项及预后情况,稳定患者的情绪,帮助其战胜疾病的信心。极度紧张者,可酌情使用安定类药物。

(三)术后护理

1.麻醉护理

执行全麻或硬膜外麻醉术后护理常规。

2.体位

术后平置患肢,血管重建术后卧床制动 1 周,动脉血管重建术后卧床制动 2 周,自体血管移植者若愈合较好,卧床制动时间可适当缩短。

3.病情观察

(1)观察血压、脉搏、体温、呼吸生命体征情况。

(2)观察患肢远端的皮肤温度、色泽、感觉和脉搏强度以判断血管通畅度。

(3)观察各种引流管道是否通畅及引流液情况。

(4)观察患者伤口情况,若发现伤口有红肿现象,应及早处理,并遵医嘱合理使用抗生素,预防感染。

4.功能锻炼

卧床制动患者,应鼓励其在床上作足背伸屈活动,以利小腿深静脉血液回流。

5.并发症的观察及护理

由于手术方式的不同,其术后并发症也各有不同的表现。

(1)动脉重建术及动脉血栓内膜剥除术后。若动脉重建术后出现肢体肿胀、皮肤颜色发紫、皮温降低,应考虑重建部位的血管发生痉挛或继发性血栓形成,应报告医师,协助其处理或做好再次手术准备工作。

(2)静脉动脉化手术后常见的并发症有静脉回流障碍。在分期或一期下肢深组低位术后,由于有胫前、大隐、小隐静脉和膝关节静脉网的存在,静脉回流多无严重障碍,部分患者小腿可有轻度肿胀,多能在短期内消失。下肢深组高位手术的患者可有严重的静脉回流障碍,因为大隐静脉和股深静脉远不能代替股浅静脉的功能,甚至有发生缺血性坏死的趋势。观察患肢远端皮肤的温度、色泽及大隐静脉搏动情况。指导患者抬高患肢高于心脏水平 20～30 cm,术后遵医嘱继续使用抗血小板药物。

(四)健康教育

1.戒烟

劝告患者绝对戒烟。

2.体位

患者睡觉或休息时取头高脚低位,使血液容易灌流至下肢。告知患者避免长时间维持同一姿势(站或坐)不变,以免影响血液循环。坐时应避免将一腿搁在另一腿膝盖上,以防腘动、静脉受压和血流受阻。

3.保护患肢

(1)切勿赤足行走,避免外伤。

(2)注意患肢保暖,避免受寒。

(3)鞋子必须合适,不穿高跟鞋。

(4)穿棉袜子,勤换袜子,预防真菌感染。

4.功能锻炼

指导患者进行患肢功能锻炼,促进侧支循环建立,改善局部症状。

5.止痛药物

指导患者合理使用止痛药物,减轻疼痛。

十、护理效果评估

(1)患肢疼痛能有效控制或缓解。

(2)患者活动耐力逐渐增加。

(3)损伤的局部未出现继发感染。

(4)患者焦虑、悲观程度减轻。

(5)并发症得以预防或及时发现和治疗。

第三节　深静脉血栓形成

一、疾病概述

(一)概念

深静脉血栓形成(deep venous thrombosis,DVT)是指血液在深静脉内不正常地凝结、阻塞管腔,导致静脉回流障碍。全身主干静脉均可发病,以下肢静脉多见,又以左下肢最为多见,男性略多于女性;人种与生活饮食习惯的不同,欧美国家发病率高于我国,但我国人口基数较大,每年新发患者数仍较多。若未予及时治疗,将造成程度不一的慢性深静脉功能不全,影响生活和工作,甚至致残。近年来,DVT的发病率有增加的趋势,血栓形成后遗症严重影响患者的工作能力,甚至致残。

(二)相关病理生理

血栓形成后可向主干静脉近端和远端滋长蔓延;随后,可在纤溶酶的作用下溶解消散,或血栓与静脉壁粘连并逐渐机化;最终形成边缘毛糙、管径粗细不一的再通静脉。同时因静脉瓣膜的破坏,造成继发性深静脉瓣膜功能不全。

(三)病因

静脉壁损伤、血流缓慢和血液高凝状态是导致深静脉血栓形成的三大因素,但在上述三种因素中,任何一个单一因素往往都不足以致病,常常是两个以上因素综合作用的结果,其中血液高凝状态是最重要的因素。

(1)静脉损伤时可因内膜下层及胶原裸露而启动内源性凝血系统,形成血栓。

(2)血流缓慢:主要见于长期卧床、手术及肢体制动的患者。

(3)血液高凝状态:主要见于妊娠、产后、术后、创伤、肿瘤、长期服用避孕药等情况,可由于血小板数增高、凝血因子含量增加、抗凝血因子活性降低而造成血管内异常凝结形成血栓。

(4)恶性肿瘤及其他病史:据报道,在DVT患者中19%～30%并存恶性肿瘤,在普外科手术中,高达 29% 的恶性肿瘤患者并发 DVT。恶性肿瘤患者发生 DVT 的机制是多源性的,因 90% 的肿瘤患者凝血机制异常可能是由于肿瘤释放的物质直接或间接地激活了凝血酶原系统引起的。既往有静脉血栓形成史者,DVT 发病率为无既往史的 5 倍。

(5)女性、高龄、吸烟、糖尿病、肥胖、小腿水肿、尿毒症、下肢静脉曲张、心功能不全、凝血机制异常等均易发生 DVT。

(四)临床表现

因血栓形成的部位不同,临床表现各异。主要表现为血栓静脉远端回流障碍的症状。患肢疼痛、肿胀、浅静脉曲张、皮肤颜色的改变、水疱,并可有全身症状如发热、休克等。

1.上肢深静脉血栓形成

(1)腋静脉血栓:主要表现为前臂和手部肿胀、疼痛,手指活动受限。

(2)腋-锁骨下静脉血栓:整个上肢肿胀,伴有上臂、肩部、锁骨上和患侧前胸壁等部位的浅静脉扩张。上肢下垂时,症状加重。

2.上、下腔静脉血栓形成

(1)上腔静脉血栓:在上肢静脉回流障碍的临床表现基础上,还有面颈部和眼睑肿胀、球结膜充血水肿;颈部、胸壁和肩部浅静脉扩张;常伴有头痛、头胀及其他精神系统和原发疾病的症状。常见于纵隔器官或肺的恶性肿瘤。

(2)下腔静脉血栓:表现为双下肢深静脉回流障碍和躯干的浅静脉扩张。主要是由于下肢深静脉血栓向上蔓延所致。

3.下肢深静脉血栓形成

最常见,根据血栓发生的部位、病程及临床分型不同而有不同的临床表现。

(1)中央型:血栓发生于髂-股静脉,左侧多于右侧。表现为起病急骤,患侧髂窝、股三角区有疼痛和压痛,浅静脉扩张,下肢肿胀明显,皮温及体温均升高。

(2)周围型:包括股静脉及小腿深静脉血栓形成。前者主要表现为大腿肿痛而下肢肿胀不严重;后者的特点为突然出现小腿剧痛,患足不能着地和踏平行走时症状加重,小腿肿胀且有深压痛,距小腿关节过度背屈试验时小腿剧痛(Homans 征阳性)。

(3)混合型:为全下肢深静脉血栓形成。主要表现为全下肢明显肿胀、剧痛、苍白(股白肿)和压痛,常有体温升高和脉率加速;任何形式的活动都可使疼痛加重。若进一步发展,肢体极度肿胀而压迫下肢动脉并出现动脉痉挛,从而导致下肢血供障碍,足背和胫后动脉搏动消失,进而足背和小腿出现水疱,皮肤温度明显降低并呈青紫色(股青肿);若处理不及时,可发生静脉性坏疽。

(五)辅助检查

1.一般检查

(1)血液 D-二聚体浓度测定:在临床上有一定的实用价值,可有 D-二聚体升高,表明有血栓形成而激发的继发性纤溶反应,可提示机体内有血栓形成。

(2)血常规检查:急性期常有白细胞计数和中性粒细胞计数轻度增加。

(3)血液黏稠度、血液凝固性、血液流变学和微循环检查。

2.专科检查

(1)超声多普勒检查:通过测定静脉最大流出率可判断下肢主干静脉是否有阻塞,可准确判断静脉内是否有血栓及血栓累及的范围,但对小静脉的血栓敏感性不高。

（2）静脉造影：可直接显示下肢静脉的形态、有无血栓存在，以及血栓的形态、位置、范围和侧支循环。

（3）放射性核素检查：新鲜血栓对^{125}I的摄取量远远大于等量血液的摄取量，基于此，若摄取量超过正常5倍，即提示早期血栓形成。

（4）CT静脉造影和肺动脉造影：可明确下肢深静脉、下腔静脉及肺动脉的情况，是诊断下肢深静脉血栓的重要方法，怀疑肺动脉栓塞时首选此方法。

（六）主要治疗原则

治疗原则包括非手术治疗和手术取栓两类。急性期以血栓消融为主，中晚期则以减轻下肢静脉淤血和改善生活质量为主。

1.非手术治疗

非手术治疗包括一般处理、溶栓、抗凝和祛聚疗法。

（1）一般处理：卧床休息，抬高患肢，适当利用利尿剂，以减轻肢体肿胀。

（2）祛聚药物：如阿司匹林、右旋糖酐、双嘧达莫、丹参等，能扩充血容量、降低血液黏稠度，防治血小板聚集。

（3）溶栓治疗：链激酶、尿激酶、组织型纤溶酶原激活剂等，能激活血浆中的纤溶酶原成为纤溶酶，使血栓中的纤维蛋白裂解，达到溶解血栓的目的。

（4）抗凝治疗：普通肝素或低分子肝素，降低机体血凝功能，预防血栓形成、防止血栓繁衍。

2.手术疗法

常用于下肢深静脉，尤其髂-股静脉血栓形成不超过48小时者。对已出现股青肿征象，即使病情较长者，亦应行手术取栓以挽救肢体。采用Fogarty导管取栓，术后辅以抗凝、祛聚疗法，防止再发。

（七）药物治疗

常用药物有尿激酶、重组链激酶、重组组织纤溶酶原激活物等药物，溶于液体中经静脉滴注，共7～10天。

（1）尿激酶：为外源性纤溶酶原激活物。主要用于肺栓塞及其他血栓栓塞性疾病，是目前国内应用最广泛的溶栓药。不良反应较轻，无变态反应。

（2）重组链激酶：能有效特异的溶解血栓或血块，能治疗以血栓形成为主要病例变化的疾病。

（3）重组组织纤溶酶原激活物：又名艾通立、爱通立（actilyse），是用于急性心肌梗死的溶栓治疗；血流不稳定的急性大面积肺栓塞的溶栓疗法的药物。

通过肝素和香豆素类抗凝剂预防血栓的繁衍和再生，促进血栓的消融。大多先用肝素，继以香豆素类药物。一般用华法林，维持3～6个月。

二、护理评估

保守治疗患者的护理评估如下。

（一）一般评估

一般评估包括一般情况、血栓形成的诱因、既往史。

1.一般情况

患者的年龄、性别、婚姻和职业。

2.血栓形成的诱因

患者近期有无外伤、手术、妊娠分娩、感染史。

3.既往史

有无长期卧床、输液史、服用避孕药及肢体固定等,有无肿瘤或出血性疾病。

(二)身体评估

1.局部

(1)腘动脉搏动和足背动脉搏动是否正常。评估动脉搏动时应注意患侧与健侧对称部位的对比,若出现动脉搏动减弱或消失,提示动脉供血不足。

(2)下肢皮肤颜色是淡红、紫色,还是红色。

(3)Homans 征:当足背伸按压腓肠肌时出现疼痛为阳性,以"+"表示;无疼痛为阴性,以"-"表示。

(4)疼痛评估:使用疼痛强度评估工具,如视觉模拟法、五指法等。

(5)肿胀程度评估:Ⅰ度肿胀,皮纹变浅;Ⅱ度肿胀,皮纹消失;Ⅲ度肿胀,出现水疱。

(6)皮肤温度:评估动脉搏动和皮肤温度时应注意患侧与健侧对称部位的对比,若出现动脉搏动减弱或消失,皮肤温度降低,提示动脉供血不足。

(7)主观感觉麻痹:有或无。

(8)测量小腿周径:小腿周径是指小腿最粗部位的周长。

(9)局部伤口情况:局部伤口有无红、肿、压痛等感染征象。

2.全身

(1)评估患者是否伴有头痛、头胀等其他症状。

(2)溶栓及抗凝治疗期间有无出血倾向:如皮下出血点,鼻、牙龈出血,穿刺点和伤口渗血,血尿和黑便等。

(三)心理社会支持状况评估

(1)突发的下肢剧烈胀痛和肿胀有无引起患者的焦虑与恐惧。

(2)患者及家属对预防本病发生的有关知识的了解程度。

(四)辅助检查阳性结果评估

1.心电图检查

心率(律)是否有改变;心电图 ST 段是否有洋地黄作用样改变;反应左、右心室肥厚的电压是否有改变。

2.电解质检测

心力衰竭引起的电解质紊乱常发生于心力衰竭治疗过程中,尤其多见于多次或长期应用利尿剂后,其中低血钾和失盐性低钠综合征最为多见,所以需要结合出入量与生化检查结果综合做动态的分析。

(五)常用药效果的评估

1.抗凝药物的评估要点

(1)每周定时监测凝血功能,如凝血酶原时间、部分激活凝血酶时间及国际标准化比值(INR)等。一般将 INR 控制在 2~3。

(2)观察抗凝状况。①肝素:静脉注射 10 分钟后即产生抗凝作用,但作用时间短,一般维持 3~6 小时。维持凝血时间超过正常值(试管法,4~12 分钟)约 2 倍为宜。若测得凝血时间为 20~25 分钟,应请示医师调整用药剂量。②香豆素类药物:一般在用药后 20~48 小时才开始起效。半衰期长,有药物积累作用,停药后4~10天药物作用才完全消失。用药期间应每天测定凝血酶原时间,测定结果应控制在正常值的20%~30%。

（3）观察出血倾向：应用抗凝药物最严重的并发症是出血。因此,在抗凝治疗时要严密观察有无全身性出血倾向和切口渗血情况。每次用药后在专用记录单上记录时间、药名、剂量、给药途径和凝血时间、凝血酶原时间的检查化验结果。如果出血是由于抗凝剂过量所致,应暂停或减量使用药物,必要时给予鱼精蛋白拮抗、静脉注射维生素 K_1、输新鲜血。

2.溶栓药物的评估要点

常用药物为纤溶酶,主要作用是水解血栓内的纤维蛋白而达到溶栓目的,维持10~14天。

3.祛聚药物的评估要点

药物包括低分子右旋糖酐、双嘧达莫和丹参等。能扩充血容量,稀释血液,降低黏稠度,又能防止血小板凝聚,常作为辅助疗法。

（六）易感因素的评估要点

Hull 等将患者的 DVT 易感因素分为低、中、高3种。

1.低危组患者

年龄<40岁,全麻下腹部或胸部手术时间在30分钟之内。这些患者发生 DVT 的概率<10%,其近心侧的 DVT 概率<1%,致命性肺动脉栓塞的概率<0.01%。

2.中危组患者

年龄>40岁,在全麻下手术>30分钟。还有以下几种因素,包括恶性肿瘤、肥胖、静脉曲张、瘫痪、长期卧床或心力衰竭。在没有预防措施的中危组患者中患小腿 DVT 的概率为10%~40%,下肢近心侧患 DVT 的概率为2%~10%,致命性肺动脉栓塞的概率为0.1%~0.7%。

3.高危组患者

有 DVT 或肺动脉栓塞病史,有严重外伤史,因恶性肿瘤需行腹部或盆腔的广泛手术,下肢（特别是髋关节）大手术的患者都属高危组。如果没有预防措施,这些患者患小腿 DVT 的概率为40%~80%,下肢近心侧 DVT 的概率为10%~20%,致命性肺动脉栓塞的概率为1%~5%。

三、护理诊断/问题

（一）疼痛

与深静脉回流障碍或手术创伤有关。

（二）知识缺乏

缺乏预防本病发生的知识。

（三）潜在并发症

出血、血栓再形成。

四、护理措施

（一）缓解疼痛

1.加强皮肤护理

皮肤温度反映末梢循环情况,静脉栓塞的组织缺血、缺氧,皮肤温度逐渐由暖变冷,以肢端为重,并出现青紫斑花。此时应采取保暖措施,防止肢体过凉引起血管痉挛,从而加重疼痛,可采用室温保暖,使温度保持20~22 ℃,受累肢体用50%硫酸镁液湿热敷,温度38~40 ℃,以缓解血管痉挛,有利于侧支循环建立,起到减轻疼痛与促进炎性反应吸收的效果。

2.密切观察病情

(1)治疗DVT的关键是早期诊断、早期治疗。DVT早期症状隐匿，症状和体征不明显，只有对高危人群仔细观察，才能发现病情变化。较易被忽视，一旦确诊，多伴有严重并发症。因此，护士要经常深入病室，密切观察患者下肢的颜色，按压局部，感觉其紧张度及温度，对高危人群认真观察，对比双下肢肤色、温度、肿胀程度及感觉，必要时测量双下肢同一平面的周径，发现异常，及时报告医师，才能提高对DVT的早期诊断率。

(2)对已经出现了DVT的患者，应严密观察全身情况，监测生命体征，注意神志、呼吸，如出现胸闷、胸痛、咳嗽、心悸、呼吸困难、高热、烦躁不安、进行性血压下降，要高度怀疑重要脏器栓塞。观察患肢皮肤色泽、温度、肿胀变化每小时1次，每2小时测量大腿中下1/3处及小腿肿胀处肢体周径，并与健侧比较，观察栓塞进展程度，做好记录。

3.体位护理

对已出现DVT症状的患者，血栓形成后1～2周内应卧床，抬高患肢20°～30°，膝关节屈曲15°，以促进血液回流。注意患肢保暖，室温保持在25℃左右。患肢可穿弹力袜或用弹力绷带包扎，不能过紧，不得按压或做剧烈运动，以免造成栓子脱落，严密观察患肢体温、脉搏及皮温变化，每天测量并记录患肢不同平面的周径，并与以前记录和健侧周径相比较，以判断疗效。

4.早期活动

抬高下肢，早期活动，促进静脉血液回流。鼓励患者深呼吸及咳嗽。对多种DVT高危因素或高凝状态的患者，最有效的预防方法是增加活动量，鼓励患者早期下床活动。床上活动时避免用力或动作过大，禁止患肢按压，避免用力排便，以防血栓脱落致肺栓塞。待肢体肿胀基本消退（与健侧相应部位肢体周径＜0.5 cm，患肢柔软）后，方可重新开始轻微活动。由于患肢血液循环差，受压后易引起压疮，应加强基础护理，可用厚约10 cm的软枕垫于患肢下。术后24小时就应开始做下肢抬高训练，不能下床者，应鼓励并督促患者在床上主动屈伸下肢做跖屈和背屈运动，内、外翻运动，足踝的环转运动。不能活动者，由护士或家属被动按压下肢腿部比目鱼肌和腓肠肌。

5.心理护理

下肢静脉栓塞突发的下肢剧烈疼痛和肿胀易使患者产生恐惧和焦虑心理，患者会担心手术已失败，出现烦躁、失望，对治疗、手术产生疑问，心理压力重，护士要做好解释、安抚工作，应给予心理支持和安慰，帮助患者和家属了解疾病治疗的进展，分析致病的原因、治疗方法及可能出现的并发症，消除其顾虑，取得其配合并接受治疗。

6.有效止痛

疼痛剧烈或术后切口疼痛的患者，可遵医嘱给予有效止痛措施，如口服镇痛药物、间断肌内注射哌替啶或术后应用镇痛泵等。

7.非药物性措施

分散患者注意力，如听音乐、默念数字等。

(二)加强相关知识的宣教

1.做好健康教育

对有高血压、高血脂、高龄、吸烟、糖尿病、肥胖、小腿水肿、尿毒症、下肢静脉曲张、心功能不全、凝血机制异常等需手术的高危患者加强评估，做好高危人群宣教。高危人群如果没有预防措施，患小腿DVT的概率为40%～80%，下肢近侧DVT的概率为10%～20%，致命性PE的概率为1%～

5％。护理人员应对DVT加以重视,加强评估,做好高危人群的宣教。

(1)术前护士对患者及其家属加强卫生宣教,讲解手术后发生DVT的病因、危险因素及后果,提高患者的警惕性,配合护士做好自我防护。

(2)讲解DVT常见的症状,告知患者,如有不适,及时告诉医师、护士。

(3)劝其戒烟,避免高胆固醇饮食,给予低脂富含纤维素饮食,多饮水,保持大便通畅。

(4)讲解术后早期活动的重要性,指导患者正确的活动方法。

2.饮食护理

向患者及其家属讲解食物与疾病的关系,主要保证食物中充分的水分和营养。避免高胆固醇饮食,给予高蛋白、高纤维、高维生素、易消化饮食,保障营养的充分补充。避免大便干燥、秘结,如患者已发生大便秘结,可服用缓泻剂处理。避免用力排便致使腹压增加,影响下肢静脉回流。同时也可喝果汁和水,使血液黏稠度降低,增加血流速度,从而预防DVT的形成。

(三)并发症的预防和处理

1.预防出血

药物预防即用肝素、华法林等抗凝药物降低血液黏滞性,预防血栓形成。低分子量肝素(LMWH)由于其抗凝作用强,很少引起出血,不需监测凝血酶原时间等优点,在预防DVT上取得了较好的效果。常用方法:LMWH 0.4 mL腹壁皮下注射,1次/天,连续7天。在应用LMWH时,应注射在腹壁前外侧,左右交替。对DVT高危患者,口服阿司匹林也可预防DVT的发生。在应用肝素时应同时监测凝血酶原时间,有严重肝肾功能不全者不能用。LMWH应用时要注意观察有无变态反应。

(1)观察抗凝状况。①肝素:若测得凝血时间为20～25分钟,应请示医师调整用药剂量。②香豆素类药物:用药期间应每天测定凝血酶原时间,测定结果应控制在正常值的20％～30％。

(2)观察出血倾向:在抗凝治疗时要严密观察有无全身性出血倾向和切口渗血情况,做好记录。

(3)紧急处理出血:若因肝素、香豆素类药物用量过多引起凝血时间延长或出血,应及时报告医师并协助处理,包括暂停或减量使用药物,必要时给予鱼精蛋白拮抗或静脉注射维生素K_1,必要时给予输新鲜血。

(4)机械预防:包括间歇或持续小腿气动压迫、分级压力袜(GCS)、使用弹力绷带等。气动压迫是对套在肢体末端的袖套充气和放气来促进血液流动和深静脉血回流至心脏。分级压力袜是通过外部压力作用于静脉管壁来增加血液流速和促进血液回流,它能提供不同程度的外部压力(踝部可达100％,小腿中部70％,大腿中部40％)。在普外科手术中,单独采用分级弹力袜,血栓的发生率为21％,如分级压力袜和小剂量肝素联合应用降为4％。许多学者认为,联合应用分级弹力袜和LMWH的效果最佳。

2.预防血栓再形成

(1)卧床休息:急性期患者应绝对卧床休息10～14天,床上活动时避免动作幅度过大;禁止按压患肢,以防血栓脱落和导致其他部位的栓塞。

(2)肺动脉栓塞:肺栓塞最常见的栓子来自下肢深静脉,约占95％。肺栓塞实际上是DVT的并发症,严重者可造成猝死,大多数肺栓塞临床表现轻微,产生明显症状和体征时,又缺乏特异性,易与其他导致心肺功能异常的疾病混淆。注意观察高危人群肺栓塞的三联征表现:血痰、咳嗽、出汗;血痰、胸痛、呼吸困难;呼吸困难、胸痛、恐惧等。若患者出现以上情况,提示可能发生肺动脉栓塞,应给予紧急支持性护理,立即嘱患者平卧,避免做深呼吸、咳嗽、剧烈翻动,同时立即鼻导管或面罩吸氧,急性呼吸窘迫患者可给予气管插管或机械通气。遵医嘱静脉输液以维持和升高血压。尽量安慰患者,减轻患者的恐惧。如无溶栓禁忌证,立即给予溶栓联合抗凝治疗。

(四)抗凝及溶栓治疗的护理

1.抗凝

抗凝治疗可防止血栓发展和复发,并可溶解已存在的血栓。常用的抗凝药物为普通肝素及华法林。治疗过程中常见不良反应是出血,注意有无出血倾向,特别注意观察胃肠道、颅内、鼻腔、牙龈、皮下有无异常出血,有无血尿等,可及时调整或减少抗凝及溶栓药量。加强凝血功能监测,用药过程中需定期复查 APTT,使患者 APTT 延长至正常的 1.5～2.5 倍,这样既能有效抗凝,也使出血并发症的危险降至最低。

2.溶栓

常用的溶栓药物是尿激酶,溶栓护理包括以下几点。

(1)疗效观察:用药后每 2 小时观察患肢色泽、温度、感觉和脉搏强度。注意有无消肿起皱,每天定时用皮尺精确测量并与健侧肢体对照,对病情加剧者,应立即向医师汇报。

(2)并发症观察:最常见的并发症为出血。多为牙龈出血、出血、注射部位出血、泌尿或消化道出血及手术切口的血肿和出血。用药后需严密观察出血倾向,每周查凝血酶原时间 2 次。沙克芳等在溶栓时采用静脉留置套管针穿刺后接三通、肝素盐水封管的方法,避免了反复穿刺抽血给患者造成的痛苦及对血管的损害,值得借鉴。

(3)溶栓后不宜过早下床活动,患肢不能过冷过热,以免部分溶解的血栓脱落,造成肺栓塞。

(4)加强宣教:应注意增强患者的自我预防意识,如刷牙时动作轻柔、防止跌伤、避免抠鼻、注意在饮食中添加蔬菜、防止便秘引起痔出血。

(五)手术疗法的护理

下肢深静脉栓塞可用手术治疗,尤其是髂股静脉血栓形成不超过 48 小时者,术前做好常规准备外,还应全面了解年老体弱患者心、脑、肺、肝、肾等重要器官功能,了解出、凝血系统的功能状态。实践证明,静脉取栓术加溶栓抗凝支持治疗效果优于非手术治疗。术后患肢用弹力绷带包扎并抬高,注意观察患肢远端的动脉搏动、血运、皮肤温度及肿胀消退情况。

(六)就诊指标

突然出现下肢剧烈胀痛、浅静脉曲张伴有发热等,应警惕下肢深静脉血栓形成的可能,及时就诊。

五、护理效果评估

(1)患者自述疼痛(下肢或手术切口)得到缓解或疼痛。

(2)绝对卧床期间,生理需求得到满足。

(3)患者的并发症能得到预防、及时发现和处理。

参考文献

［1］陈俊卯.新编普通外科与血管外科学［M］.长春:吉林科学技术出版社,2016.

［2］陈茂君,蒋艳,游潮.神经外科护理手册［M］.北京:科学出版社,2016.

［3］程利.临床护理技能实训教程［M］.北京:科学出版社,2017.

［4］程梅.实用专科护理理论与实践［M］.北京:科学技术文献出版社,2015.

［5］褚秀美,祝凯,魏丽丽.胸外科临床护理手册［M］.北京:人民卫生出版社,2015.

［6］丁淑贞,吴冰.普通外科临床护理［M］.北京:中国协和医科大学出版社,2016.

［7］刚海菊,刘宽浩.外科护理 临床案例版［M］.武汉:华中科技大学出版社,2015.

［8］高小雁,韩冰.积水潭脊柱外科护理与康复［M］.北京:人民卫生出版社,2016.

［9］韩斌如.外科护理学［M］.北京:北京大学医学出版社,2015.

［10］贾宝芳.外科护理技术［M］.北京:高等教育出版社,2014.

［11］郎红娟,侯芳.神经外科专科护士实用手册［M］.北京:化学工业出版社,2016.

［12］李建萍,钱火红,张玲娟.消化内外科护理手册［M］.上海:第二军医大学出版社,2015.

［13］李卡,许瑞华,龚姝.普外科护理手册［M］.北京:科学出版社,2017.

［14］李平,李小鹏.外科护理［M］.北京:人民卫生出版社,2015.

［15］李震,翟水亭,付明倜.血管与腔内血管外科护理常规［M］.北京:清华大学出版社,2016.

［16］林春明.护理专业临床实习指导［M］.北京:人民卫生出版社,2014.

［17］刘玲,何其英,马莉.泌尿外科护理手册［M］.北京:科学出版社,2017.

［18］鲁昌辉,孙静,刘巧云.外科护理技术［M］.上海:上海交通大学出版社,2015.

［19］罗艳丽,马玉奎.血管外科护理手册［M］.北京:科学出版社,2016.

［20］潘瑞红.专科护理技术操作规范［M］.武汉:华中科技大学出版社,2016.

［21］彭金.专科护理实训［M］.北京:高等教育出版社,2014.

［22］唐少兰,杨建芬.外科护理［M］.北京:科学出版社,2015.

［23］唐英姿,左右清.外科护理［M］.上海:第二军医大学出版社,2016.

［24］汪晖,方汉萍.外科手术并发症预警及护理［M］.北京:人民军医出版社,2015.

［25］王丽芹,李丽,宋楠.外科护理急性事件处理预案［M］.北京:科学出版社,2017.

［26］王萌,张继新.外科护理［M］.北京:人民军医出版社,2015.

［27］王明慧,林素洁,陈碧瑕.护理技能实训指导［M］.北京:人民卫生出版社,2015.

［28］吴欣娟.神经外科重症护理管理手册［M］.北京:人民卫生出版社,2017.

［29］伍淑文,廖培娇.外科常见疾病临床护理观察指引［M］.北京:科学出版社,2017.

［30］叶志霞,李丽.肝胆胰外科护理常规［M］.上海:上海科学技术文献出版社,2017.

[31] 叶志霞,皮红英,周兰姝.外科护理[M].上海:复旦大学出版社,2016.

[32] 印义琼,杨婕.胃肠外科护理手册[M].北京:科学出版社,2015.

[33] 于卫华.护理常规[M].合肥:中国科学技术大学出版社,2017.

[34] 张燕京.临床护理案例分析 外科护理技能[M].北京:人民卫生出版社,2015.

[35] 周娟仙.内外科护理[M].北京:北京师范大学出版社,2015.

[36] 周秀芳.食管癌外科护理[M].郑州:河南科学技术出版社,2015.

[37] 祝水英,高国丽,林彦涛.外科护理技术[M].武汉:华中科技大学出版社,2015.

[38] 左丽宏,杨便红.多发性骨髓瘤的护理与管理[M].北京:人民卫生出版社,2017.

[39] 樊倩红.快速康复外科护理在结肠癌患者围手术期护理中的应用[J].护理实践与研究,2016,13(4):81-82.

[40] 栾艳.细节化护理管理干预在神经外科护理中的应用[J].中国卫生产业,2017,14(8):139-140.

[41] 乔彬.骨外科护理工作中不安全因素分析[J].中国现代药物应用,2017,11(12):174-175.

[42] 宋小梅.临床护理路径在普外科护理工作中的运用[J].实用临床护理学杂志,2017,(5):88-89.

[43] 张丽敏.探讨不同的腹腔引流管固定方法在肝胆外科患者护理中的应用效果[J].世界最新医学信息文摘,2016,(47):335-336.

[44] 周丹.护理风险管理在血管外科护理工作中的应用[J].中国卫生产业,2016,13(27):150-151.